実験医学別冊

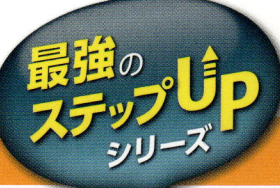

最強の
ステップUP
シリーズ

in vivo イメージング実験プロトコール

原理と導入のポイントから
2光子顕微鏡の応用まで

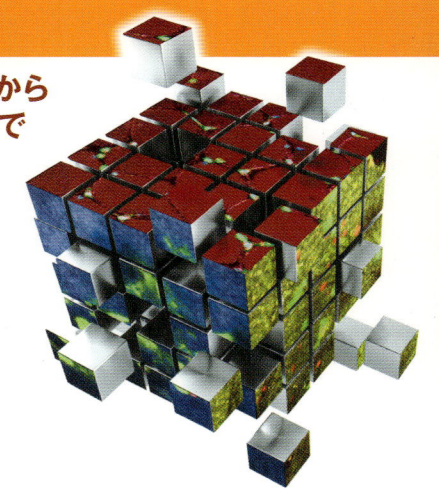

羊土社
YODOSHA

【注意事項】本書の情報について

本書に記載されている内容は，発行時点における最新の情報に基づき，正確を期するよう，執筆者，監修・編者ならびに出版社はそれぞれ最善の努力を払っております．しかし科学・医学・医療の進歩により，定義や概念，技術の操作方法や診療の方針が変更となり，本書をご使用になる時点においては記載された内容が正確かつ完全ではなくなる場合がございます．また，本書に記載されている企業名や商品名，URL等の情報が予告なく変更される場合もございますのでご了承ください．

■本書で取り扱う動物実験について（編者より）

in vivo イメージングでは，マウスなどの実験動物を使用することになりますが，この際「動物の愛護及び管理に関する法律」「実験動物の飼育及び保管並びに苦痛の軽減に関する基準」「研究機関等における動物実験等の実施に関する基本指針（文部科学省告示第七十一号）」「厚生労働省の所管する実施機関における動物実験等の実施に関する基本指針」など，関連法規・指針に従った必要な措置を講じる必要があります．特に，動物愛護の観点から，3R：Replacement（代替）・Reduction（削減）・Refinement（改善）に十分に留意し，科学的に必要な最小の動物数の使用に留めるべきであり，また不必要な苦痛を与えないように十分に注意するべきです．

一般に，個体を生かして行う *in vivo* イメージングでは，使用する動物数は少なく，また処置・観察はすべて全身麻酔下で行われるために疼痛は伴いません．しかしながら，遂行に当たっては上記3Rの原則等に十分留意する必要があります．実験の開始にあたっては，事前に詳細かつ具体的な研究計画書を，研究者が所属する研究機関内の審査会にて十分な審議を行い，承認を受けたものでないと遂行できません．

はじめに
〜*in vivo* イメージングワールドへのいざない〜

　天高くそびえる大聖堂も，赤茶けた石造の古城も，糸杉の立ち並ぶ丘陵やアルプスの断崖に囲まれた峡谷に映えるからこそ美しい．自然の造形は人智を超えた芸術性に満ちており，モニュメントバレーやエアーズロックに行かなくとも，近くの山々に沈む夕陽の鮮色に感動を覚えることもできる．われわれ生物の体の中も小さな大自然である．*in vivo* イメージングで見る生体内部の世界でも，ときに息をのむほどの美しさに出会うことがある．そんな時，われわれ人間には美しさは創れない，鑑賞するのみである，と思う．無論，私たちはサイエンティストであり，アーティストではない．しかしながら，*in vivo* イメージングの世界に足を踏み入れたことにより，他の研究者では得られない感動を得ることができるようになった．これは幸せなことである．

　単に美しいだけではない．生きたままの体内で，細胞社会の生きた有り様を描き出す *in vivo* イメージングは，これまでの現代生物学の還元主義的解析で得られた個別の要素を有機統合的に理解するために必要不可欠な革新的研究技術である．*in vivo* イメージングにより，これまで人間の逞しい想像力で補っていた生体内部の情報を，今や実際に「見る」ことが可能となった．これは生命科学研究の不連続なルール変更であり，静かな革命とも言える．この変化の時に，研究者としてそのうねりの中に身を置くことができるのも，やはりまた幸せなことである．

　　　　　　　　　　　　　　　❦

　本書は *in vivo* イメージングの解説書である．顕微鏡操作や蛍光イメージングを扱う書はこれまでもさまざまな優れたものが出版されてきたが，生体システムを"生きたまま"観察する *in vivo* イメージングに特化して，その原理から実践までを本格的に扱った実験書としては初めてのものである．ここ数年で *in vivo* イメージング研究に対する注目度が飛躍的に上がってきているものの，技術的な「敷居の高さ」から，多くの研究者から敬遠されがちな現状がある．この状況を打開すべく，本書では種々の *in vivo* イメージング研究に必要なノウハウのすべて・門外不出のプロトコールを余すところなく紹介している．これから *in vivo* イメージング研究を始めたい，または始めかけているが種々の問題点のために行き詰っている学生・研究者の方々に最適な指南書であると考える．

また編者としては，現在は直接イメージング研究に携わっていないような研究者にもぜひ本書を手に取って読んでいただきたい．そして，少しでも興味をもって気楽に挑戦していただきたい．in vivo イメージングの技術は，今や興味をもつ全ての研究者に広く門戸が開かれている．編者として本書を企画した目的は，一見とっつきにくそうな in vivo イメージング研究を広く普及し，本邦全体でのこの領域のボトムアップを図り，それにより自分自身もさらに高い次元へ発展することである．一人の人間のアイデアは限られているが，三人寄れば文殊の知恵である．

　本書を編集するに当たっては，大変多くの方々の貴重なご尽力をいただいたことに謝辞を述べさせていただく．まずは，貴重な研究・教育の時間を割いて，本書の趣旨をご理解いただき，「秘伝のプロトコール」を惜しみなくご披露いただいた多くの執筆者の先生方に心より深謝申し上げたい．また，顕微鏡操作法の記載については，オリンパス社，カールツァイス社，ニコン社，ライカ社（五十音順）の各アプリケーション担当者の方々にもご協力をいただいたことに感謝する．最後に，本企画を辛抱強くサポートいただいた羊土社の編集者の方々にも謝辞を申し上げたい．本書が今後の本邦における in vivo イメージング研究を大きく発展させる起爆剤となることを祈念して止まない．

2012年11月

石井　優

執筆者一覧

◆編　集

石井　優　　大阪大学免疫学フロンティア研究センター細胞動態学／科学技術振興機構CREST

◆執筆者 ［五十音順］

石井　優　　大阪大学免疫学フロンティア研究センター細胞動態学／科学技術振興機構CREST

稲田浩之　　生理学研究所発達生理学研究系生体恒常機能発達機構研究部門／科学技術振興機構CREST

岩本依子　　大阪大学免疫学フロンティア研究センター細胞動態学／科学技術振興機構CREST

江川形平　　京都大学医学研究科皮膚科学

江藤　圭　　生理学研究所発達生理学研究系生体恒常機能発達機構研究部門

賀川義規　　大阪大学免疫学フロンティア研究センター細胞動態学／
　　　　　　大阪大学大学院医学系研究科外科学講座消化器外科学

加藤　剛　　生理学研究所発達生理学研究系生体恒常機能発達機構研究部門

金子　雄　　大阪大学免疫学フロンティア研究センター細胞動態学／科学技術振興機構CREST

椛島健治　　京都大学医学研究科皮膚科学

菊田順一　　大阪大学免疫学フロンティア研究センター細胞動態学／科学技術振興機構CREST

菊地和也　　大阪大学免疫学フロンティア研究センター化学分子イメージング／
　　　　　　大阪大学大学院工学研究科生命先端工学専攻物質生命工学コース

久原華子　　大阪大学免疫学フロンティア研究センター細胞動態学

久保厚子　　大阪大学免疫学フロンティア研究センター細胞動態学／科学技術振興機構CREST

小谷真奈斗　大阪大学免疫学フロンティア研究センター細胞動態学／科学技術振興機構CREST

小和田俊行　大阪大学免疫学フロンティア研究センター化学分子イメージング

鈴木一博　　大阪大学免疫学フロンティア研究センター免疫応答ダイナミクス研究室／
　　　　　　科学技術振興機構さきがけ

戸村道夫　　京都大学医学研究科次世代免疫制御を目指す創薬医学融合拠点

内藤　敦　　大阪大学免疫学フロンティア研究センター細胞動態学／
　　　　　　大阪大学大学院医学系研究科外科学講座消化器外科学

鍋倉淳一　　生理学研究所発達生理学研究系生体恒常機能発達機構研究部門／
　　　　　　科学技術振興機構CREST／総合研究大学院大学

西川恵三　　大阪大学免疫学フロンティア研究センター細胞動態学／科学技術振興機構CREST

西村　智　　東京大学医学系研究科循環器内科／
　　　　　　東京大学システム疾患生命科学による先端医療技術開発拠点

藤森さゆ美　大阪大学免疫学フロンティア研究センター細胞動態学／科学技術振興機構CREST

前田　栄　　大阪大学免疫学フロンティア研究センター細胞動態学／
　　　　　　大阪大学大学院医学系研究科外科学講座消化器外科学

実験医学別冊

最強のステップUpシリーズ

in vivo イメージング実験プロトコール

原理と導入のポイントから
2光子顕微鏡の応用まで

CONTENTS

◆ はじめに .... 石井　優
◆ 本書の構成 9
◆ 動画のご案内 10

基本編　—原理と機器選択—

1　in vivo イメージングで見えるモノ，わかるコト
　　本書全体の導入として .... 石井　優　12

2　in vivo イメージングの実験系とその選択 .... 石井　優　18

3　in vivo イメージングで使用する機器の種類と原理
　　　　　　　　　　　　　　　岩本依子，菊田順一，賀川義規　25

4　in vivo イメージング用蛍光標識マウスの入手法 .... 藤森さゆ美　32

5　in vivo イメージングに適した化学プローブの選択
　　　　　　　　　　　　　　　　　　　　小和田俊行，菊地和也　42

CONTENTS

実践編 —プロトコールを中心に—

〈顕微鏡の使い方徹底ガイド〉

A セットアップ Explantならびにintravitalイメージングのセットアップ
２光子励起顕微鏡システムの立ち上げ方
賀川義規, 前田 栄, 内藤 敦, 石井 優 …… 54

B 使い方・選び方 in vivoイメージングにおける蛍光顕微鏡の使い方（4社対応）
監修：石井 優（執筆協力：各メーカー担当者） …… 60

- **B-Ⅰ** オリンパス社製顕微鏡システム …… 63
- **B-Ⅱ** カールツァイス社製顕微鏡システム …… 73
- **B-Ⅲ** ニコン社製顕微鏡システム …… 84
- **B-Ⅳ** ライカ社製顕微鏡システム …… 98

1 遺伝子導入マウスを用いない場合の細胞標識の方法
小谷真奈斗, 菊田順一 …… 109

2 ２光子励起顕微鏡によるリンパ節のin vivoイメージング [Movie▶]
鈴木一博 …… 118

3 骨髄のin vivoイメージング [Movie▶]
正立型２光子励起顕微鏡を用いて
金子 雄, 菊田順一 …… 127

4 皮膚のin vivoイメージング [Movie▶]
２光子励起顕微鏡を用いて
江川形平, 椛島健治 …… 135

5 ２光子励起顕微鏡を用いた肝臓のin vivoイメージング [Movie▶]
賀川義規, 前田 栄, 内藤 敦, 石井 優 …… 142

6 腸管のin vivoイメージングイメージング [Movie▶]
正立型２光子励起顕微鏡を用いて
久保厚子 …… 148

7 肺のin vivoイメージングイメージング [Movie▶]
倒立型２光子励起顕微鏡を用いて
久保厚子, 久原華子 …… 152

8 2光子励起顕微鏡によるがんの *in vivo* イメージング 〔Movie▶〕
　　　　　　　　　　　　　　　　前田　栄, 賀川義規, 内藤　敦, 石井　優　156

9 *in vivo* イメージングシステムによる腫瘍イメージング 〔Movie▶〕
　　　　　　　　　　　　　　　　内藤　敦, 賀川義規, 前田　栄, 石井　優　163

10 中枢神経系の2光子励起 *in vivo* イメージング 〔Movie▶〕
　　　　　　　　　　　　　　　　稲田浩之, 加藤　剛, 江藤　圭, 鍋倉淳一　171

11 血管 *in vivo* イメージングと生活習慣病研究への応用 〔Movie▶〕
　　　　　　　　　　　　　　　　西村　智　182

〈オリジナルの系の立ち上げのために〉

12 系の確立していない組織・臓器のイメージング立ち上げの
ポイントと留意点　石井　優　197

13 遺伝子操作を用いた新規レポーターマウスの作出方法　西川恵三　202

14 細胞機能を可視化する次世代のレポーターマウスのつくり方 〔Movie▶〕
　　　　　　　　　　　　　　　　戸村道夫　212

研究発表編 ―データ解析とプレゼンテーション―

1 *in vivo* イメージングで得られる4Dデータの解析の仕方
Imaris・Volocityの使い方　岩本依子, 菊田順一　224

2 *in vivo* イメージングで取得した4Dデータの
プレゼンテーションの仕方 〔Movie▶〕
いかに「動き」を伝えるか　賀川義規, 前田　栄, 内藤　敦, 石井　優　239

3 4Dイメージングデータをいかに紙上に表すか
論文投稿の仕方　菊田順一　245

◆ 索引　249

本書の構成

本書は，
1. *in vivo* イメージングとは何か知りたい
2. *in vivo* イメージングを始めたい
3. *in vivo* イメージングをさらに使いこなしたい

といった目的を広くカバーするため，次のような構成で編集されています．

基本編　❶知りたい　❷始めたい　❸使いこなしたい
PP.12～50
- 生きたままの個体内で細胞や分子を可視化する原理
- 必要な機器，標識法，マウスの選択肢

…などを解説

実践編　❶知りたい　❷始めたい　❸使いこなしたい
PP.54～222
- 免疫細胞，がん細胞，神経細胞の可視化など，医科学研究にそのまま応用できるプロフェッショナルなプロトコール
- 新しい実験系立ち上げのストラテジーと成功のコツ

…などを解説

研究発表編　❷始めたい　❸使いこなしたい
PP.224～248
- *in vivo* イメージングで得られる 4D データの解析法
- "動き" のプレゼンテーション法，論文記載法

…などを解説

実践編のプロトコールについて

実践編に掲載のプロトコールは基本的に以下のような流れになっています．

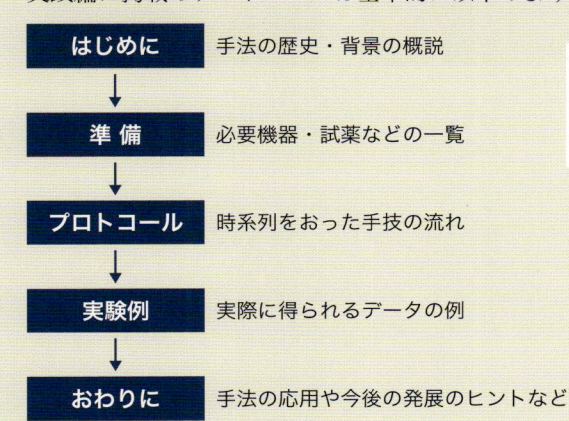

- **はじめに**　手法の歴史・背景の概説
- **準備**　必要機器・試薬などの一覧
- **プロトコール**　時系列をおった手技の流れ
- **実験例**　実際に得られるデータの例
- **おわりに**　手法の応用や今後の発展のヒントなど

書籍内の他稿に関連情報がある場合は，
実践編○○参照
のような形で示してあります

動画のご案内

in vivo イメージングのデータは三次元で，かつ時間軸を伴うことが特徴です．そのデータは一般に"動画"として解析されます．本書ではその実際の動画を付録としてご用意いたしました．以下の2つの方法でご覧いただくことができますので，ぜひご活用ください．

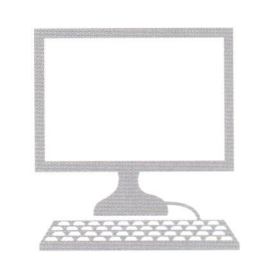

1 www.yodosha.co.jp/em/ivi に直接アクセス

上記URLから「動画視聴ページ」に直接アクセスいただくと，全ての動画が一覧で表示されます．

2 書籍内のQRコードからアクセス

目次に Movie ▶ マークがある稿では，内容に関連する動画がある箇所に右のような形でQRコードを掲載しています．お持ちの端末でアクセスいただけば，その場で関連動画をご覧いただけます．

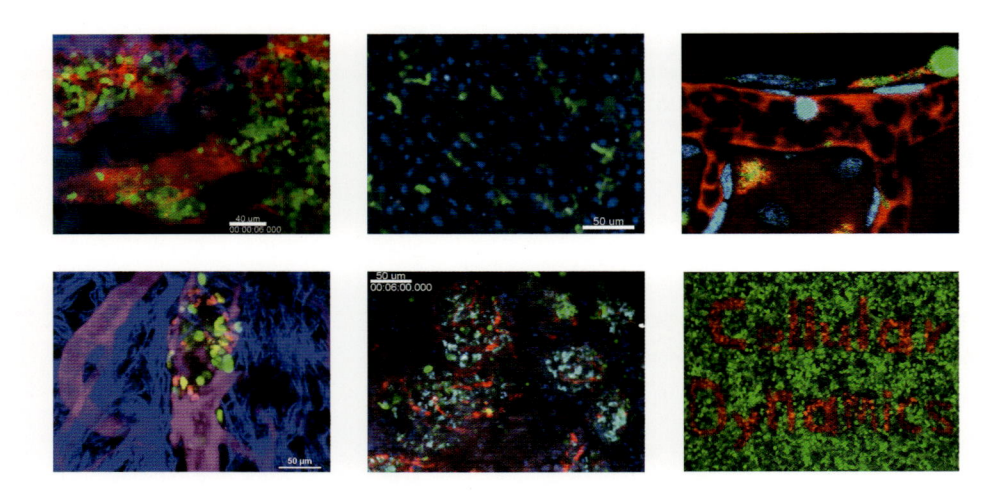

- ●動画の閲覧には標準的なインターネット接続環境が必要です．
- ●通信環境やご利用のパソコン・モバイル端末の種類などのアクセス環境によって，動画が乱れる，または再生不可能なことがあります．あらかじめご了承ください．
- ●QRコードのご利用には，専用の「QRコードリーダー」が必要となります．お手数ですが各端末に対応したアプリケーションをご用意ください．
- ●その他，動画後視聴の際の注意点や詳細は上記「動画視聴ページ」をご参照ください．

基本編
―原理と機器選択―

基本編

1

in vivo イメージングで見えるモノ，わかるコト
本書全体の導入として

石井　優

> *in vivo* イメージングとは，観察する組織・臓器（可能であれば個体そのもの）を生かしたままの状態で，その中で活動する細胞・分子の生きた動態を可視化して解析する研究手法である．個体や組織を生かした状態で観察するために，生命現象を時間軸をもって，また本来の姿で解析できることが大きな利点である．では，そのことにどんな意義があるのか？　本稿では *in vivo* イメージングによって何が見えるのか，何がわかるのかを概説してみたい．

はじめに

1. 生きているということは，動くことである

　in vivo イメージングで見えるモノ（イメージングでしかわからないコト）と言えば，何と言っても生きた細胞・分子の「動き」の情報である．動物にとって，生きているということは動き続けることであり，人間も生まれてから死ぬまで，心臓は鼓動し，肺は伸縮運動を繰り返し，免疫・血液細胞は体中を動き回り，神経細胞は電気的に活動し，筋骨格系を使ってわれわれ自身も時に動き回る．細胞・組織の絶え間ない動きを支えるためには，その内部でさまざまな機能分子が動き続けている．またその分子の動きは，原子の動きで説明できるかもしれない．このような多様な階層の「動き」の集合体が「生きる個体」であり，それらが止まる，またはその動きの有機的統合が破綻することが，生物の病気，ひいては死を意味する．

　個体・組織レベルであれ，細胞レベルであれ，イメージング研究とは「動き」を捉え，解析するものである．それらの情報は，固定した組織標本や，細胞・組織をすり潰した抽出液の解析では決して得られない，代え難いものである．なかでも個体・組織を生かした *in vivo* イメージングでは，ありのままの生体環境での生きた細胞動態を解析できるのが最大の特長である．

2.「動態学」の黎明

　肉眼的・顕微鏡的に細胞や組織の形態を観察して記述する「形態学」は，これまでも，また今後も，医学生物学上の最も基本的かつ重要な解析方法の1つである．組織構築，細胞の形状，細胞の組織内局在などの形態学的情報が重要なのは，それらがその機能的情報を強く反映しているからである．光顕や電顕の世界はアートとしての鑑賞対象としても素晴らしいが，それらは単に美しいだけでなく，生命科学を理解するための代え難い重要な情報を数多く与えてくれるものである．

　そしていまや *in vivo* イメージングを活用することで，われわれ研究者は，止まった「形態情報」だけではなく，時間軸をもった「動態情報」を解析できるようになった．細胞の遊走・接着，細胞内シグナル伝達などの動態情報は，やはり生体内での細胞機能に直結した情報であり，これらの新しい次元をもった情報に

よって切り開かれる学問領域は,「動態学」とよべるものとなるかもしれない.

「動態情報」とは何か

in vivo イメージングで得られる「動きの情報」には,具体的にはどういったものがあるのか,もう少し細かく議論していく.

1. 細胞の「動き」のモード

人間がA地点からB地点まで移動するときに,走っていくのか,歩いていくのか,バスに乗るのか,はたまたテレポーテーションするのか(現実的ではないが),その機能的な意味合いやそれを担うマシナリーは大きく異なる.細胞も「動く」と言ってもさまざまな動き方があり,それぞれ細胞機能を反映している(図1).静的な解析では,動く前と動いた後しかわからない(=動いたということしかわからない)が,*in vivo* イメージングでは動きの過程を可視化できるので,どのように動いたのか,「動きのモード」を解析することができる.

例えば,血管内を白血球が流れているときも,血流にのって血管の中心付近を高速で移動する場合と,血管壁付近に引っ付いてrollingやcrawlingをしている場合がある.前者の場合は細胞自体の積極的な動きはみられないが,後者の場合は接着因子やケモカインなどによって能動的な細胞遊走が制御されている[1].皮膚の間質組織でも白血球は動いているが,定常状態ではスピードも遅く,ほとんど動かない.それが,感染状態では速度も大きくなり,組織中の細胞は方向転換を頻繁に繰り返し,細胞の形態も変化し,見るからに暴力的な感じに見える(図2).このような「動き」の情報から,局所でのケモカインやdanger signalを受けて,白血球内での細胞応答(Rho/Rac系や細胞骨格など)が大きく変化していることが示唆される.

in vivo イメージングで見ると,このように細胞の詳細な動きの解析が可能となる.さらに,特定の分子

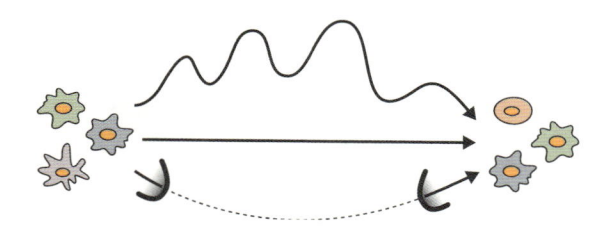

図1 細胞の「動き」のモード
細胞がある地点から別の地点に移動するにしても,さまざまなモードがありうる.静的な解析では,動いたという事実しか解析できない

のノックアウトやノックダウン技術,中和抗体などを併用することで,その動きを制御する分子にも迫ることができる.これらは「動き」以外の解析でも共通することであるが,*in vivo* イメージングと言えども実験方法論の1つであり,分子生物学的な研究技術と組み合わせることによって本当の意味で新しい概念が明らかにできるということを強調したい.

2. 細胞間相互作用—細胞と細胞の「対話」

人間も一人だけでは生きていけない.日々,いろんな人と交流しながら生活している.ちらっと挨拶する程度か,ゆっくりと時間をかけてdiscussionするか,状況によっていろいろある.細胞の相互作用も同様で,まずはちらっと「スキャニング」しながら,相性がよいと「close contact(親密な接触)」を行う.代表例は,リンパ節内での抗原提示細胞(樹状細胞)とCD4$^+$Tリンパ球との相互作用であり,樹状細胞がもっている抗原に対して特異的な受容体をもたないT細胞は,近づいても短い時間の接触しかしないが,特異的な受容体をもっている場合には,T細胞はかなり長い時間にわたって樹状細胞と相互作用を行う[2].これは抗原提示が行われ,T細胞が活性化していく様子を観察していることになる.このように *in vivo* イメージングでは,細胞がどのようなタイミングで(when),どこで(where),どの細胞と(who),細胞がどのような(how)相互作用を行うのか,時間軸をもった情報として解析することが可能である.

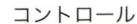

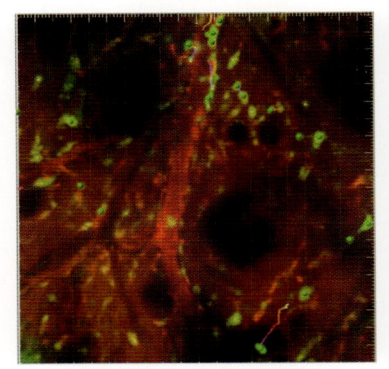

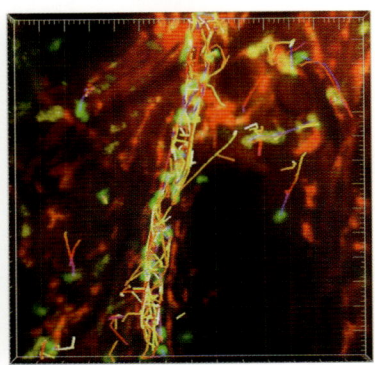

図2　「動きのモード」のイメージング
皮膚での白血球の遊走．赤が血管，緑が白血球（顆粒球）を表す．太線は細胞の軌跡を表現している

3. 細胞内シグナル伝達・性質変化

　細胞は，動いて行って，ある細胞と相互作用して…そして，その結果として何かが起こる．細胞内でさまざまなシグナルが伝わったり，増殖をはじめたり，逆に死んだりと，いろいろである．こういった細胞内での現象や細胞の機能的変化も，これらの変化を感知できるような蛍光プローブを用いることでイメージングが可能である．

　蛍光プローブとしては，一般にフルオレセインやローダミンなどに代表されるような小分子による化学蛍光プローブと，GFPなどの蛍光タンパク質があるが，それぞれに機能を可視化できるような仕掛けを組み込むことができる．機能を可視化する小分子プローブとしては，古くからCa^{2+}濃度を感知するFura-2やFluo-3などが有名であるが，それ以外にもMg^{2+}などのさまざまなイオン濃度，pH，膜電位，細胞内レドックスなどを感知するものが開発されている．いずれも，有機化合物の種々の官能基の化学特性を活かしたものであり，合成に当たっては化学系の専門的知識を要する（**基本編5**も参照）．

　一方で，蛍光タンパク質を利用した機能可視化プローブは，その多くがFRET〔Fluorescent（Förster）energy resonance transfer〕を利用したものである（**実践編14**も参照）．CFP（Cyan：藍色）とYFP（Yellow：黄色）が近接しているとき，CFPを励起した際に出る蛍光のエネルギーはYFPを励起する．結果としてCFPに励起光を当てると，CFPではなくYFPの蛍光シグナルが見られる．この現象をFRETとよび，FRETの効率をモニターすることでCFPとYFPの近接関係を捉えることができる．機能によって構造変化を起こすような分子の例えば両端にCFPとYFPをつなげておくと，機能変化→構造変化に伴って，FRETも変化する．こういったコンセプトで設計されているプローブとしては，カルモジュリンにCFP/YFPをつないだCa^{2+}濃度感受性のchameleonおよびその誘導体，RasとRas結合タンパク質（Raf）を利用したRaichu-Rasおよびその誘導体（Rho，Racなどの可視化），電位センサーを利用したMermaid，Caspase 3で切断されるペプチドの両端にCFP/YFPを配置したアポトーシス感知プローブSCAT，などがあげられる．

　一方で，蛍光タンパク質は特定のプロモーター下で細胞に発現させることができるので，これを利用して転写レベルの制御を蛍光タンパク質で見ることができる．この好例はFucciであり，細胞周期のG1期に豊

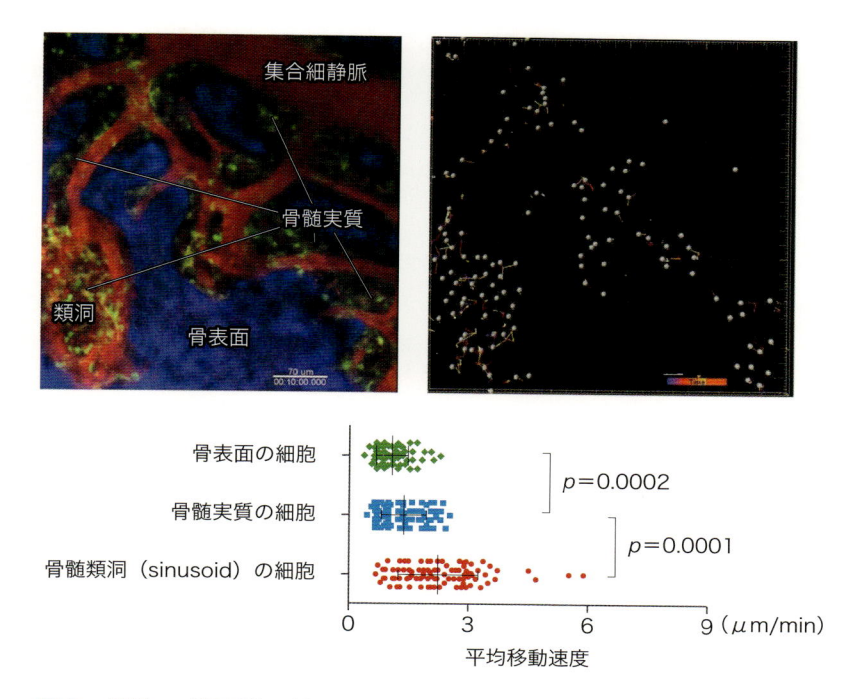

図3 細胞の「場所」が意味をもつ生命現象のイメージング
骨髄腔内での細胞動態の可視化．右は細胞を球で，その軌跡を線で表したもの．骨表面，骨髄実質，類洞（sinusoid）の各部位によって，細胞の移動速度は異なる（文献3より写真は転載，グラフは引用）

富に発現するタンパク質Cdt1に赤色蛍光タンパク質を，S/G2/M期に存在するタンパク質Gemininに緑色蛍光タンパク質を融合して発現させることにより，細胞周期をモニターすることができるシステムである．その他，異なる分化段階で作用するプロモーター下に異なる蛍光色素を発現させることにより，細胞の分化・成熟を追跡する試みもなされている．

4．細胞の位置，ニッチ環境

*in vivo*イメージングでは，生きた個体・組織の中で，生きた細胞の動きを見る．生きた細胞の動き，相互作用そのものだけでなく，その細胞が組織のどこにあるのか，そして組織のどのような環境要因の影響を受けているのかまで解析できる．例えば，骨髄腔には，実質部分（parenchyma）と，血流が豊富な類洞構造（sinusoid）が存在するが，骨髄内に存在する細胞は定常状態でもsinusoidにある方が動きも大きく，またケモカインなどによる遊走の刺激にもよく反応することがわかる（図3）[3]．また，血液幹細胞は骨表面の骨芽細胞の近くや，血管周囲などの特定の場所（ニッチとよぶ）に存在していると言われているが，骨表面のニッチに存在する幹細胞は，免疫細胞からの攻撃を受けにくい特殊な環境（immune privilege）に潜んでいると言われている[4]．こういった，細胞の動態が組織のどこで起こっているのか，その動態の組織ニッチとのかかわりを解析する観点においても，*in vivo*イメージングはきわめて有効なツールである．

ただ，ここで注意が必要なのは，*in vivo*イメージングでは一般に細胞も周囲組織も，可視化しないと見えない，ということである．カバースリップ上の培養細胞や組織切片の顕微鏡観察と異なり，*in vivo*の場合は「透過像」がなく，組織構造も蛍光標識しない

1）*in vivo*イメージングで見えるモノ，わかるコト

表 *in vivo* イメージングで見えるモノ，わかるコト

見えるモノ	わかるコト
1．細胞の動き・変化	
移動速度（tracking velocity）	遊走の状態（血流にのっている，rolling/crawling している，など），周囲の組織・細胞との相互作用
直進性（directionality）	細胞の活性化状態，走化性因子（ケモカインなど）の局所濃度勾配，周囲組織の形態・相互作用，など
形状変化（morphology）	細胞の活性化状態，細胞の機能・分化，細胞骨格の変化，など
細胞内シグナル（cell signal）	イオン濃度（Ca^{2+}，pH など），G タンパク質（Raichu など），アポトーシス（SCAT），細胞周期（Fucci），など
2．細胞間の関係	
接触時間（contact time）	細胞間相互作用（リガンド-受容体結合，抗原抗体反応，接着因子などの親和性）
移動の相互依存性（dependency of movement）	細胞間接着，シグナル伝達
3．組織内での細胞の場所	
位置（location）	細胞が存在するニッチ（場）
指標（組織）からの近接度（proximity）	細胞と組織の相互作用，接着

と，基本的には真っ暗闇である．一般的には，高分子デキストランを結合させたローダミン（血管外へ容易に漏れない）などの蛍光色素を実験前に血管内へ注射して血管を可視化したり，結合組織や骨組織内のコラーゲン線維の走行を「二次高調波発生（second harmonic generation：SHG）」という一種の自家蛍光のようなシグナルを用いて可視化することが多い．本書各論に具体的な記述があるので，読者諸氏においてはすぐに *in vivo* イメージングの「世界」が見えてくるだろう．

おわりに

ここまで述べてきたように，*in vivo* イメージングでは細胞の移動・相互作用・細胞内シグナル・ニッチ環境などの動態を，生きた個体・組織内で観察できるのが最大の利点である（表）．イメージングでしか得られないものであり，代え難いものである．しかしながら一方では，対象を何らかの方法で標識しない限り見えないという点に留意すべきであり，「何も見えていない」ということは「何もない」ことを意味するのではない．これは重要な点で，細胞が何かの振る舞いをしたとしても，それが細胞に内在的な要素によるものなのか，その場にあって実は見えていない何かの細胞・組織の影響によるものなのか，判別し難いことがある．

その組織内に何があるか，その細胞を取り巻く環境がどうであるか，より詳細に，見落としなく解析できるのはやはり「形態学」の方が適している．従来の組織形態学的手法と，*in vivo* イメージングによる動態学的手法は，それぞれに長所・短所があり，常に補完しながら活用すべきである．その点をふまえたうえで，本書で紹介されている驚きと可能性に満ちた *in vivo* イメージングの方法論を，それぞれの研究のさらなる発展に役立ていただければ幸いである．

◆ 文献

1) Auffray, C. et al.：Science, 317：666-670, 2007
2) Germain, R. N. et al.：Science, 336：1676-1681, 2012
3) Ishii, M. et al.：J. Exp. Med., 207：2793-2798, 2010
4) Fujisaki, J. et al.：Nature, 474：216-219, 2011

Thorlabs Solutions

共焦点顕微鏡
市販の正立顕微鏡または倒立顕微鏡に取付け可能です。

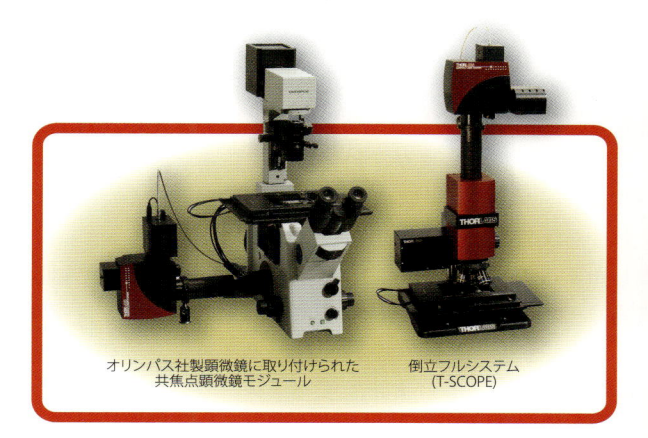

オリンパス社製顕微鏡に取り付けられた
共焦点顕微鏡モジュール

倒立フルシステム
(T-SCOPE)

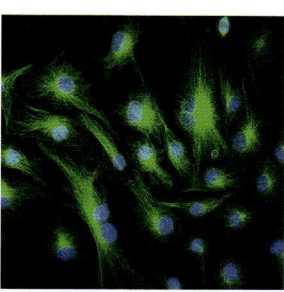

ウシ冠動脈内皮細胞 (BCAEC)/ 共焦点顕微鏡で観察

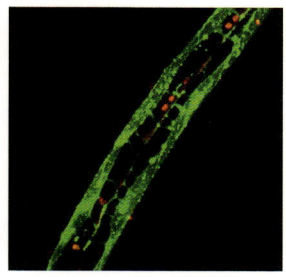

カエノラブディティス・エレガンス（線虫の1種）
/ 共焦点顕微鏡で観察

- モジュール設計のスキャナヘッド（7.8kHz）
- スキャン速度：28fps @512×512、
  2fps @4000×4000
- 積層設計のディテクタ部（最大4台まで追加可能）
- 16-位置 自動ピンホール
- ThorImageLSソフト付属
- T-Scopeによる倒立フルシステムあり

■ 顕微鏡用ソフトウェア ThorImageLS™

LabVIEW、MATLAB (ScanImage) APIが利用可能です。

データ取得
- 選択可能な色チャンネル
- リアルタイム収録
- Zボリューム取得
- ユーザ定義の低速度撮影
- 5次元データまで収集

評価
- 実験の再生
- イメージヒストグラム
- 関心領域 (ROI) 測定
- ラインプロファイル測定
- AVI 動画製作

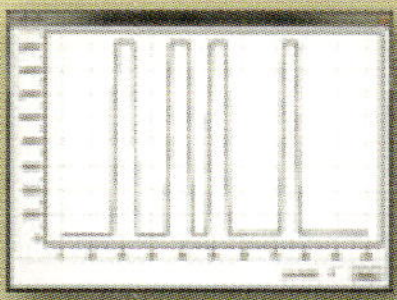

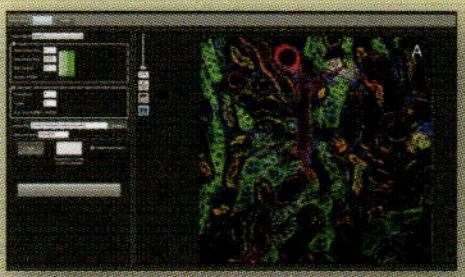

ソフトウエア開発キット*
- 当社の多光子および共焦点イメージングシステムを完全に制御するための特注ソフトウェアの開発
- アプリケーション開発を簡素化するサンプルコード付属
- C++ 言語と LabVIEW 用ライブラリを提供

*ご要望に応じてご提供可能です。

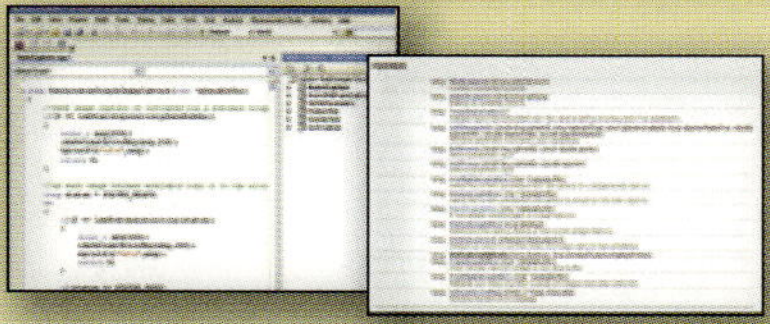

http://www.thorlabs.co.jp   E-mail: sales@thorlabs.jp

THORLABS
ソーラボジャパン株式会社
〒170-0013 東京都豊島区東池袋2-23-2 TEL：03-5979-8889 FAX：03-5979-7285

基本編

2 in vivoイメージングの実験系とその選択

石井　優

　in vivoイメージングと言ってもさまざまな実験がある．本書では2光子励起顕微鏡を用いた生きた組織・臓器内部での細胞の細かな動態解析について重点的に扱っているが，その他にも個体レベルでの細胞の大まかな動態（局在）を解析する，いわゆる「in vivoイメージングシステム」が存在する．また2光子励起イメージングについても，注目する組織を取り出した状態でしばらく生かして観察する「explant imaging」と，個体そのものを生かしたままの状態で注目する組織を手術的に露出して観察する「intravital imaging」が存在する．各方法論にはそれぞれ長所・短所があり，実験目的によって使い分けが必要である．本稿ではこれらのin vivoイメージングの実験系について，その特徴と選択法について概説する．また，蛍光イメージングで可視化するための対象物の標識化についても解説する．

■「in vivoイメージング」の定義

　最近よく聞くキーワード「イメージング」であるが，その定義はあいまいである．"image + –ing"なので，文字通りに解釈すると「画像化」となり，基本的には顕微鏡やさまざまな装置を使って「画像を取る」ものはすべてイメージングと言える．光学顕微鏡・電子顕微鏡を用いた組織形態解析や，培養細胞を共焦点顕微鏡などで観察するライブセルイメージング，臨床医学での画像診断も広義のイメージングである．なかでも，「in vivoイメージング」というと，個体や組織を生かしたままの状態で，生きた細胞や分子などの動態を生体内で観察することを示すようである（図）．「生体イメージング」という言葉もほぼ同義である．よく似た言葉に「分子イメージング」という用語があるが，これはどうも主にPETなどの核医学イメージングを指し示すようである．より曖昧な表現として「バイオイメージング」があるが，これは前述のすべてのイメージングを含みうるものである．

■「in vivoイメージング」の種類と長所・短所

　さて，そのin vivoイメージングであるが，使用する装置や実験系によって以下のように分類される（表1）．

1.「in vivoイメージングシステム」を使った実験

　注目する細胞などを発光や蛍光で標識し，これをマウスなどの実験動物に投与したり，特定の分子などを検出するプローブを直接生体に投与したりすることで，その体内動態を経時的（通常は日，週のオーダー）に観察するためのいわゆる「in vivoイメージングシ

図 in vivo イメージングの実験系のスキーム
詳細は本文で解説していく

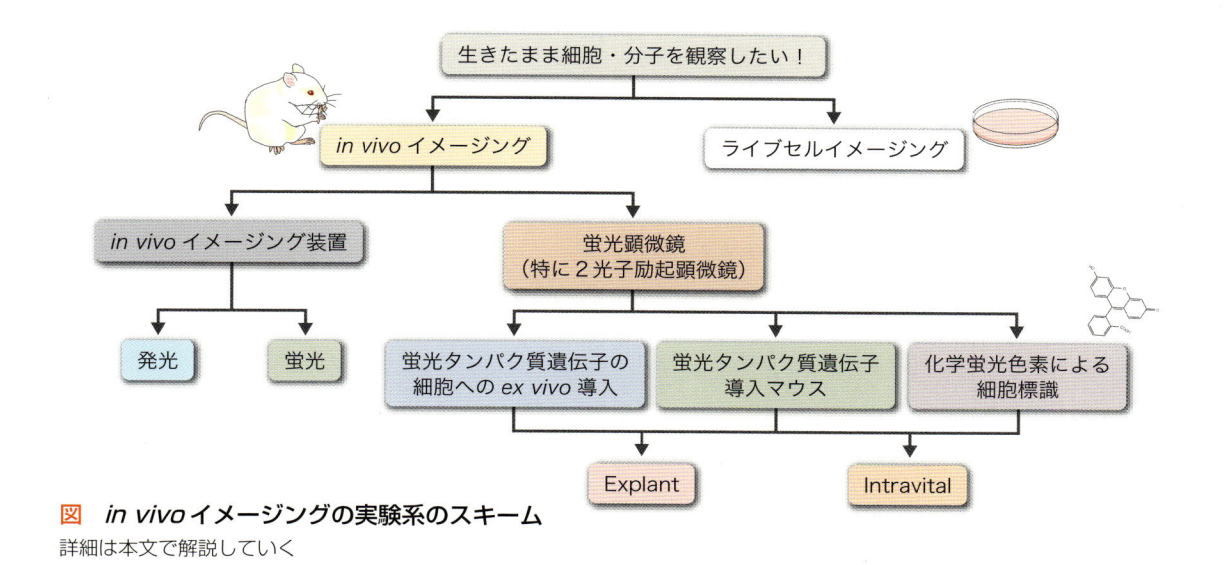

表1　in vivo イメージングの実験系

	in vivo イメージングシステム	生体2光子励起イメージング	
		tissue explant イメージング	intravital イメージング
検出法	発光／蛍光	蛍光	
空間解像度	大まかな臓器の局在の解析が可能	単一細胞レベルでの解析が可能	
時間解像度	発光／蛍光で異なり，対象物のシグナル強度によるが速くても分のオーダー	数秒〜数百ミリ秒オーダー	
経日的解析	可	不可	一応可（特別な処置を要する）
手技的困難さ	容易	比較的容易	一般に困難
長所	・非侵襲 ・マルチモダリティ	・薬剤投与などが容易 ・手技的には容易	・完全に in vivo 血流が保たれている ・長時間の観察が可
短所	・特定の場所にフォーカスしない現象の検出は困難	・安定した標本作製の条件検討が必要 ・血流はない ・観察時間は限られる	・手技的に難しい ・場所によってはアプローチが困難
実験例	がん細胞の増殖・移転（実践編9）	・リンパ節での抗原提示反応（実践編2） ・脳組織（slice） ・膵臓などの腹腔臓器	・さまざまな組織・臓器の in vivo 細胞動態の解析（骨髄・皮膚・消化管 etc.）（実践編3〜8，10，11）

ステム」が市販されている．これらの装置は，基本的にはCCDカメラのついた暗箱であり，実験動物を麻酔下に固定して，発光の場合であれば基質を動物に投与し，蛍光の場合であれば励起光を照射して観察する．現在，複数の機種がさまざまなメーカーにより販売されているが，同時にX線撮影ができるものや，多面からのシグナル検出ができて三次元的な位置決めが容易なもの，発光よりも蛍光での観察に特化したもの，などさまざまな差別化が図られている（詳細は基本編3，実践編9参照）．

この「in vivo イメージングシステム」の代表的な応用例としては，がん細胞にルシフェラーゼを発現させたものを免疫不全マウスに移植し，ルシフェリン（ルシフェラーゼに酸化され発光する発光基質）を注射して，がん細胞の体内動態（腫瘍塊の拡大，遠隔転移など）を追跡する実験があげられる．生物発光を検出する実験はS/N比が高く[*1]，検出時間を長くとることで微小な転移巣まで描出することができる．ルシフェラーゼとして，firefly（ホタル）由来以外にも，基質特異性の異なる Renilla（ウミシイタケ）由来のものを使うことで，「多重標識」も一応可能である．ルシフェラーゼを用いた発光イメージングの欠点としては，空間解像度が悪いこと（蛍光の場合は，焦点部分のみ「励起」してシグナルを出すことができるが，発光の場合は対象物全体からシグナルが出てしまう），細胞にルシフェラーゼを「遺伝子導入」しないといけないので，観察できる対象がほとんど細胞に絞られること，などである．

一方で，蛍光を用いた「in vivo イメージングシステム」も存在するが，実験動物の自家蛍光のためS/N比が悪いことや深部観察ができないなどが大きな欠点である．最近ではこれらを克服するために近赤外の励起光を利用する機器が登場しているが，現状では近赤外領域で機能するよい蛍光タンパク質・蛍光色素が存在しないのが問題である．それでも，蛍光イメージングには，時空間解像度のよさ，多重ラベル化，蛍光色素を利用して抗体を標識することで任意の抗原を可視化できるなど，発光と比較してもさまざまなメリットがあり，今後のさらなる開発が期待される．

発光・蛍光のいずれにしても，「in vivo イメージングシステム」での観察は，実験動物全体での細胞集団の大まかな移動・局在を追跡するもので，1細胞レベルでの細かい動きを追えるものではない．ただ，経皮的に非侵襲で観察ができるため，同一個体で日を追って何度でも観察することが可能である．繰り返しになるが，がん細胞の増殖・転移といったような，特定の場所にフォーカスを形成するような現象の解析には適しているが，血液・免疫細胞の動きのように全身に幅広く拡散するような動態はなかなか観察しづらい．

2. 蛍光顕微鏡を使った実験

生きた組織・臓器（in vivo 環境）での生きた細胞の動態を捉えるには，蛍光顕微鏡，特に2光子励起顕微鏡を用いたイメージングが有用である．μm オーダーの細やかな細胞の動き，形態変化，細胞内シグナルの変化（カルシウム濃度など）を，その細胞が存在する微小環境（ニッチ）において観察することができ，他の方法論では得られ難い情報が抽出できる．短所としては，励起光を到達させる深さに限界があること（組織によって異なるが，およそ数100μm〜1mm）や，その方法論の複雑さなどがあげられる．皮膚や表面に近い血管のような組織であれば，共焦点レーザー顕微鏡で in vivo 観察が可能な場合もある．実験法の具体的な方法については，本書各稿を参照されたい．

生体2光子励起イメージングは次の2種類に大別される．

1) Tissue explant イメージング

Tissue explant は注目する組織を体内から取り出して，培養液中などでしばらくの間生かしたままの状態で観察する方法論である．この方法論は，後述する intravital イメージングと異なり，実験動物自体を生かしたままの状態にする必要がないので，実験手技上のハードルは低い．摘出した組織を生かしておくために，灌流液やチャンバー・ステージを加温したり，酸素をバブリングしたりする装置をつくらないといけないが，いったんそれらの装置を組めば，比較的容易に行うことが可能である（実践編A 参照）．免疫系ではリンパ節のイメージングなどによく用いられており（実践編2 参照），代表的な応用例としては，リンパ節内での抗原提示反応（樹状細胞-T細胞相互作用）の可視化などである．この場合，樹状細胞とT細胞をそ

[*1] **生物発光とS/N比**
ホタルやサンゴなどの特殊な生物以外には「自家蛍光」はあっても「自家発光」能はないため，発光の際は蛍光のようにバックグラウンドを気にする必要がない．

れぞれ別の蛍光で標識し，マウスに投与し一定時間後にリンパ節を摘出して観察する．樹状細胞-T細胞間の相互作用は，それらが出会ってからの経過時間によってさまざまな位相からなっている．決まった時間に摘出することで，各位相での相互作用を解析することができる．

Tissue explantイメージング法はただ簡便であるというだけでなくさまざまな利点もあり，観察下に中和抗体を投与したり，標識した細胞を後から加えたりするなどの操作が容易である．また変法として，摘出した組織をビブラトーム*2などで薄切することで，より深い部分の観察が可能となることも大きなメリットである．

なおtissue explantイメージング法では，組織の中にいる細胞が生きている限りは，その動態を観察することが可能であるが，デメリットとしては「本当にin vivoなのか」という点で疑問が残るところである．たとえ動いていて「生きていそう」であっても，それが本来の生体内環境での「生きた」動態を反映しているかどうかはわからない．また，標本を作製する過程などで，組織の虚血が進むこともあり，細かい実験操作をコントロールしておかないと，実験間で結果にばらつきが出てしまう可能性もある（特にビブラトームで処理した場合）．また連続して観察できる時間も限られる（観察中にしだいにviabilityが落ちてくる）．

2）Intravitalイメージング

この方法では，実験動物を麻酔下で生かしたままの状態で，観察したい組織・臓器を小手術により露出させて観察する．動物を生かしたままで，かつ観察したい組織を固定する〔化学的固定（fixation）でなく，文字通り"動かないようにする（immobilization）"〕というところに実験手技としての難しさがある．また，光学顕微鏡のステージ回りは，通常は生きた動物を置くような環境にはなっておらず，若干の改造が必要である（詳細は本書実践編に詳しく述べられている）．

動物が生きた状態での生きた組織・臓器内の生きた細胞の動態を解析することが可能であり，これは「究極のin vivo環境」である．全身の血流も保たれており，観察している組織には常に新しい血液が供給され，新しい細胞が入ってくる．これは，基本的に摘出した時点で「時間が止まってしまっている」explantイメージングとの大きな違いである．麻酔下で動物が生きている限り観察できるので，explantと比較して長時間の観察も可能であり，また観察部位をdorsal skinfold chamber*3などを使ってカバーグラスで覆っておくと，日を追った長期間の観察も可能である．筆者の教室では，特にこのintravitalイメージングにこだわって研究をしており，本書でもさまざまなプロトコールを掲載している．技術的な困難はかなりあるが，克服できたときに得られる情報は非常に多い．

使い方と使い時を見極めよう－孔子曰「割鶏焉用牛刀」

このように一口にin vivoイメージングと言っても，その得られる情報から難易度までさまざまである．重要なことは，これらのin vivoイメージングの各方法論や，それ以外にも，通常の組織形態学的解析，培養細胞系の実験も含めて，それぞれ何が長所で，何が短所なのか，十分に理解しておくことである．名外科医は使うメスを誤らない．特に，in vivoイメージングは「非常に特殊で高性能なツール」であるからこそ，それをいかに使いこなすかに研究者の力量が試される．孔子も言うように，「鶏を割くに焉（いずく）んぞ牛刀を用いんや＜鶏肉を切る（＝簡単なことをする）のに，牛刀（＝大層な道具）を使う必要はない＞」である．本書ではさまざまな種類の「牛刀」の使い方が書かれてあるが，その「使い方」と合わせて，「使い時」を意識することが必要である．

---

*2 ビブラトーム
刃を振動（vibration）させながらサンプルを薄切する機械．

*3 Dorsal skinfold chamber
実験動物の体に"窓"のようなものを埋め込む市販器具．

細胞の蛍光標識の種類と使い分け

ところで，基本編1でも述べたとおり，発光にしろ，蛍光にしろ，見たい対象物を標識しないと見ることはできない．この対象の効果的な標識法は，イメージング技術そのものと同様に重要である．発光についてはすでに前述の通り，観察対象とする細胞にルシフェラーゼ（発光のための酵素）を遺伝子導入する必要がある．それでは，蛍光の場合はどうか．蛍光での標識に関しては大きく2種類に分けられる．1つはGFPなどの「蛍光タンパク質」を用いるもの，もう1つはフルオレセイン（緑色蛍光）やローダミン（赤色蛍光）などに代表されるような「蛍光色素」を用いる方法である．以下にそれぞれの方法を詳しく述べながら，その選択のポイントを紹介する．

1. 蛍光タンパク質による標識

GFPなどの蛍光タンパク質は，一般には35 kDaほどの大きさがあり，可視化したい細胞にこれらのタンパク質をコードする遺伝子を導入することで標識する．ここまでは発光イメージングのルシフェラーゼも同じであり，発光の場合はルシフェリン投与により，蛍光の場合は励起光の照射によりシグナルが生じる．遺伝子の導入法・可視化法としては，①がんなどの培養細胞にレンチやレトロウイルスで遺伝子導入をして，これを移入（移植）した実験動物をイメージング系に用いる場合と，②注目する細胞系統だけに蛍光タンパク質を発現させた遺伝子改変マウス（トランスジェニックマウスやノックインマウス）を作製する場合（基本編4，実践編13も参照），がある．

1) 遺伝子改変マウス —トランスジェニックとノックイン

②では，特定のプロモーター下に蛍光タンパク質を発現する際に，i) BACなどを用いたトランスジェニックマウスを作製する場合と，ii) もともとその遺伝子が発現している遺伝子座に蛍光タンパク質の遺伝子をノックインしたマウスを作製する場合，の2種類がある．蛍光レポーターとしてはi) のトランスジェニックマウスの方がよく作製がされるが，その理由は「期間が短くてできる」「組み込まれるコピー数によっては非常に明るいレポーターマウスができうる」点にある．短所としては「プロモーター領域として使用している部分が，本当に内在性のプロモーターと同じ働きをしているかどうかわからない（＝蛍光の発現が，もとの分子の発現と相関しているかどうか検証が必要）」という点である．ii) のノックインマウスの場合は，蛍光タンパク質の発現特異性という観点では優れているが，「トランスジェニックに比べて作製に時間がかかる」「蛍光の発現が内在性のプロモーター活性に依存するため，発現が低く，時に暗いレポーターマウスになってしまう（作製に成功しても in vivo イメージングでは使えない場合がある）」という欠点がある．どちらも善し悪しである．

なお，変法として，ユビキチンやβ-アクチンのようにユビキタスに発現が期待される遺伝子のプロモーターや，β-アクチンプロモーターとサイトメガロウイルスのエンハンサーを人工的に組合わせたCAGプロモーターを用いて，全身性にGFPなどが発現しているトランスジェニックマウス（いわゆるgreen mouse）から，リンパ球の可視化したい細胞のみを分離して，これを別の野生型マウスに移入して観察する方法がある．これはリンパ球のように移入して解析できる細胞種に限られるが，いちいちレポーターマウスを作製しなくてよいので手軽である．

2) Cre-loxPシステム

最近では遺伝子改変マウスを作製するもう1つのアプローチとして，Cre-loxPシステムを利用して，特定のプロモーター下にCreリコンビナーゼを発現させるトランスジェニック（またはノックイン）マウスと，全身性に発現するRosa26遺伝子座にloxP-stop-loxP-蛍光タンパク質遺伝子の配列をノックインしたマウス（Rosa蛍光マウスなどとよばれる）を掛け合わすことで，蛍光レポーターマウスを作製することがよく行われている．この方法は汎用性が高く便利な側面がある一方で，少し注意が必要である．それは，

「CreリコンビナーゼによるloxP配列の組換えは不可逆的」であり，細胞に一度でもCreリコンビナーゼが発現すると，その細胞で蛍光タンパク質が発現し，Creリコンビナーゼの発現がなくなった後でも蛍光が発現したままになってしまう，という点である．すなわち，この系で蛍光標識されている細胞は「かつてその細胞でCreリコンビナーゼが発現した（＝それを発現させるプロモーターが働いた）」ということを意味するのであって「いまも発現している」ということを担保するものではない．発生の初期段階で一過的に発現するような分子のプロモーター下にCreリコンビナーゼを発現させた場合であれば，かなり多くの細胞に蛍光が発現してしまい，発生・分化が進んだ後でもその分子が発現していることのレポーターとしての機能を果たさないことになる．また，Rosa26はすべての組織で発現すると言われているが，実際には組織・臓器によって発現に差があり，目的とする細胞に十分な発現量をもたらすことが難しいこともしばしばある（実践編14も参照）．

3）in vivoイメージングに適した遺伝子改変法

BACトランスジェニックにせよ，ノックインマウスにせよ，蛍光レポーターマウスの作製は時間とお金がかかり，しかもよいものができる保証はないので，新しいものをつくるには勇気がいる．せっかくつくるのなら，やはり単なるレポーターだけではなく，Creリコンビナーゼを発現させてコンディショナルノックアウトもできた方がいい（Rosa蛍光マウスと掛け合わせればレポーターにもなるし）と思って，ついついCreマウスの方を作製してしまいがちであるが，筆者は純粋にin vivoイメージングのためのレポーターマウスを作製するのであれば，その成功率からいってBACトランスジェニックが最適であると考える．また最近，さらなる「欲張り」として，CreリコンビナーゼとEGFPの融合タンパク質を発現させるようなマウスも作製されているが，これらのGFPシグナルの多くはかなり弱く，とてもin vivoイメージングでは使えない（FACSでは使えることもあるが）．また，EGFPが融合することでCreリコンビナーゼとしての「切れ」も悪くなるようである．一般論ではあるが，「何にでも使えるようなもの」をつくろうとすると結局「何にも使えないもの」ができてしまうことがある．レポーターマウスの作製は，事前にかなり目的を絞って行った方がよい．

2. 化学蛍光色素による標識

フルオレセインやローダミンなどの化学蛍光色素は小分子であるため抗体などに結合させることにより，特定の分子を可視化することができる．また，血管から漏れ出ないような高分子デキストランに結合させたプローブを血管内に注射することで，血管構造を可視化することができる．

細胞を標識するためには，細胞膜透過性でいったん細胞内に入ると漏れにくくなるプローブ（CFSEなどのアミン反応性プローブ，CMTMR，CMTPXなどのチオール反応性プローブ）や，細胞膜を標識するカルボシアニン膜色素（DiIやDiDなど），また細胞核を染めるためのHoechst 33342やTOTO-2などが使用される．目的とする細胞を分離し，これらで染色したものをマウスへ移入して可視化する（実践編1参照）．

3. どのようなときに，どちらを使うのか？

蛍光タンパク質と蛍光色素のいずれを用いるかはケースバイケースである（表2）．移入実験が可能な細胞（代表的なものは免疫系のリンパ球や樹状細胞と，がん細胞株）のイメージングには，蛍光色素標識や，レンチウイルスベクターによる蛍光タンパク質の遺伝子導入がよく行われる．蛍光色素の導入は簡単であるが，長期間の追跡には適さない（長くても1週間以内）．細胞内に留まるとはいえ，次第に抜けていくし，また分裂すると薄くなる（実際に，CFSEの希釈を利用して細胞増殖をモニターしたりする）．がん細胞のように数週間以上にわたって動態を追跡する場合には，レンチウイルスなどで蛍光タンパク質を発現させることが望ましいが，遺伝子導入した後も，抗生物質（G418やピューロマイシンなど）耐性などでセレクションをかけるなど，長期にわたって培養する必要

表2　蛍光タンパク質と蛍光色素による標識

	蛍光タンパク質		蛍光色素
標識できるもの	細胞（さらには細胞の"機能"）		分子（抗体），細胞，血管などの構造物
細胞標識の方法	①分離した細胞に ex vivo で遺伝子導入→マウスに移入	②蛍光レポーターマウスを作製（トランスジェニックまたはノックイン）	分離した細胞に ex vivo で処置→マウスに移入
適応細胞種	移入して可視化できる細胞（がん細胞株など）	体内のあらゆる細胞（特異的なプロモーターさえわかれば）	移入して可視化できる細胞（リンパ球，樹状細胞など）
観察期間	長	生きている限り	短
長所	やや簡便	細胞の究極の in vivo 環境での可視化	簡便
短所	作製に時間と労力（お金も）がかかる	移入した細胞が内在性の挙動を反映しているかどうか疑問	

があり，がん細胞株など以外ではなかなか難しい．

一方，特定の細胞を標識するために，細胞特異的プロモーター下に蛍光タンパク質を発現させた遺伝子改変マウス（レポーターマウス）を作製することはコストを考えてもなかなか気合の要る作業であるが，よいレポーターマウスができると非常に有用である．これらのマウスでは，注目する細胞がもともといる環境で蛍光標識されており，究極の in vivo 可視化である．移入実験は確かに簡便ではあるが，移入した細胞が本当に native の細胞と同じような挙動を示すのか保証はない．典型的な例は血液幹細胞ニッチの研究である．よく行われている解析として，血液幹細胞としてKSL（c-kit$^+$ Sca-1$^+$ Lineage$^-$）の細胞集団をセルソーターで回収して，これらを蛍光標識して個体に移入すると骨表面に達することから，この場所がニッチであるという議論がある．しかし移入した KSL 細胞が，内在性の KSL 分画と同じ分布を示すかどうかは確証はない．

おわりに

今後のイメージング研究の普及・発展のためには，やはり，蛍光レポーターマウスのさらなる開発が必要不可欠と考える．現在まで in vivo イメージングに使えるさまざまなよいレポーターマウスがつくられており，それらの一部は Jackson Laboratory などから市販されている（**基本編4**も参照）．しかし，まだまだ新しいレポーターマウスが必要である．筆者の研究室では，研究目的に応じてさまざまなマウスを自作している．時間もお金もかかり，成功確率は決して高くないが，めげずに挑戦することにしている．読者のみなさんにもぜひ積極的に挑戦してもらいたい．よいマウスができれば，より説得力のあるよい研究ができるし，公表されるとあちこちからリクエストがくる．よい蛍光レポーターマウスは，研究者コミュニティ全体の貴重な財産となるのである．

基本編

3 in vivoイメージングで使用する機器の種類と原理

岩本依子，菊田順一，賀川義規

生きた個体を顕微鏡にて観察するためには，体の"内部"を外から可視化しなければならない．そのためにはZ軸方向の分解能を獲得し，画像を三次元構築することが必要である．共焦点レーザースキャン顕微鏡では検出器前にピンホールを置くことで見たい"層"以外からの蛍光を除去し，Z軸方向の分解能を得た．2光子励起顕微鏡では，複数の光子による励起が光子密度の非常に高い場所でのみ起こるという現象を利用し，焦点面のみで励起を生じさせることにより，高い分解能を得た．同時に，長波長の光源を使用することで，低組織侵襲性・高透過性という生体イメージングにおけるメリットが生まれた．本稿では，これらの顕微鏡の原理と特徴を解説する．また，顕微鏡で観察するような微小な動きではなく，実験動物内での細胞の大きな動きを追跡することに特化した，いわゆる「in vivoイメージングシステム」の原理と実際についても概説する．

はじめに

in vivoイメージングでは，注目する細胞や分子などを蛍光分子や発光分子で標識する．

蛍光分子には一般に，エネルギー的に低い状態（基底状態）と高い状態（励起状態）があるが，ふだんは基底状態にある．このエネルギー差に相当する光（光子）を当てると，蛍光分子はこの励起光のエネルギーを吸収して励起状態になるが，自然にまた基底状態へと戻っていく．この際，そのエネルギーに相当する光が放出され，これを観察するのが蛍光顕微鏡である．

蛍光の観察，すなわち「蛍光イメージング」は，新たな蛍光プローブが次々と開発されソフト面での発達を見せるとともに，共焦点レーザースキャン顕微鏡（以降，共焦点顕微鏡）や多光子（特に2光子）励起顕微鏡，超解像顕微鏡などハード面での発展も著しい．蛍光顕微鏡の原理や使用法についての解説書も多数出版されているが，本稿では主にin vivoイメージングに適した，共焦点顕微鏡・2光子励起顕微鏡の原理と特徴について解説する．

一方，発光イメージングでは，基本的にルシフェリンという発光分子がルシフェラーゼという酵素に酸化されることで光を放出し，これをCCDカメラで検出する．この発光イメージングに頻用される「in vivoイメージングシステム」についても，順をおって解説していく．

蛍光顕微鏡

1. 蛍光顕微鏡の原理

蛍光顕微鏡は，前述のように励起光を蛍光分子に照射し，そこから発せられる光を観察するものである．光源には超高圧水銀ランプが用いられることが多い

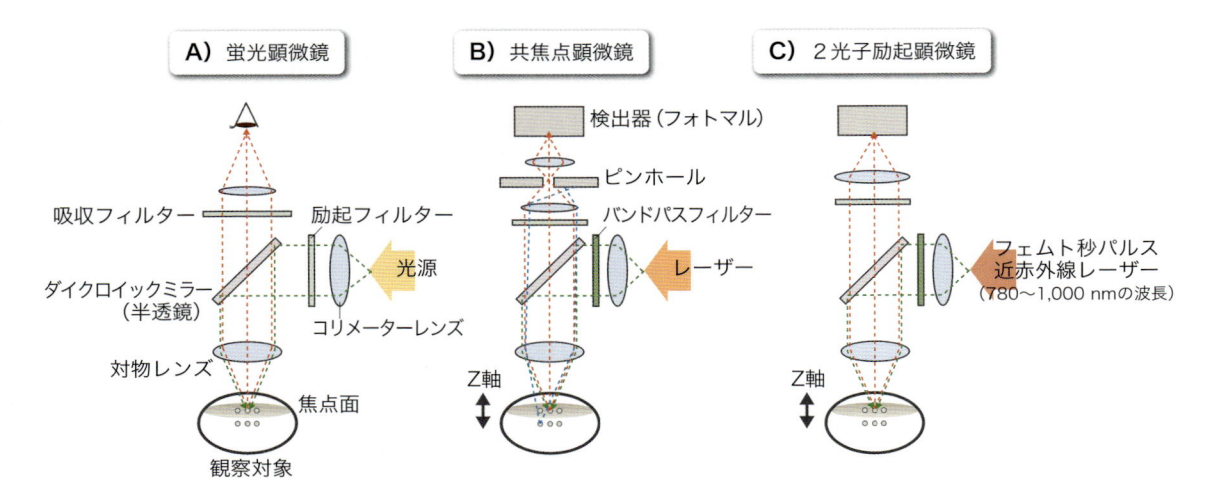

図1 各顕微鏡の構造

A) 蛍光顕微鏡：蛍光物質の励起に必要な波長の光を透過する励起フィルター，一定の波長より短波長の光を反射し，長波長の光を透過するダイクロイックミラー（半透鏡），漏れだした励起光を遮断し蛍光のみを検出する吸収フィルターを通して，特定の波長の蛍光が観察される．**B) 共焦点顕微鏡**：焦点面から外れた部位からの蛍光は，検出器前に置かれたピンホールにより除去される．**C) 2光子励起顕微鏡**：780〜1,000 nmのフェムト秒パルス近赤外線光源は，焦点面でのみ励起を生じる（文献4より引用）

が，多重染色の場合には波長別の強度差が少ない連続スペクトラムのキセノンランプが望ましい．図1Aに示すように，光源は，観察に必要な励起波長帯のみを透過する励起フィルターを通過し，ダイクロイックミラーとよばれる半透鏡により反射し，対物レンズへと導かれる．ダイクロイックミラーは，一定の波長より短波長の光を反射し，長波長の光を透過することで，励起光を対物レンズに送り，標本から発された蛍光を検出側に送る．検出側では吸収フィルターにより，漏れだした励起光を遮断し蛍光のみを検出する．励起フィルターとダイクロイックミラー，吸収フィルターの組合わせを切り替えることで，観察したい波長の蛍光のみを検出することができる．

2. 特徴

1）高感度
標識した細胞・分子以外のバックグラウンドがほとんど（自家蛍光[*1]以外）ないため，顕微鏡の分解能より小さい対象でも検出が可能である．

2）定量解析
蛍光の波長や強度の変化を時間的・空間的に検出することで，定量的な解析が可能となった．

3）多重染色解析
波長の違う複数の蛍光色の検出が可能であり，複数の細胞・分子の局在・動きを解析することができる．

この蛍光顕微鏡の原理をもとに，改良が加えられ，高い空間的分解能をもつようになったものが，共焦点顕微鏡や2光子励起顕微鏡である．これらの顕微鏡は，空間分解能のみならず，蛍光顕微鏡では得られなかったさまざまな特色を兼ね備えているので，以下に解説していく．

共焦点顕微鏡

1. 共焦点顕微鏡の原理 (図1B)

共焦点顕微鏡の特徴は，検出器（フォトマルチプライアー[*2]）の前にピンホールを置くことにより，焦

点外のぼけを排除し，解像度の高いイメージングを可能とした点にある．

光源にはレーザー[*3]が用いられ，レーザーから出力されるビームはコリメーターレンズ[*4]により平行光へと変換され，ダイクロイックミラーにより落射照明となり，対物レンズに入射される．

この光は焦点に収束し，蛍光分子を励起する．しかし，実際は焦点面から外れた部位でも励起が生じ，画像のぼけの原因となる．そこで，焦点面から発した蛍光が結像する位置にあわせ前述のピンホールを置くことで，焦点からの光だけが検出されるようにしたものが共焦点顕微鏡である．さらに，スキャナーによりスポット状のレーザービームを焦点面上に走査させ，それぞれの点の情報を集めることでXY像を構築する．これに光軸方向のZ軸の情報を加え三次元の構築が行われる．

2. 特徴

1）高い空間（特にZ軸方向）分解能

共焦点顕微鏡では，前述のように「ピンホール」により，非観察平面（焦点面以外）からの蛍光シグナルを除去することでZ軸方向の分解能を獲得している．

このことにより，三次元での画像構築が可能となり，微細構造の立体的観察や，局在解析ができる．

2）高い検出能

コントラストの弱い標本でも，光学的および電気的コントラスト法により高いコントラストをつけることで，分解能より小さい対象でも検出することが可能である．このことにより，シグナルの弱い微細構造の描出が可能となっている．

3）高い波長分解能による多重染色解析

蛍光分子の励起に必要な波長の光のみを透過する励起フィルターには，一般的に特定の波長の光のみを透過し，それ以外の光を通さないようなバンドパスフィルターが用いられるが，共焦点顕微鏡ではより幅の狭いバンドパスフィルターを用いることで，異なる蛍光間のクロストークの少ない画像が得られる．さらに，高感度の検出器であるフォトマルにより波長選択的に蛍光を検出することで，高い波長分解能を獲得した．このことにより，多重染色試料における解析が可能になった．

4）高速のイメージング

多くの共焦点顕微鏡の走査では，2枚の鏡を扇運動させて光線を振るガルバノスキャナーが採用されている（図2）．画面1回の走査は約1秒前後であるが，スキャン範囲を512×32ピクセルとすることで，30ミリ秒程度まで高速化が可能である．

ミラーを共振させ，その動きを制御して標本を走査するレゾナントスキャナーなど，ミリ秒単位の速度のスキャナーを搭載した顕微鏡もある．

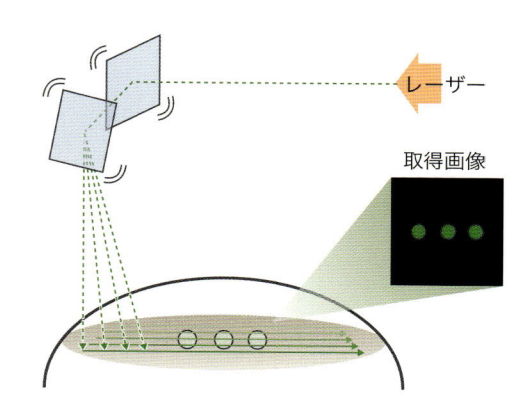

図2　ガルバノスキャナー
2枚の鏡が扇運動することで光線が振られる．スキャン範囲を限定することで高速化が可能である

＊1　自家蛍光
「蛍光物質」以外から生じる蛍光．顕微鏡の光学系部品（対物レンズやイマージョンオイルなど）から生じるものと，標本組織そのもの（NADPHやリポフラビンなど）から生じるものがある．

＊2　フォトマルチプライアー
略称フォトマル/PMT（photomultiplier tube）．光エネルギーを電気エネルギーに変換し，増幅する，高感度な光検出器．

＊3　共焦点顕微鏡のレーザー
共焦点のレーザーには近紫外〜可視光レーザーが用いられ，機器により異なるが，数種類の波長のレーザーが搭載できる．Multi-Arレーザー（566, 488, 514 nm）やHeNeレーザー（633 nm）．

＊4　コリメーターレンズ
その焦点に点光源ををくことで，平行光線を得られるレンズ．

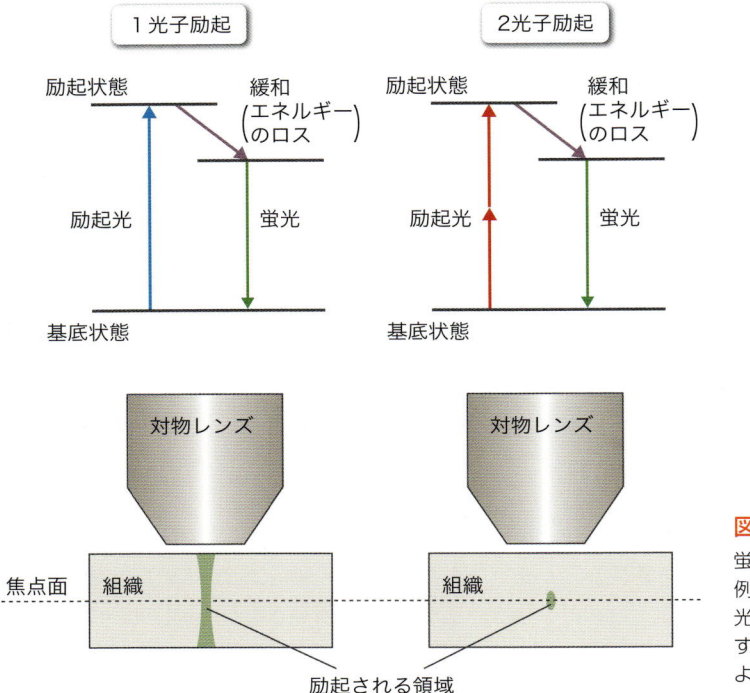

図3　1光子励起と2光子励起の違い
蛍光分子の1光子励起では，照明の強度に比例して，光路の広い範囲で励起が生じる．2光子励起では，光子密度が非常に高い部位，すなわち焦点面でのみ励起が生じる（文献4より引用）

2光子励起顕微鏡

1. 2光子励起顕微鏡の原理（図1C）

多光子励起顕微鏡の特徴は，蛍光観察の際に，光子1個ではなく，多数（通常は2個）の光子を蛍光分子に同時に当てることにより励起させる点にある．

通常の光子1個対蛍光分子1個による1対1反応（単光子励起）に比べて，複数の光子による励起（多光子励起）はきわめて起こりにくい現象であるが，光子密度を非常に高くすれば非線形的に起こりうる[1]．

既述の通り，この「多光子励起」の現象は，光子密度が非常に高い場所でのみ起こる（図3）．顕微鏡光学系の中では，光が一点に凝集される点，すなわち「焦点」のみで起こりうる現象であるといえる．これを利用して「焦点のみで励起が起こるような顕微鏡（＝多光子励起顕微鏡）」をつくったのが，Cornell大学のDenkとWebbらであった[2)3)]．

検出器には光電面にガリウム砒素リン（GaAsP）を用いたフォトマルが使用される．半導体結晶であるGaAsPを使用することでさらに高い光電面感度を得ている．

光源にはフェムト秒パルス近赤外線レーザーが用いられる．フェムト秒は10^{-15}秒のことで，この極短時間にエネルギーを圧縮することで，高いレーザー強度を得ることができる．

2. 特徴

1）高い空間（特にZ軸）分解能

前述のように，2光子励起では焦点平面のみでしか励起が起こらないため，焦点平面周囲からの蛍光がない（図3）ので，高い分解能が得られる．そのため，共焦点顕微鏡のようなピンホールは不要である．

2）高い組織透過性（深部組織の観察に威力を発揮）

2個の光子を同時に当てて蛍光分子を励起するため，当てる光子1個分のエネルギーは小さくなる（2

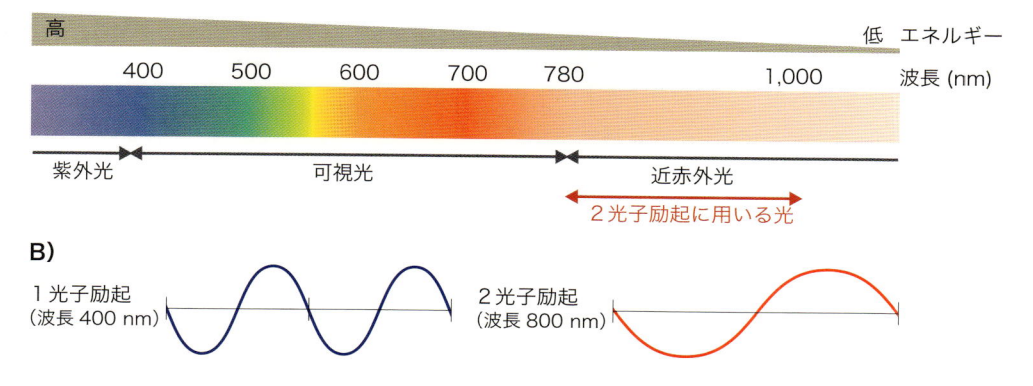

図4　励起光の波長とエネルギー

A) 光の波長とエネルギーは反比例関係にある．蛍光分子の2光子励起では近赤外域の光を用いる．
B) 同一の蛍光分子を励起可能な波長を，1光子励起の場合と2光子励起の場合で示した例．2光子励起の場合の光は1光子励起の場合に比べ振動数が1/2（＝エネルギーが1/2）となる

表　in vivoイメージングにおける共焦点顕微鏡と2光子励起顕微鏡の特性の違い

	解像度	組織侵襲性	波長分解能	組織透過性
共焦点顕微鏡	高い	高い	高い	～100 μm
2光子励起顕微鏡	比較的低い	低い	比較的低い	～1 mm

光子励起の際の光子1個分のエネルギーは1光子励起のそれの約半分となる）．光のエネルギーは波長と反比例するため，エネルギーが半分ということは，光子の波長が2倍になることであり，2光子励起で用いる光は近赤外域にある（波長が780～1,000 nm）（図4）．波長の長い赤外光は，短い可視光や紫外光よりも浸透性が高く，より深い組織まで励起・観察することが可能となる（光は波長が長いほど障害物を越えやすくなる．例えば，テレビの赤外線リモコンは障子やのれんを通過するが，紫外線は日傘で大部分がカットできる）．観察できる深さは，対象とする組織によっても異なるが，最大で1 mm程度まで可能である．

3）低い組織侵襲性（生体組織の観察に有利）

2光子励起観察では焦点面でしか蛍光分子の励起がなされないため，観察対象となる組織・臓器への光毒性や蛍光の褪色はきわめて小さく抑えることができる．

前記1）～3）のいずれも，「組織・臓器を生かしたままで観察」するためにきわめて有用であり，共焦点顕微鏡より，より深く・より長時間，生きた個体での観察が行える（表）．固定した組織や臓器は，パラフィンやコンパウンドで包埋して薄切すればどんな場所でも観察できるが，生きた組織（特に生きた個体内）では，観察したい場所が対物レンズでアプローチできる場所よりもかなり深いことがある．このような場合には，2光子励起顕微鏡を用いることで，組織の奥深くまで，高い三次元解像度で，しかも低侵襲に観察することが可能となる．

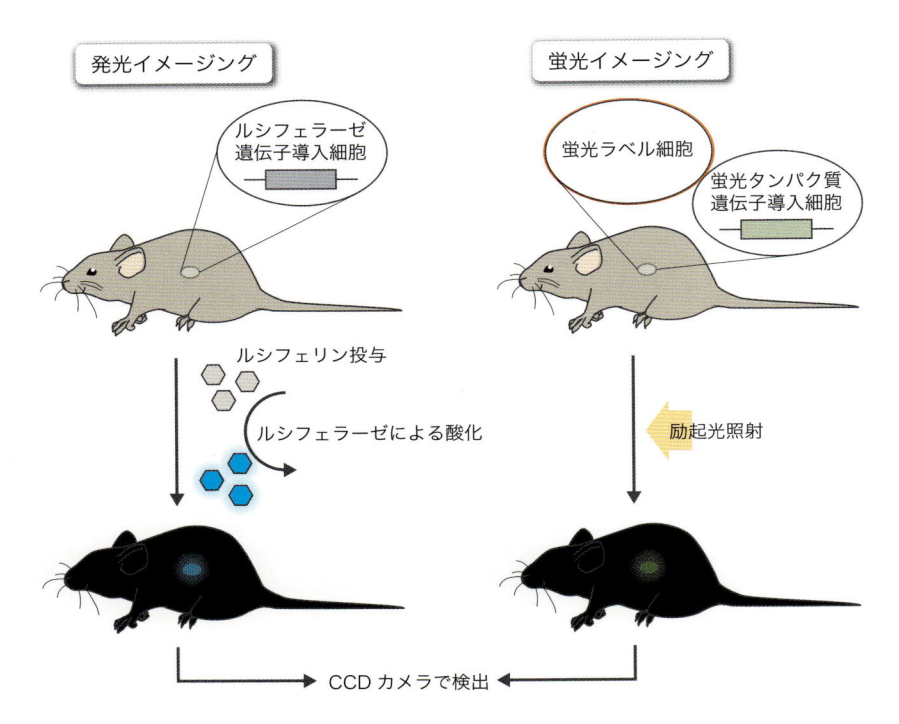

図5 *in vivo* イメージングシステムによる発光／蛍光イメージング

in vivo イメージングシステム

in vivo イメージングシステムは，生体内の遺伝子発現やタンパク質の挙動を生きたままマウスなどの個体の体外からモニタリングする装置である．遺伝子やタンパク質を基本的には酵素発光（ルシフェラーゼ），機器によっては蛍光（GFPなどの蛍光タンパク質やFITCやCy5.5などの蛍光トレーサー）でラベルし，高感度のCCDカメラを使用して検出することで，生体に侵襲を与えず体外からイメージングし定量することができる機器である（図5）．

1. 原理

暗箱の中で生体内から出た光（発光，蛍光）をCCDカメラで観察する．イメージングシステムに内蔵されている高感度CCDカメラを−90℃まで冷却することで，電気ノイズを除去し波長350～900 nmの非常に微弱な光を捕捉することができる．

2. 特徴

1）広範囲を観察可能

頭部から尾部までの全身をスキャンすることで，分子や細胞の体内での分布の違いやがんの転移部位を観察可能．ただし，1細胞レベルでの観察はできない．

2）低侵襲性

体表から1～3 cmほど深部の光を補足することができるため生体に外科的な侵襲を加えなくても深部を観察可能．このように低侵襲，かつ光毒性の心配も少ないため，日をおって何度でも撮影が可能である．

3）マルチモダリティー

蛍光，発光，レントゲン，ラジオアイソトープ，可視光などで観察することができ，多層的な情報を同時に取得可能である．

4）定量性

細胞数や腫瘍体積と光の強さの間には相関関係が認められているため，細胞数や腫瘍体積を光の強さに変換した相対的な値による定量が可能．

このような特性から，*in vivo*イメージングシステムを用いることにより，マウスの全身の体内からのシグナルを体外から捉えることができる．低侵襲であることから，同一マウスの経時的変化を観察することができ，生体内の細胞や腫瘍の増減などを光の強度として定量することが可能である．また病態モデルなどにおける疾病遺伝子の発現部位や発現量を定量化することも可能である．

おわりに

以上述べてきたように，蛍光顕微鏡はXY軸の二次元の世界から，Z軸を加えた三次元，さらには時間軸を含めた四次元の観察をすべく進化を遂げてきた．今後，解像度や透過性の面などさらなる発展が期待されるところである．*in vivo*イメージングシステムも進歩を続けており，生命現象の可視化技術は今後ますます医学・生物学に革新をもたらすだろう．

◆ 文献

1) Göppert-Mayer, M.：Ann. Phys., 9：273-295, 1931
2) Denk, W. et al.：Science, 248：73-76, 1990
3) Denk, W. et al.：Neuron, 18：351-357, 1997
4) 菊田順一，石井 優：医学のあゆみ，Vol. 242-No.9：727-733, 2012

◆ 参考図書

- 『改訂第3版 顕微鏡の使い方ノート』（野島 博／編），羊土社，2011
- 『染色・バイオイメージング実験ハンドブック』（高田邦昭，川上速人，斎藤尚亮／編），羊土社，2006
- 『顕微鏡フル活用術イラストレイテッド—基礎から応用まで』（稲沢譲治，津田 均，小島清嗣／編），秀潤社，2000
- 『Imaging: a Laboratory Manual』（Rafael Yuste／ed.），Cold Spring Harbor Laboratory，2010
- 『Imaging in Developmental Biology: a Laboratory Manual』（James Sharpe & Rachel O. Wong／ed.），Cold Spring Harbor Laboratory，2010

基本編

4 in vivo イメージング用蛍光標識マウスの入手法

藤森さゆ美

　イメージング技術の発展とともに，これまで in vitro で観察してきた現象を実際に in vivo で観察したいと考える研究者も多くなってきたと思われる．生命現象の可視化には，化学プローブを用いる方法と蛍光分子を用いる方法とがあるが，本稿では，蛍光分子を導入して作製されたマウスを中心に，実際にどのような種類の蛍光標識マウスが in vivo イメージングに使用されているかについて概説するとともに，in vivo イメージングに使用可能なマウスの検索法およびマウスの入手法について述べる．

■ はじめに

　近年，イメージング技術の急速な発展とともに，生体内の組織を構成する細胞が実際に生体の微小環境においてどのような挙動を示すかを，多光子顕微鏡を用いて観察することが可能になった．また，各組織に存在するさまざまな細胞の動態とともに，異なる細胞間の相互作用も生体内で観察できるようになり，多光子，特に2光子励起顕微鏡を用いた生体内観察は新たな生体内メカニズムの発見につながる解析法として注目されている．2光子励起顕微鏡を用いて in vivo イメージングを行う際には，観察対象としての組織や細胞は蛍光分子などで標識されたものが使用される．その標識には，化学プローブを用いる方法と，蛍光分子の遺伝子導入による方法とがあるが，前者は基本編5で詳述されているため，本稿では，目的の細胞または目的遺伝子を蛍光分子で標識した遺伝子組換え蛍光標識マウスを中心に，どのような種類の蛍光標識マウスが実際に in vivo イメージングに使用されているかについて概説するとともに，in vivo イメージングに使用可能なマウスの検索法と入手法について紹介する．

■ イメージングに用いられる蛍光標識マウスの種類

　遺伝子組換え技術の発展と，GFPをはじめとするさまざまな蛍光分子の開発により，蛍光分子が染色体に導入されたさまざまな種類の蛍光標識マウスがこれまでに作製されているが，主なものとして，目的遺伝子のプロモーター下に蛍光分子を発現させたトランスジェニック（Tg）マウスや（図1A），蛍光分子を目的遺伝子座に導入したノックイン（KI）マウスがあげられる（図1B）．

　特定のプロモーター下に蛍光分子を導入して作製したTgマウスでは，導入遺伝子が染色体のランダムな位置に導入されるため，導入された位置やコピー数によって，プロモーターで誘導される蛍光分子の発現程度が異なるという，通常のTgマウスと同じ特徴をもつ．KIマウスでは，蛍光分子が目的遺伝子座に直接導入され，本来の遺伝子発現と同様の発現調節を受けて蛍光分子が発現する．そのため，蛍光分子の発現は，比較的本来の遺伝子と同様の発現パターンをとることが多い．蛍光標識KIマウスのなかにも，いくつか種類があり，①目的遺伝子の下流に蛍光分子を導入

A) 蛍光標識トランスジェニック（Tg）マウス

例）[プロモーター（細胞/組織特異的）] → [FP]

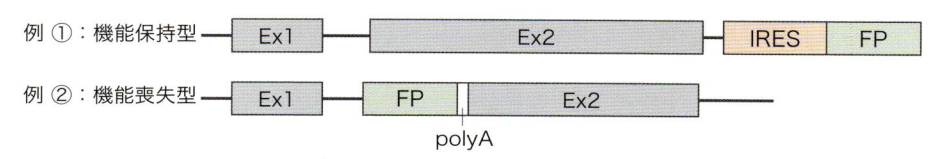

B) 蛍光標識ノックイン（KI）マウス

例①：機能保持型 — Ex1 — Ex2 — IRES — FP

例②：機能喪失型 — Ex1 — FP — polyA — Ex2

C) Cre-loxPシステムを利用した蛍光標識マウス

例）[プロモーター（細胞/組織特異的）] → [Cre] × [プロモーター（恒常的）] → [loxP] — STOP — [loxP] — FP

↓

[プロモーター] → [loxP] — FP

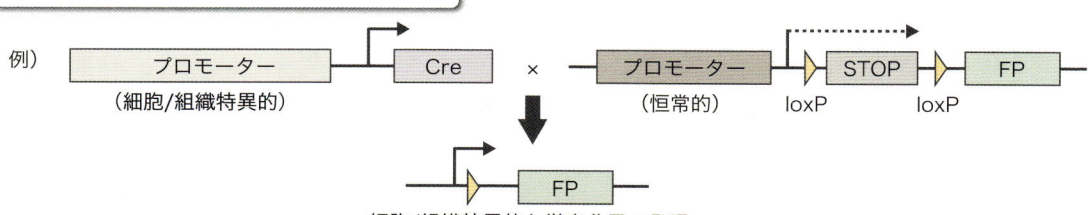

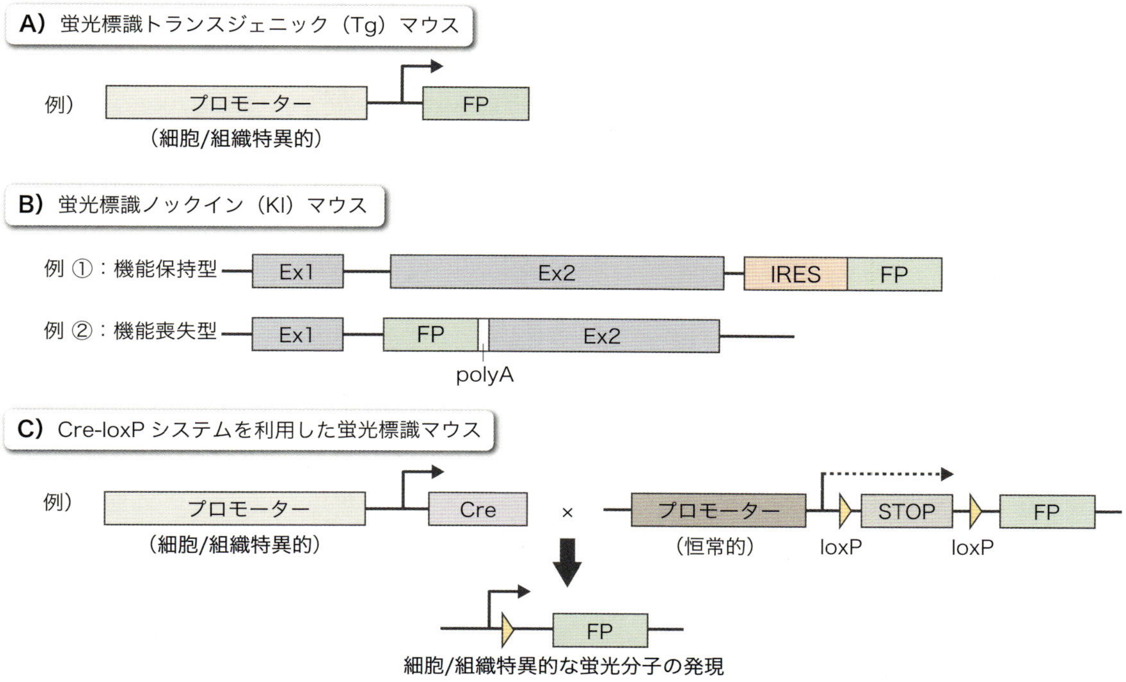

細胞/組織特異的な蛍光分子の発現

図1　in vivoイメージングに用いられる蛍光標識マウスの種類

A) 蛍光標識トランスジェニック（Tg）マウスの一例：細胞または組織特異的プロモーター下に蛍光分子（FP）を発現するように作製されたマウス．B) 蛍光標識ノックイン（KI）マウス．例①：目的遺伝子の下流にIRES（Internal Ribosomal Entry Site）配列を用いて蛍光分子（FP）が導入された機能保持型のマウス．例②：目的遺伝子の一部を蛍光分子（FP）で置換して，目的遺伝子の発現を阻害した機能喪失型マウス．Ex：エクソン．C) Cre-loxPシステムを利用した蛍光標識マウス．例：細胞または組織特異的なプロモーター下にCre遺伝子を発現するマウスと，蛍光分子（FP）を含むレポーターマウスとを掛け合わせることによって作製される．レポーターマウスでは，通常STOP配列により蛍光分子（FP）の発現が妨げられているが，Creが発現する細胞または組織では，loxP配列で挟まれたSTOP配列が取り除かれて蛍光分子（FP）が発現する

することにより，遺伝子の機能を保持したまま蛍光分子を発現するマウスや，②目的遺伝子の一部を蛍光分子で置き換えることにより，遺伝子の機能を喪失させたマウスが作製されている．

①のKIマウスは，例えば，目的遺伝子の終始コドンの下流にIRES（Internal Ribosomal Entry Site）*配列を用いて蛍光遺伝子が導入されたマウスがあげられる．このマウスでは，同一のプロモーターから目的遺伝子と蛍光遺伝子が発現するが，これらはそれぞれ別の遺伝子としてタンパク質に翻訳され，目的遺伝子を発現する細胞が蛍光分子で標識される．また，目的タンパク質のN末端やC末端に蛍光分子を付加させた融合タンパク質を発現するマウスも作製されている．融合タンパク質の場合は，蛍光分子が付加されることにより目的タンパク質の局在やタンパク質間の相互作用が変化する可能性や，目的タンパク質の本来の機能が損なわれる可能性があるので，これらの点についてあらかじめ検討する必要がある．

②の目的遺伝子の一部を蛍光分子に置換した蛍光標識KIマウスでは，蛍光分子が発現する一方で目的遺伝子の発現が阻害される．KIマウスのヘテロ接合体と野生型マウスで個体の表現型に相違が認められな

> **＊ IRES（Internal Ribosomal Entry Site）**
> キャップ構造非依存的にリボソームをmRNA上にリクルートすることにより，その下流のタンパク質の翻訳を開始する役割を果たす．タンパク質合成開始シグナル．

い場合には，ヘテロ接合体およびホモ接合体マウス間において蛍光分子を用いた目的遺伝子の機能解析が可能になる．特に，in vivoイメージング解析でもヘテロ接合体およびホモ接合体マウス間で細胞動態の比較検討が可能になるので非常に便利である．

また，蛍光標識マウスは，細胞または組織特異的遺伝子欠損マウスの作製に頻用されるCre-loxPシステムを用いても作製することができる（図1C）．既存の細胞または組織特異的Creマウスを，蛍光分子を含むRosa26-EGFP（またはEYFP, tdTomato）などのレポーターマウスと掛け合わせることにより，Creを発現する細胞で蛍光分子の発現を誘導することができ，TgマウスやKIマウスの作製を経ることなく，目的の細胞を適した蛍光色素で標識することが可能である．蛍光分子の発現がCreの発現程度とCreの活性に依存するという，Cre-loxPシステム特有の問題点も有するが，Creの活性を薬剤で誘導するCre-ERTシステムを用いれば，薬剤を投与した特定の時期において目的の細胞を蛍光標識することも可能であり，さらに時間をおいて細胞の動態を追跡できるという利点もある．

目的の細胞・組織を蛍光分子で標識したマウスの他にも，タンパク質の機能（活性化）を蛍光標識できるマウス，タンパク質の相互作用を検出できるマウス，生体内で蛍光色素の色を変更することが可能なマウスなど，これまでに多種多様の蛍光標識マウスが作製されており，in vivoイメージングにおいてすでに使用できることが確かめられているマウスも多い（後述）．

■ イメージング用蛍光標識マウスの検索と入手（図2）

蛍光分子を発現する蛍光標識マウスについては，国内外の遺伝子組換え動物を扱う施設が提供するマウス検索サイトから，容易に検索することが可能である．

日本国内で入手可能なマウスについては，国内の動物リソースセンターのデータベースを統合したJapan Mouse/Rat Strain Resources Database（JMSR）[1]で検索することができる．マウスの検索結果から各動物リソースセンターが保持するマウスの詳細にリンクが貼られており，国内で入手可能な蛍光標識マウスの検索に非常に有用である．

国内外のマウス系統の検索には，International Mouse Strain Resource（IMSR）[2]が利用できる．IMSRは，理研バイオリソースセンター（BRC）[3]，熊本大学動物資源開発研究部門（CARD）[4]，The Jackson Laboratory[5]，The Mutant Mouse Regional Resource Centers（MMRRC）[6]，European Mouse Mutant Archive（EMMA）[7]など，世界各国のマウスリソースセンターが連携して設立した国際連盟Federation of International Mouse Resources（FIMRe）が提供するマウスデータベースである．IMSRでは，参画するマウスリソースセンターが保有するマウスの系統や，保存状態を調べることができ，このデータベースを用いることで，国内外で利用可能な蛍光標識マウスを調べることが可能である．また，The Jackson Laboratoryでは，サイトから蛍光分子を含む種々のマウス系統を確認することができる[8]．

JMSRやIMSRで検索した結果，入手したいマウスを見つけることができたら，希望するマウスリソースをそれぞれの機関から入手する．FIMReでは，マウスリソースの利用の簡便化を図るため，参加機関が個々の研究者に代わって，マウスリソースからマウス個体を復元して供給するための国際合意書を締結している．そのため，入手したいマウス系統を海外のFIMRe機関が凍結胚で保有しており，研究者自身でマウス個体を復元する技術をもたない場合であっても，FIMRe機関に保存されているマウスリソースを，理研BRCや熊本大学CARDなど最寄りのFIMRe機関を通じてマウス個体に復元していただいたうえで入手することが可能である（図2）．詳細は，各FIMRe機関のウェブサイトを参照してほしい．

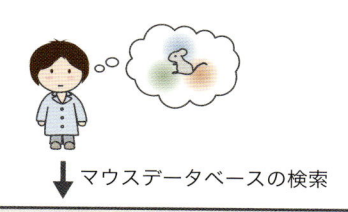

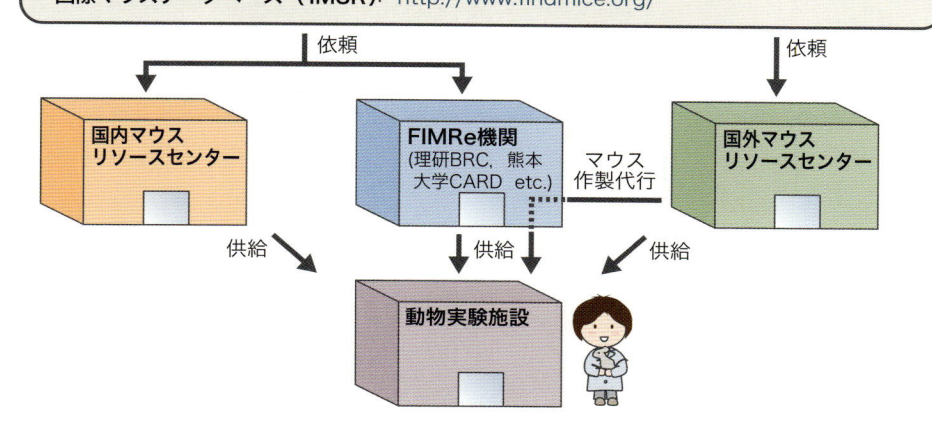

図2　蛍光標識マウスの検索および入手

国内マウスデータベース（JMSR）または国際マウスデータベース（IMRC）を利用して研究の目的にあった蛍光標識マウスを検索する．目的とする蛍光標識マウスが見つかったら，マウスリソースセンターにマウス個体あるいはマウスリソース（凍結胚・精子など）の提供を依頼し，各動物実験施設の規則に準じて，マウスリソースセンターから直接動物実験施設に搬入するか，あるいは最寄りのFIMRe機関にマウスの作製を依頼し，動物実験施設などに搬入する

実際に*in vivo*イメージングに用いられているマウス

このように，蛍光分子を発現するさまざまな種類のマウスがこれまでに作製されており，*in vivo*イメージングに使用されている例も数多く報告されている．ただ，作製されたすべての蛍光標識マウスが*in vivo*イメージングに利用できるかというとそうとも限らない．2光子励起顕微鏡を使用する場合は，レーザー照射が組織や細胞に与えるダメージを考慮しなくてはならないが，もともと蛍光シグナルがそれほど強くないマウスを用いる場合などは，細胞や組織にダメージを与えることなく観察可能な蛍光シグナルが得られるかどうかについて検討する必要がある．もちろん，検出されるシグナルの程度は，用いる2光子顕微鏡のセットアップにも依存するが，細胞の動態を鮮明に長時間観察するためには，ある程度強い蛍光シグナルをもつ蛍光標識マウスを使用することが望ましい．

その点に関しては，蛍光遺伝子が多く挿入されうるTgマウスの方が，KIマウスに比べ強い蛍光シグナルを有する可能性がある．しかし，一方の染色体だけに蛍光分子が導入されたKIマウスであっても，強い蛍光シグナルを有するマウスも多く報告されている．*in vivo*イメージングでは，観察する組織の蛍光の散乱や吸収の程度，また，組織自体が有する自家蛍光によっても蛍光シグナルの観察のされ方は大きく異なるため，*in vivo*イメージングにはじめて用いるマウスについては，実際に使用する2光子励起顕微鏡を用いて，観察したい組織における蛍光シグナルの強度を確認しておく必要がある．

本稿末尾の表に示したのは，これまで発表された論文で，in vivoイメージングに使用された蛍光標識マウスの一覧と引用文献である．これらのマウスは，すでにin vivoイメージングに使用できることが報告されているので，これから新たにin vivoイメージングを自身の解析に取り入れていきたいと考えている研究者の方は，マウスデータベースと併せてin vivoイメージングを行う際の参考にしてほしい．

　現時点では，緑色蛍光（GFPまたはEGFP）を用いて作製された蛍光標識マウスの数が圧倒的に多いものの，野生型GFPへの変異導入による多様な蛍光色素の開発により青色（BFP，CFP），赤色（RFP，tdTomato）や黄色（EYFP）などの蛍光色素を用いて作製された蛍光標識マウスも数多く存在し，in vivoイメージングにも使用されている．

　これら異なる蛍光分子で標識されたマウス同士を掛け合わせることにより，目的の細胞または遺伝子を異なる蛍光分子で標識した多重蛍光標識マウスを作製することもできる．異なる蛍光色素の蛍光スペクトルの分離に適したフィルターセットを用いてマルチカラーin vivoイメージングを行うことにより，異なる蛍光色素で標識したそれぞれの細胞の挙動や，異なる細胞間での相互作用をin vivoで観察することが可能である．このように多重蛍光標識マウスを作製することにより，同時にさまざまな種類の組織または細胞の動態を観察でき，生体内での複雑な生体機能や生体反応を観察することが可能になるため，各研究者がそれぞれの研究目的に合わせて多重蛍光標識マウスを作製し，解析に使用していることが多い．

　すでに作出されたマウスに関しては，前述のように国内外のマウスリソースセンターやマウスを作製した研究者などから購入または共同研究により入手することができるが，現時点において目的の実験に利用できるマウスが存在しない場合は，研究者自身で新たに作製する必要がある．新規にin vivoイメージング用のマウスを作製する場合については，本書の実践編13を参照してほしい．

おわりに

　以上のように，本稿では，in vivoイメージングに利用されるマウスについて，主に蛍光標識マウスを中心に概説した．前述のように，in vivoイメージングに利用できそうな蛍光標識マウスはこれまで多く作製されているものの，2光子顕微鏡が高額であることや機器へのアクセスが制限されていたことから，作製されたすべての蛍光標識マウスがin vivoイメージングに利用可能かどうかについては試されていない．本稿では，すでに論文に報告された例をもとに，標的細胞や遺伝子のin vivoイメージングに適したマウスとして紹介させていただいたが，各研究室で独自に開発したり，既存の蛍光標識マウスと交配を重ねることにより，多重標識されたイメージング用マウスの開発が進んでおり，実際には報告されている以上の蛍光標識マウスが存在すると考えられる．現在では，多くの研究者の尽力や，国内外の研究機関の相互連携により，マウスのリソースはきわめて活用しやすい状況にあるので，これらマウスのin vivoイメージングへのさらなる応用が期待される．

　GFPをはじめとする蛍光分子は，細胞生物学や発生生物学をはじめ，幅広い研究分野で活用されるようになり，イメージングなどの解析方法を組合わせることにより，タンパク質の局在や機能の理解に非常に重要な役割を果たしてきた．遺伝子組換え技術の発展により，さまざまな種類の蛍光標識マウスの作製が可能になり，また，イメージング技術も急速に発展している昨今，これまでin vitroで観察していた現象を，in vivoでのより生体に近い環境で観察することが可能になった．in vivoで観察される現象は，その細胞が存在する組織の構成分子や周囲に存在するさまざまな細胞との情報伝達因子のやり取りや，血流から供給される種々の因子の影響を受け，in vitroで観察される現象より，より複雑な情報交換の結果として観察される．in vivoイメージングが可能になった今，これまでのin vitroでの発見をin vivoで確認し，新たな発見につなげる解析法の1つとしてin vivoイメージン

グがある．*in vivo* イメージングに興味をもたれて，ご自身の研究内容を *in vivo* イメージングで解明してみたいと考えている方は，是非イメージング用マウスを，前述の方法や共同研究などで入手し，各自の研究の発展に役立ててほしい．

◆ URL

1) http://www.shigen.nig.ac.jp/mouse/jmsr/about.jsp
2) http://www.findmice.org/
3) http://www.brc.riken.jp/
4) http://card.medic.kumamoto-u.ac.jp/index.html
5) http://www.jax.org/
6) http://www.mmrrc.org/index.php
7) http://www.emmanet.org/
8) http://jaxmice.jax.org/list/xprs_fluorRT.html

表 *in vivo* イメージングに使用されている蛍光標識マウスの一覧表【1】

器官／組織	標的遺伝子／プロモーター	蛍光色素／バイオセンサー	マウスの種類	標識細胞など	参考文献（蛍光標識マウス）	参考文献（*in vivo* イメージング）
脳	Tyrosine kinase (Tie2) promoter	GFP	Tg	血管内皮細胞	Motoike, T. et al.: Genesis, 28: 75-81, 2000	Kienast, Y. et al.: Nat. Med., 16: 116-122, 2010
	Thy1.2 gene (6.5 kb)	EGFP	Tg	錐体細胞，神経，神経突起	Feng, G. et al.: Neuron, 28: 41-51, 2000	Herz, J. et al.: Biophys. J., 98: 715-723, 2010
						Siffrin, V. et al.: Immunity, 33: 424-436, 2010
						Barretto, R. P. et al.: Nat. Med., 17: 223-228, 2011
	CX3CR1	EGFP	KI	ミクログリア，単球細胞，樹状細胞	Jung, S. et al.: Mol. Cell. Biol., 20: 4106-4114, 2000	Davalos, D. et al.: Nat. Neurosci., 8: 752-758, 2005
						Nimmerjahn, A. et al.: Science, 308: 1314-1318, 2005
	rat LC3	EGFP	Tg	オートファゴソーム膜	Mizushima, et al.: Mol. Biol. Cell, 15: 1101-1111, 2004	Tian, F. et al.: Autophagy, 6: 1107-1114, 2010
	Thy1.2 gene (6.5 kb)	EYFP	Tg	錐体細胞	Feng, G. et al.: Neuron, 28: 41-51, 2000	Grutzendler, J. et al.: Nature, 420: 812-816, 2002
	Nex	tdRFP	Cre／loxP	錐体細胞，苔状細胞，歯状回顆粒細胞	Goebbels, S. et al.: Genesis, 44: 611-621, 2006	Herz, J. et al.: Biophys. J., 98: 715-723, 2010
					Luche, H. et al.: Eur. J. Immunol., 37: 43-53, 2007	
	2', 3'-cyclic nucleotide 3'-phosphodiesterase (CNP)	tdRFP	Cre／loxP	オリゴデンドロサイト	Lappe-Siefke, C. et al.: Nat. Genet., 33: 366-374, 2003	Herz, J. et al.: Biophys. J., 98: 715-723, 2010
					Luche, H. et al.: Eur. J. Immunol., 37: 43-53, 2007	
	Thy1 promoter	CertnL15	Tg	神経，神経突起の Ca^{2+} センサー	Heim, N. et al.: Nat. Methods, 4: 127-129, 2007	Herz, J. et al.: Biophys. J., 98: 715-723, 2010
						Siffrin, V. et al.: Immunity, 33: 424-436, 2010
心臓	Lysozyme M	EGFP	KI	単球細胞，マクロファージ，好中球	Faust, N. et al.: Blood, 96: 719-726, 2000	Li, W. et al.: J. Clin. Invest., 122: 2499-2508, 2012
肺	Lysozyme M	EGFP	KI	単球細胞，マクロファージ，好中球	Faust, N. et al.: Blood, 96: 719-726, 2000	Looney, M. R. et al.: Nat. Methods, 8: 91-96, 2011
	Colony stimulating factor 1 receptor (CSF-1R) promoter (7.2 kb)	EGFP	Tg	好中球，単球細胞，マクロファージ	Sasmono, R. T. et al.: Blood, 101: 1155-1163, 2003	Looney, M. R. et al.: Nat. Methods, 8: 91-96, 2011
	chicken β-actin promoter	ECFP		すべての細胞	Hadjantonakis, A. K. et al.: BMC Biotechnol., 2: 11, 2002	Looney, M. R. et al.: Nat. Methods, 8: 91-96, 2011

次ページへ続く☞

表 in vivo イメージングに使用されている蛍光標識マウスの一覧表【2】

器官/組織	標的遺伝子/プロモーター	蛍光色素/バイオセンサー	マウスの種類	標識細胞など	参考文献（蛍光標識マウス）	参考文献（in vivo イメージング）
脾臓	Lysozyme M	EGFP	KI	単球細胞, マクロファージ	Faust, N. et al.：Blood, 96：719-726, 2000	Waite, J. C. et al.：PLoS Pathog., 7：e1001326, 2011
	CX3CR1	EGFP	KI	単球細胞, マクロファージ, 樹状細胞	Jung, S. et al.：Mol. Cell. Biol. 20：4106-4114, 2000	Swirski, F. K. et al.：Science, 325：612-616, 2009
	CD11c promoter	EYFP	Tg	抗原提示細胞	Lindquist, R. L. et al.：Nat. Immunol., 5：1243-1250, 2004	Moreau, H. D. et al.：Immunity, 37：351-363, 2012 Waite, J. C. et al.：PLoS Pathog., 7：e1001326, 2011
	chicken β-actin promoter	EGFP	Tg	すべての細胞	Okabe, M. et al.：FEBS Lett. 407：313-319, 1997	Toiyama, Y. et al.：J. Gastroenterol., 45：544-553, 2010
肝臓/胎児肝臓	Lysozyme M	EGFP	KI	クッパー細胞, 好中球	Faust, N. et al.：Blood, 96：719-726, 2000	Egen, J. G. et al.：Immunity, 28：271-284, 2008 McDonald, B. et al.：Science, 330：362-366, 2010 Egen, J. G. et al.：Immunity, 34：807-819, 2011
	human CD2 promoter (5.2 kb)	EGFP	Tg	T細胞, NK細胞	Singbartl, K. et al.：J. Immunol., 166：7520-7526, 2001	Singbartl, K. et al.：J. Immunol., 166：7520-7526, 2001 Takeichi, T. et al.：J. Gastrointest. Surg., 14：867-872, 2010
	chicken β-actin promoter	EGFP	Tg	すべての細胞	Okabe, M. et al.：FEBS Lett. 407：313-319, 1997	Toiyama, Y. et al.：J. Gastroenterol., 45：544-553, 2010
	MHC class II I-A[b]	EGFP	KI	クッパー細胞	Boes, M. et al.：Nature, 418：983-988, 2002	Egen, J. G. et al.：Immunity, 28：271-284, 2008
	CX3CR1	EGFP	KI	単球細胞, 樹状細胞	Jung, S. et al.：Mol. Cell. Biol., 20：4106-4114, 2000	Lee, W. Y. et al.：Nat. Immunol., 11：295-302, 2010
	CXCR6	EGFP	KI	iNKT細胞	Unutmaz, D. et al.：J. Immunol., 165：3284-3292, 2000	Lee, W. Y. et al.：Nat. Immunol., 11：295-302, 2010 Wong, C. H. et al.：Science, 334：101-105, 2011
	CD41	YFP	KI	巨核球	Zhang, J. et al.：Exp. Hematol., 35：490-499, 2007	Zhang, J. et al.：Exp. Hematol., 35：490-499, 2007
	human β globin gene	ECFP	Tg	赤血球細胞	Heck, S. et al.：Blood, 101：903-906, 2003	Zhang, J. et al.：Exp. Hematol., 35：490-499, 2007
膵臓	mouse insulin I promoter (MIP)	EGFP	Tg	膵β細胞	Hara, M. et al.：Am. J. Physiol. Endocrinol. Metab. 284：E177-183, 2003	Coppieters, K. et al.：PLoS One, 5：e15732, 2010 Coppieters, K. et al.：J. Clin. Invest., 122：119-131, 2012
	CD11c promoter	EYFP	Tg	樹状細胞	Lindquist, R. L. et al.：Nat. Immunol., 5：1243-1250, 2004	Coppieters, K. et al.：PLoS One, 5：e15732, 2010
腎臓	chicken β-actin promoter	EGFP	Tg	すべての細胞	Okabe, M. et al.：FEBS Lett., 407：313-319, 1997	Toiyama, Y. et al.：J. Gastroenterol., 45：544-553, 2010
小腸	CX3CR1	EGFP	KI	樹状細胞	Jung, S. et al.：Mol. Cell. Biol., 20：4106-4114, 2000	McDole, J. R. et al.：Nature, 483：345-349, 2012
	MHC class II I-A[b]	EGFP	KI	樹状細胞	Boes, M. et al.：Nature, 418：983-988, 2002	Chieppa, M. et al.：J. Exp. Med., 203：2841-2852, 2006
	CD11c promoter	EGFP	Tg	樹状細胞	Jung, S. et al.：Immunity, 17：211-220, 2002	Chieppa, M. et al.：J. Exp. Med., 203：2841-2852, 2006
	CD11c promoter	EYFP	Tg	樹状細胞	Lindquist, R. L. et al.：Nat. Immunol., 5：1243-1250, 2004	McDole, J. R.：Nature, 483：345-349, 2012

器官／組織	標的遺伝子／プロモーター	蛍光色素／バイオセンサー	マウスの種類	標識細胞など	参考文献（蛍光標識マウス）	参考文献（in vivo イメージング）
盲腸	chicken β-actin promoter	EGFP	Tg	すべての細胞	Okabe, M. et al.：FEBS Lett., 407：313-319, 1997	Toiyama, Y. et al.：J. Gastroenterol., 45：544-553, 2010
骨髄	rat type I collagen promoter (2.3 kb)	GFP	Tg	骨芽細胞	Kalajzic, I. et al.：J. Bone Miner. Res., 17：15-25, 2002	Runnels, J. M. et al.：J. Biomed. Opt., 16：011006, 2011
						Lo Celso, C. et al.：Nat. Protoc., 6：1-14, 2011
	CX3CR1	EGFP	KI	マクロファージ, 樹状細胞	Jung, S. et al.：Mol. Cell. Biol., 20：4106-4114, 2000	Ishii, M. et al.：Nature, 458：524-528, 2009
						Kohler, A. et al.：Blood, 114：290-298, 2009
	Colony stimulating factor 1 receptor (CSF-1R) promoter (7.2 kb)	EGFP	Tg	単球細胞, マクロファージ, 樹状細胞, 破骨細胞	Burnett, S. H. et al.：J. Leukoc. Biol., 75：612-623, 2004	Ishii, M. et al.：Nature, 458：524-528, 2009
	Osteocalcin promoter (1.7 kb)	EGFP	Tg	成熟骨芽細胞	Kalajzic, Z. et al.：Bone, 31：654-660, 2002	Park, D. et al.：Cell Stem Cell, 10：259-272, 2012
	Osteocalcin promoter	EYFP	Cre／loxP	成熟骨芽細胞	Srinivas, S. et al.：BMC Dev. Biol., 1：4, 2001	Park, D. et al.：Cell Stem Cell, 10：259-272, 2012
					Park, D. et al.：Cell Stem Cell, 10：259-272, 2012	
	Osterix gene	EYFP	Cre／loxP	前骨芽細胞	Srinivas, S. et al.：BMC Dev. Biol. 1：4, 2001	Park, D. et al.：Cell Stem Cell, 10：259-272, 2012
					Maes, C. et al.：Dev. Cell, 19：329-344, 2010	
	Mx1 promoter	EYFP	Cre／loxP	骨芽前駆細胞	Kuhn, R. et al.：Science, 269：1427-1429, 1995	Park, D. et al.：Cell Stem Cell, 10：259-272, 2012
					Srinivas, S. et al.：BMC Dev. Biol., 1：4, 2001	
	IL-7 (exon 1)	ECFP	BAC Tg	間質細胞	Mazzucchelli, R. I. et al.：PLoS One, 4：e7637, 2009	Mazzucchelli, R. I. et al.：PLoS One, 4：e7637, 2009
	Tartrate resistant acid phosphatase (TRAP) (exon 2)	tdTomato	BAC Tg	破骨細胞	Kikuta, J. et al.：unpublished	Kowada, T. et al.：J. Am. Chem. Soc., 133：17772-17776, 2011
	Mx1 promoter	tdTomato／EGFP	Cre／loxP	osteogenic stem／progenitors	Kuhn, R. et al.：Science, 269：1427-1429, 1995	Park, D. et al.：Cell Stem Cell, 10：259-272, 2012
					Muzumdar, M. D. et al.：Genesis, 45：593-605, 2007	
リンパ節	sphingosine 1-phosphate receptor 1 (S1P1)	EGFP	KI	血管内皮細胞	Cahalan, S. M. et al.：Nat. Chem. Biol., 7：254-256, 2011	Sarkisyan, G. et al.：Am. J. Physiol. Cell Physiol., 302：C1460-1468, 2012
	CD11c promoter	EYFP	Tg	抗原提示細胞, 樹状細胞	Lindquist, R. L. et al.：Nat. Immunol., 5：1243-1250, 2004	Lindquist, R. L. et al.：Nat. Immunol., 5：1243-1250, 2004
						Gonzalez, S. F. et al.：Nat. Immunol., 11：427-434, 2010
						Hickman, H. D. et al.：J. Exp. Med., 208：2511-2524, 2011
	α-smooth muscle actin (exon 2)	DsRed	BAC Tg	血管平滑筋細胞	Liao, S. et al.：Proc. Natl. Acad. Sci. USA, 108：18784-18789, 2011	Liao, S. et al.：Proc. Natl. Acad. Sci. USA, 108：18784-18789, 2011
皮膚	Langerin	GFP	KI	表皮ランゲルハンス細胞	Kissenpfennig, A. et al.：Immunity, 22：643-654, 2005	Kissenpfennig, A. et al.：Immunity, 22：643-654, 2005
	Tyrosine kinase (Tie2) promoter	GFP	Tg	血管内皮細胞	Motoike, T. et al.：Genesis, 28：75-81, 2000	Hillen, F. et al.：Biochem. Biophys. Res. Commun., 368：364-367, 2008

次ページへ続く☞

表 *in vivo* イメージングに使用されている蛍光標識マウスの一覧表【3】

器官／組織	標的遺伝子／プロモーター	蛍光色素／バイオセンサー	マウスの種類	標識細胞など	参考文献（蛍光標識マウス）	参考文献（*in vivo* イメージング）
皮膚	VEGF promoter（2.85 kb）	EGFP	Tg	VEGF発現細胞	Fukumura, D. et al.：Cell, 94：715-725, 1998	Brown, E. B. et al.：Nat. Med., 7：864-868, 2001
	Lysozyme M	EGFP	KI	好中球, 骨髄球, 単球細胞, 真皮マクロファージ	Faust, N. et al.：Blood, 96：719-726, 2000	Filipe-Santos, O. et al.：Cell Host Microbe, 6：23-33, 2009 Li, J. L. et al.：Nat. Protoc., 7：221-234, 2012
	Colony stimulating factor 1 receptor（CSF-1R）promoter（7.2 kb）	EGFP	Tg	単球細胞, マクロファージ	Burnett, S. H. et al.：J. Leukoc. Biol., 75：612-623, 2004	Peters, N. C. et al.：Science, 321：970-974, 2008
	keratin 17（K17）promoter（2 kb）	EGFP	Tg	毛包	Bianchi, N. et al.：Mol. Cell. Biol., 25：7249-7259, 2005	Bianchi, N. et al.：Mol. Cell Biol., 25：7249-7259, 2005
	CXCR6	EGFP	KI	真皮γδT細胞, 樹状表皮T細胞	Unutmaz, D. et al.：J. Immunol., 165：3284-3292, 2000	Gray, E. E. et al.：J. Immunol., 186：6091-6095, 2011 Lee, W. Y. et al.：Nat. Immunol., 11：295-302, 2010
	CD41	YFP	KI	血小板, 巨核球	Zhang, J. et al.：Exp. Hematol., 35：490-499, 2007	
	mast cell protease（Mcpt）5 promoter	YFP	Cre／loxP	肥満細胞	Scholten, J. et al.：Transgenic Res., 17：307-315, 2008 Srinivas, S. et al.：BMC Dev. Biol., 1：4, 2001	Dudeck, A. et al.：Immunity, 34：973-984, 2011
	CD11c promoter	EYFP	Tg	真皮樹状細胞, 表皮ランゲルハンス細胞	Lindquist, R. L. et al.：Nat. Immunol., 5：1243-1250, 2004	Celli, S. et al.：Nat. Med., 17：744-749, 2011
	INF-γ	EYFP	KI	T細胞, NK細胞, NKT細胞	Stetson, D. B. et al.：J. Exp. Med., 198：1069-1076, 2003	Filipe-Santos, O. et al.：Cell Host Microbe, 6：23-33, 2009
	mouse IL-1b promoter	DsRed	Tg	表皮・真皮骨髄白血球, ランゲルハンス細胞の一部	Matsushima, H. et al.：J. Invest. Dermatol., 130：1571-1580, 2010	Matsushima, H. et al.：J. Invest. Dermatol., 130：1571-1580, 2010
	Keratin 14（K14）promoter	CBL／hMGFP	Cre／loxP	角質層, 顆粒層	Gonzalez-Gonzalez, E. et al.：Gene Ther., 16：963-972, 2009	Gonzalez-Gonzalez, E. et al.：Gene Ther., 16：963-972, 2009 Ra, H. et al.：J. Biomed. Opt., 15：036027, 2010
筋血管系						
筋肉	Tyrosine kinase（Tie2）promoter	GFP	Tg	血管内皮細胞	Motoike, T. et al.：Genesis, 28：75-81, 2000	Hillen, F. et al.：Biochem Biophys. Res. Commun., 368：364-367, 2008
精巣挙筋	Connexin-40（Cx40）（exon 2）	GCaMP2	BAC Tg	血管内皮細胞, 単球, 心臓プルキンエ線維のCa^{2+}センサー	Tallini, Y. N. et al.：Circ. Res., 101：1300-1309, 2007	Bagher, P. & Segal S. S.：J. Vis. Exp., 52：e2784, 2011 Bagher, P. et al.：Microcirculation, 18：331-338, 2011
精巣挙筋動脈	mouse smooth muscle α-actin promoter	exMLCK	Tg	血管内皮細胞のCa^{2+}センサー	Isotani, E. et al.：Proc. Natl. Acad. Sci. USA, 101：6279-6284, 2004	Zhang, J. et al.：Am. J. Physiol. Heart Circ. Physiol., 299：H946-956, 2010
腸間膜血管床	chicken β-actin promoter	EGFP	Tg	すべての細胞	Okabe, M. et al.：FEBS Lett., 407：313-319, 1997	Rybaltowski, M. et al.：Pflügers Arch., 461：623-633, 2011
	CX3CR1	EGFP	KI	単球細胞	Jung, S. et al.：Mol. Cell. Biol., 20：4106-4114, 2000	Auffray, C. et al.：Science, 317：666-670, 2007

器官／組織	標的遺伝子／プロモーター	蛍光色素／バイオセンサー	マウスの種類	標識細胞など	参考文献（蛍光標識マウス）	参考文献（in vivo イメージング）
その他						
腫瘍	Tyrosine kinase（Tie2）promoter	GFP	Tg	血管内皮細胞	Motoike, T. et al.：Genesis, 28：75-81, 2000	Hillen, F. et al.：Biochem. Biophys. Res. Commun., 368：364-367, 2008
	Colony stimulating factor 1 receptor（CSF-1R）promoter（7.2 kb）	GFP	Tg	好中球, 単球細胞, マクロファージ	Sasmono, R.T. et al. Blood 101, 1155-1163, 2003	Nakasone, E. S. et al. Cancer Cell, 21：488-503, 2012
	CD11c promoter	GFP	Tg	樹状細胞	Jung, S. et al.：Immunity, 17：211-220, 2002	Egeblad, M. et al.：Dis. Model Mech., 1：155-167, 2008
	H2B	EGFP	Tg	クロマチン	Hadjantonakis, A. K. & Papaioannou, V. E.：BMC Biotechnol., 4：33, 2004	Nakasone, E. S. et al. Cancer Cell, 21：488-503, 2012
	Fibroblast-specific protein 1（Fsp1）promoter	EGFP	Tg	線維芽細胞, マクロファージ	Iwano, M. et al.：J. Clin. Invest., 110：341-350, 2002	Egeblad, M. et al.：Dis. Model Mech., 1：155-167, 2008
	Lysozyme M	EGFP	KI	好中球, 単球細胞, マクロファージ	Faust, N. et al.：Blood, 96：719-726, 2000	Wyckoff, J. B. et al.：Cancer Res., 67：2649-2656, 2007
	Foxp3	EGFP	KI	制御性T細胞（Treg）	Fontenot, J. D. et al.：Immunity, 22：329-341, 2005	Egeblad, M. et al.：Dis. Model Mech., 1：155-167, 2008
	MMTV 3′ LTR	EGFP	Tg	乳腺	Ahmed, F. et al.：Cancer Res., 62：7166-7169, 2002	Ahmed F., et al.：Cancer Res, 62：7166-7169, 2002.
	MMTV LTR	EGFP	Cre/loxP	乳腺上皮細胞	Wagner, K. U. et al.：Nucleic Acids Res., 25：4323-4330, 1997 Kawamoto, S. et al.：FEBS Lett., 470：263-268, 2000	Ahmed, F. et al.：Cancer Res., 62：7166-7169, 2002
	Whey acidic protein（WAP）promoter（2.6 kb）	EGFP	Cre/loxP	乳腺上皮細胞	Wagner, K. U. et al.：Nucleic Acids Res., 25：4323-4330, 1997 Kawamoto, S. et al.：FEBS Lett., 470：263-268, 2000	Ahmed, F. et al.：Cancer Res., 62：7166-7169, 2002
	CD11c promoter	EYFP	Tg	樹状細胞	Lindquist, R. L. et al.：Nat. Immunol., 5：1243-1250, 2004	Engelhardt, J. J. et al.：Cancer Cell, 21：402-417, 2012
	actin	CFP	Tg	すべての細胞	Hadjantonakis, A. K. et al. BMC Biotechnol., 2：11, 2002	Nakasone, E. S. et al. Cancer Cell, 21：488-503, 2012
角膜	CD11c promoter	EYFP	Tg	角膜樹状細胞	Lindquist, R. L. et al.：Nat. Immunol. 5：1243-1250, 2004	Lee, E. J. et al.：Invest. Ophthalmol. Vis. Sci., 51：2101-2108, 2010
神経筋接合部	human S100B gene	EGFP	Tg	終末シュワン細胞	Zuo, Y. et al.：J. Neurosci., 24：10999-11009, 2004	Zuo, Y. et al.：J. Neurosci., 24：10999-11009, 2004
	Thy1.2 gene（6.5 kb）	tdimer2(12)（mYFP／mCerulean）	Tg	終末シュワン細胞	Livet, J. et al.：Nature, 450：56-62, 2007	Livet, J. et al.：Nature, 450：56-62, 2007 Mahou, P. et al.：Nat. Methods, 9：815-818, 2012
胎仔／新生仔	H2B	EGFP	Tg	すべての細胞	Hadjantonakis, A. K. & Papaioannou, V. E.：BMC Biotechnol., 4：33, 2004	Nakasone, E. S. et al. Cancer Cell, 21：488-503, 2012
	CAG promoter	KikGR	Tg	すべての細胞（Photoconvertible）	Nowotschin, S. & Hadjantonakis, A. K.：BMC Dev. Biol., 9：49, 2009	Nowotschin, S. & Hadjantonakis A. K.：BMC Dev. Biol., 9：49, 2009
	CAG promoter	Kaede	Tg	全ての細胞（Photoconvertible）	Unpublished	Tomura, M. et al.：Proc. Natl. Acad. Sci. USA, 105：10871-10876, 2008

基本編

5 in vivoイメージングに適した化学プローブの選択

小和田俊行，菊地和也

化学プローブを用いることで，in vivoで病巣や疾患の進行度を視覚的に捉えることが可能である．化学者達の英知の結晶とも言える蛍光・発光プローブは，ここ数年で大きな進化を遂げ，今や疾患解明に欠かせないツールとなった．まだまだ発展途上ではあるが，数多くのプローブが市販化されており，生体内での特定の酵素活性・病巣を特異的にイメージング可能である．本稿では，マウスのin vivoイメージングに利用可能で，メーカーなどから入手可能な蛍光・発光プローブについて紹介する．

はじめに

蛍光プローブと発光プローブには，それぞれ利点・限界点があり，研究の目的に応じて使い分ける必要がある．蛍光と発光[*1]の詳細については，他の専門書が詳しいのでそちらを参考にされたい[1]．

マウス体内の見たい組織，細胞を光らせるためには，プローブの送達が一番の鍵となる．そのため，蛍光タンパク質やルシフェラーゼ遺伝子を導入した細胞を移植する手法が最も簡便であり，多くの研究がなされている．しかし最近では，低分子蛍光色素を用いたin vivoイメージングの研究が盛んに行われており，数多くのプローブが開発されている．今もなお，新たなプローブが生み出されているが[2) 3)]，本稿では現段階（2012年10月時点）で入手可能なプローブについて整理したので，研究の助けになれば幸いである（本稿末尾の表もご活用いただきたい）．なお，細かいプロトコールは製造元が提供しているデータシートを参照していただきたい．

蛍光プローブ

1. 酵素活性のイメージング

主に腫瘍や炎症の進行の判定を目的として，さまざまな酵素活性検出プローブが各社から販売されている．そのほとんどが，特定の酵素により活性化される前では非蛍光性もしくは著しく弱い蛍光しか示さない（「発蛍光性プローブ」とよばれる，図1）．したがって，標的部位とバックグラウンドとのシグナル比が非常に高く，鮮明な画像が取得可能である．

1) カテプシン

腫瘍の浸潤部位や，炎症細胞（好酸球や好中球，マクロファージ）において多く発現しているプロテアーゼであるカテプシンBの活性を可視化する発蛍光性プローブとして，Cat B 680 FAST™がある．心血管疾患，腫瘍，炎症，神経疾患の進行度が判断可能である．

破骨細胞に多く発現しているカテプシンKを標的とする発蛍光性プローブとしては，Cat K™ 680 FAST

[*1] **蛍光と発光**
蛍光と発光（化学発光や生物発光）は，共に励起状態から基底状態へ戻る際にエネルギーを光として放出する現象であるが，励起状態に至る過程が異なる．蛍光が励起光の吸収を必要とするのに対し，発光は化学反応によって分子が励起される．

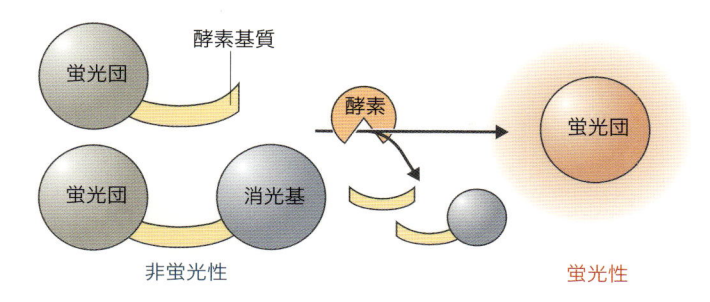

図1　発蛍光性プローブの原理
蛍光団に酵素基質，もしくは酵素基質を介して消光基を連結させることによって，本来の蛍光性が抑制されている．酵素により認識されることで，蛍光団の蛍光性が回復するため，標的部位を特異的にイメージング可能である

がある．腫瘍の骨転移，骨粗鬆症や関節炎などの骨疾患におけるカテプシンKの活性評価が可能である．ただし，カテプシンKは破骨細胞以外の多様な細胞（歯茎や気管の上皮細胞，滑膜線維芽細胞，乳がん細胞，マクロファージなど）にも発現しているため，注意が必要である．

この他にも，複数のカテプシンにより活性化される発蛍光性プローブが入手可能である．その構造は，ポリ-L-リジン鎖に蛍光色素が連結されており，酵素反応前は色素同士の会合により消光しているが，酵素活性部位で色素が遊離するため蛍光が回復する[4]．ProSense® 680はカテプシンB，L，Sおよびプラスミンの活性検出が可能であり，炎症や腫瘍の進行のマーカーとして用いられる．一方，ProSense® 750 FASTはトリプシンやプラスミンによって活性化されることはなく，カテプシンB，L，S，K，V，Dの活性検出が可能である．血漿中でのプローブの半減期は30分であり，組織からのシグナルは72時間程度で消失する．いずれのプローブに対しても，ネガティブコントロール用のプローブが入手可能である．

2）マトリックスメタロプロテアーゼ（MMP）

MMPSense™は，腫瘍の増殖，浸潤，転移や関節リウマチ，心血管疾患のマーカーであるMMPの活性をイメージング可能である．MMPSense™ 680はMMP-2，-3，-9，-13により活性化される．一方，MMPSense™ 750 FASTは上記4種類に加えMMP-7，-12の活性検出が可能である．プローブは組織から約96時間で排泄される．

3）好中球エラスターゼ

好中球エラスターゼは，急性肺傷害，急性呼吸窮迫症候群，その他多くの炎症（関節リウマチ，肺気腫など）に関与しているプロテアーゼであり，発蛍光性プローブのNeutrophil Elastase 680 FAST™を用いて活性評価が可能である．血漿中におけるプローブの半減期は4時間である．

4）レニン

腎臓から分泌されるプロテアーゼであるレニンの活性を検出する発蛍光性プローブとして，ReninSense 680 FAST™がある．高血圧，心血管疾患，腎機能障害，神経疾患の進行度を評価可能である．

5）シクロオキシゲナーゼ-2（COX-2）

炎症組織や腫瘍において発現が増大しているCOX-2を標的とするプローブとして，XenoLight RediJect COX-2 Probeがある．その構造は，おそらく蛍光色素であるX-ローダミンとCOX-2阻害剤（インドメタシン）から成っており，常時蛍光を有している[5]．また，同社よりネガティブコントロール用のプローブも販売されている．

2. 血管のイメージング

一言に血管イメージング用のプローブと言っても，そのサイズや構成物質によって，性質はさまざまであ

る．そのため，目的に応じた選択が必要となる．また，下記の他にも，FITCやTexas Red® で標識された高分子デキストラン（20 kDaもしくは70 kDa）を用いても，血管のイメージングが可能である（**実践編11**参照）．

1) 低分子プローブ

Genhance™ は血管造影用の低分子蛍光色素であり，血管内での循環時間は短い．観察の直前に尾静脈より投与し，腎臓や尿管のin vivoイメージングを行った報告がある[6]．一方，Superhance® 680は血中のアルブミンと結合するため，より長時間（30分～1時間）循環可能である．

2) 高分子プローブ

AngioSense® は約250 kDaの高分子プローブであり，管外遊出することなく血管内を約2時間循環する．AngioSense® IVMは同サイズの微小血管用プローブである．尾静脈より投与後，血管内を約1時間循環する．そのため，プローブの投与は観察の直前に行う．一方，AngioSense® EXのサイズは約70 kDaであり，血中半減期が5時間，組織半減期が96時間と比較的長くなっている．また，同社からトマトレクチンを用いた血管造影プローブであるTLectinSense™ 680が販売されており，血管内皮細胞表面のN-アセチルグルコサミンに結合することが知られている．

IRDye® 800CW PEGはポリエチレングリコールを含む高分子プローブ（25～60 kDa）で，EPR（Enhanced Permeability and Retention）効果[*2]を利用した，がん細胞イメージングが可能である．静脈投与の直後から30分間は血管造影に利用できるが，約4時間でがん細胞への蓄積が確認できる．また，皮中投与することでリンパ節のイメージングが可能である．

＊2　EPR（enhanced permeability and retention）効果

腫瘍組織では血管新生が正常組織に比べて早く，血管壁に隙間が存在している．そのため，100 nm程度のナノ粒子は，血管壁を抜けて腫瘍組織中へと透過する（enhanced permeability）．また，排出機能を担うリンパ組織が未発達なため，一旦取り込まれると組織中に滞留する（enhanced retention）．

---

3) ナノ粒子プローブ

AngioSPARK® は酸化鉄コアをもつ蛍光標識されたナノ粒子（粒子径：20～50 nm）であり，表面がポリエチレングリコールに覆われているため，細胞に対する非特異的な接着が抑制されている．そのため，血中での半減期は14時間と長い．血管のイメージングだけでなく，がん細胞や炎症部における血液漏出の観察が可能である．また，尾静脈より投与後，24時間で動脈硬化病巣に蓄積することも知られている[7]．

Qtracker® はポリエチレングリコールで覆われた量子ドット（粒子径：28～29 nm）で，血中での循環半減期は18.5時間である．尾静脈より投与後3時間以内は血管のイメージングが可能である．また，投与後24時間で動脈硬化病巣に蓄積することも知られている[7]．

3. 骨リモデリングのイメージング

骨リモデリングのプローブは基本的にはカルシウムを標的とした設計になっている．下記以外にも，前述のCat K™ 680 FASTを用いた破骨細胞イメージングが可能である．

1) ハイドロキシアパタイト

OsteoSense® は骨の構成成分であるハイドロキシアパタイトを標的としたプローブで，骨形成，関節炎に伴う骨リモデリング，腫瘍の骨転移のイメージングが可能である．プローブの構造は，ハイドロキシアパタイトに強い結合性を示すビスホスホネート基と近赤外蛍光色素から成っている．

また，XenoLight RediJect Bone Probe 680も同様にハイドロキシアパタイトを標的とした蛍光プローブで，静脈投与により，骨形成の検出や骨格の非侵襲的イメージングが可能である．

2) カルシウムキレート化合物

IRDye® 800CW BoneTag™ は，カルシウムキレート化合物（テトラサイクリン誘導体）と近赤外蛍光色素（IRDye® 800CW）から成る骨形成の検出プローブである[9]．プローブは腎臓を通り，膀胱より排泄される．蛍光波長の異なるIRDye® 680RD BoneTag™

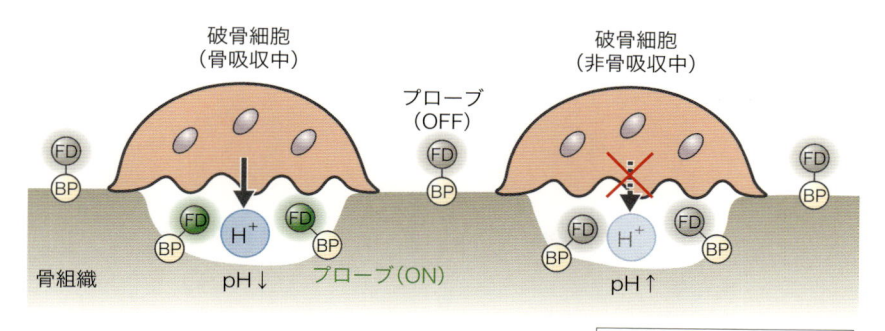

図2 破骨細胞による骨吸収を可視化する新規プローブの概念
骨組織中のハイドロキシアパタイトに強く結合するビスホスホネート基（BP）と，pH感受性蛍光色素（FD）から成る小分子プローブである．骨吸収時に形成される極端な低pH環境を可視化することが可能なため，活性化状態の破骨細胞を選択的にイメージングできる（興味のある方は筆者グループに問い合わせされたい）

も入手可能である．

3）低pH環境

さらにわれわれも最近，破骨細胞の骨吸収をイメージングするプローブを開発している[8]．このプローブは，骨吸収時に形成される，特徴的な低pH環境をイメージングしているため，破骨細胞の骨吸収状態を特異的にイメージング可能である（図2）．

4．がんのイメージング

がん組織は正常組織とは異なる環境（低pHや高い血管透過性，低酸素，特定の受容体の過剰発現など）であるため，それぞれを標的としたさまざまなプローブが開発されている．がんの種類によって環境は異なるため，標的に合わせたプローブの選択が必要となる．

1）2-デオキシグルコース（2-DG）

がん細胞ではグルコーストランスポーター（GLUT）が過剰発現しているため，グルコースの取り込み量が増えていること，ならびに，その類縁体2-DGが同様に取り込まれるが代謝されないことを利用したプローブがある（図3）．XenoLight RediJect 2-DG-750は4分子の2-DGと蛍光色素から構成されている．静脈より投与した24時間後には，がん組織への蓄積がみられる[10]．

IRDye® 800CW 2-DGは蛍光色素（IRDye® 800CW）と2-DGから成る蛍光プローブである．尾静脈より投与した24時間後には，がん組織への蓄積がみられる[10]．なお，プローブは肝臓を通り，腎臓や膀胱から排泄されるため，各組織でのバックグラウンドが高くなる可能性がある．

2）インテグリン $\alpha_V\beta_3$

IntegriSense™は，がん細胞や活性化された内皮細胞において多く発現している，インテグリン $\alpha_V\beta_3$ を標的とした蛍光プローブである．インテグリン $\alpha_V\beta_3$ の低分子拮抗薬と蛍光色素から構成されており，静脈投与により血管新生（3時間まで）やがん細胞（24〜48時間後）のイメージングが可能である．蛍光波長の異なる2種類（IntegriSense™ 680とIntegriSense™ 750）が販売されており，組織内でのプローブの半減期は，前者が21日以上，後者が約4日である．

IRDye® 800CW RGDは，インテグリン受容体に結合するRGD配列を含むcyclo（Arg-Gly-Asp-D-Phe-Lys）と，蛍光色素（IRDye® 800CW）から構成されている．プローブは肝臓や腎臓を通り，膀胱より排泄されるため，腹部のバックグラウンドシグナルが高くなる可能性がある．

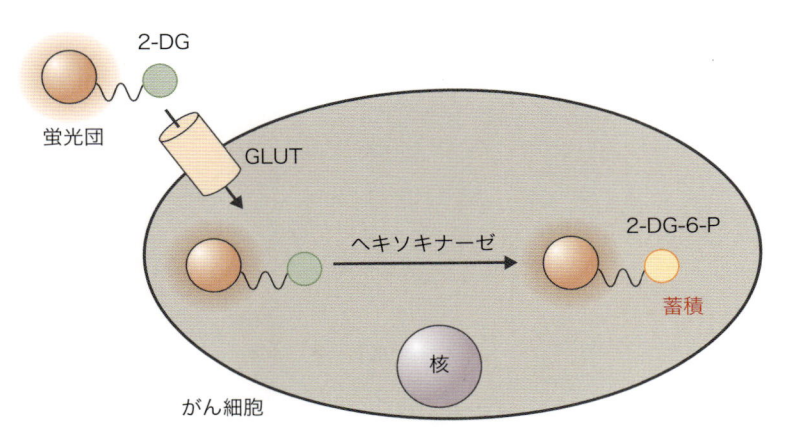

図3 がん細胞のイメージング原理（2-DGプローブ）
がん細胞に過剰発現しているGLUTにより，グルコース類縁体（2-DG）が通常細胞と比べて多く取り込まれる．その後，ヘキソキナーゼによってリン酸化され2-DG-6-Pとなるが，代謝されないため細胞内に蓄積する

同様にインテグリン $α_Vβ_3$ と結合する蛍光プローブとして，XenoLight RediJect Integrinがある．

3）葉酸受容体α

FolateRSense™ 680は，がん細胞で発現が増加する葉酸受容体の発現をイメージング可能な低分子蛍光プローブである．

4）HER2

HER2Sense™ 645は，抗体（トラスツズマブ）と蛍光色素（VivoTag® 645）から構成されており，がん組織のイメージングとHER2の発現量の定量が可能である．

5）炭酸脱水酵素-Ⅸ（CA-Ⅸ）

HypoxiSense™ 680は，低酸素状態のがん細胞におけるCA-Ⅸの発現量が定量可能な低分子蛍光プローブである．プローブは血中から速やかに排出され，その半減期は約4分である．一方で，低酸素状態のがん組織における半減期は6時間と長い．

6）上皮細胞増殖因子受容体（EGFR）

IRDye® 800CW EGFは，さまざまながん細胞において過剰発現しているEGFRを標的とした高分子蛍光プローブであり，ヒト上皮細胞増殖因子（EGF）と近赤外蛍光色素（IRDye® 800CW）から構成されてい

る（図4）．プローブは24時間以内に90%以上が排出されるが，肝臓や腎臓を通り，膀胱より排泄されるため，腹部のバックグラウンドシグナルが高くなる可能性がある．

5．その他の蛍光プローブ

1）アポトーシス

Annexin-Vivo™は，アポトーシスの初期段階において細胞膜表面に露出するホスファチジルセリン（PS）と結合するアネキシンA5と，近赤外蛍光色素から構成されている．プローブは3日間のうちに腎臓から排泄されるため，長期間のイメージングには繰り返し投与が必要である．

PSVue®も，ホスファチジルセリンと結合する蛍光プローブであるが，亜鉛錯体と蛍光色素から構成されている．そのため，アネキシンA5とは異なり Ca^{2+} を必要としない．

2）消化管

GastroSense™ 750は約40 kDaの高分子蛍光プローブであり，胃運動・胃排出の評価，ならびに消化管の解剖学的マーカーとして用いる．投与は経管栄養，もしくは固形食により行う．排出時間は用いるマ

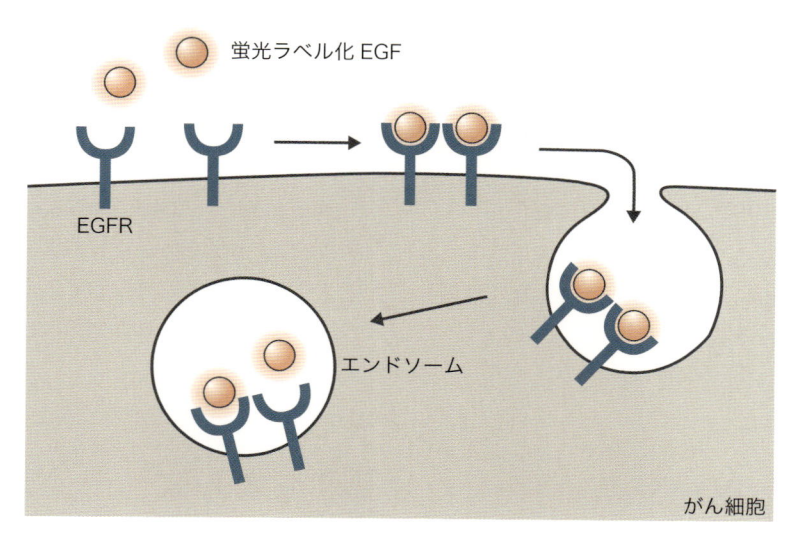

図4 がん細胞のイメージング原理（EGFプローブ）
蛍光標識したEGFは，がん細胞に過剰発現しているEGFRに結合し，その後，EGFRの内在化に伴い細胞内へと移行する

ウスによって異なるが，ふつうの健康なマウスに経管栄養として投与した場合，胃における半減期は15～30分程度である．

3）細菌感染

BacteriSense™ 645は，細菌細胞の負電荷を帯びている膜に結合する低分子蛍光プローブである．イメージングの直前に静脈より投与することで，細菌感染の進行がモニタリングできる．プローブの半減期は45分と短い．

4）リンパ系

IRDye® 800CW HAは，リンパ系において過剰発現しているCD44を標的とした高分子蛍光プローブであり，CD44のリガンドであるヒアルロナンと蛍光色素（IRDye® 800CW）から構成されている．全身のリンパ節の局在をイメージングする場合，投与は尾静脈より行う．一方，局所的なリンパ管やリンパ節をイメージングする場合，その部位に直接投与する．プローブは肝臓や腎臓を通り，膀胱より排泄されるため，腹部のバックグラウンドシグナルが高くなる可能性がある．

5）細胞標識

NEO-LIVE™は，磁性体コア（コバルトフェライト）をもつシリカナノ粒子（粒子径：50 nm）に蛍光色素が封入されている．そのため，色素単体の状態よりも退色し難くなっている．細胞培養液中にプローブを添加し，2～24時間培養することでプローブが細胞に取り込まれる．その後，標識された細胞をマウスに投与することにより，マウス体内における細胞の動きを追跡可能である．また，粒子表面がPEGやアミノ基（-NH$_2$），カルボキシ基（-COOH）で標識されたものも入手可能である．その他，一般的な細胞標識については**実践編1**も参照されたい．

発光プローブ

発光プローブの発光波長はそれほど長波長ではないが，励起光を必要としないため，自家蛍光や励起光による細胞損傷による問題を排除できることがメリットである．ただし，生物発光では励起光を用いない代わりに，ルシフェラーゼ遺伝子をマウスに導入（細胞移

植，トランスジェニックマウスなど）する必要がある．最近では，生物発光プローブ以外に，化学発光を利用したプローブも開発されている．

1. D-Luciferin

ホタルルシフェラーゼの基質であり，さまざまな試薬会社から販売されている．エンドトキシン含有量を検出限界以下に抑えた製品として，VivoGlo™ Luciferinがあり，信頼性の高い in vivo イメージングが可能である．また，XenoLight RediJect D-Luciferin Ultraは，迅速に代謝される近赤外蛍光色素が含有されているため，投与直後に蛍光イメージングを行うことで，基質の注入が確実に行えているか検証可能である．この他にも，以下のように他の酵素基質と組合わせたプローブも販売されている．

1）カスパーゼ

VivoGlo™ Caspase-3/7 Substrateは，カスパーゼ-3, -7が認識するDEVDペプチド配列で保護されたホタルルシフェラーゼの基質（アミノルシフェリン）である．アポトーシスの誘発量を定量可能である．

2）β-ガラクトシダーゼ（β-Gal）

VivoGlo™ Luciferin-β-Galactosidase Substrateは，ガラクトースとルシフェリンより構成されるため，β-Galにより認識されることでホタルルシフェラーゼの基質となる．腹腔内投与の20～30分後にβ-Gal活性を検出可能である．

2. Coelenterazine

ウミシイタケルシフェラーゼ（RLuc）の基質であり，さまざまな試薬会社から天然の基質，もしくは水溶性や発光性を向上させた基質が入手可能である．その中でもEnduRen™やViviRen™は，基質の分解や自己発光を最低限に抑えるための分子修飾がされている．いずれのプローブもエステル保護されたcoelenterazine-hの構造であり，細胞内エステラーゼによる加水分解を受ける前ではRLucの基質として認識されない．

3. ミエロペルオキシダーゼ（MPO）

XenoLight RediJect Inflammation Probeは，炎症部位でのMPO活性を検出するための化学発光プローブである．腹腔内投与の10分後に関節リウマチや接触過敏症における好中球に特徴的なMPO活性がイメージング可能である．

おわりに

ここで示したように，化学者達の弛まぬ努力の結果，プローブの体内動態や標的へのターゲティング能を，プローブの分子設計により制御できつつある．この10年間で多くのプローブが開発・市販化されてきたが，まだまだ新たなプローブが開発されていくだろう．こうしたプローブによって，疾患解明に一筋の光明が射すであろう．

◆ 文献

1) 『実験がうまくいく　蛍光・発光試薬の選び方と使い方』（三輪佳宏/編），羊土社，2007
2) Edgington, L. E. et al.：Nat. Med., 15：967-973, 2009
3) Olson, E. S. et al.：Proc. Natl. Acad. Sci. USA, 107：4311-4316, 2010
4) Weissleder, R. et al.：Nat. Biotechnol., 17：375-378, 1999
5) Uddin, M. J. et al.：Cancer Res., 70：3618-3627, 2010
6) Penna, F. J. et al.：J. Urol., 185：2405-2413, 2011
7) Buono, C. et al.：J. Clin. Invest., 119：1373-1381, 2009
8) Kowada, T. et al.：J. Am. Chem. Soc., 133：17772-17776, 2011
9) Kovar, J. L. et al.：Anal. Biochem., 416：167-173, 2011
10) Tseng, J. C. et al.：Mol. Imaging Biol., 14：553-560, 2012

表 入手可能な蛍光・発光プローブの一覧（2012年10月現在）【1】

プローブ名	励起 (nm)	蛍光/発光 (nm)	標的・用途	入手先※
蛍光プローブ				
酵素活性のイメージング				
Cat B 680 FAST™	675	693	カテプシンB	PE
Cat B 750 FAST™	750	770	カテプシンB	PE
Cat K™ 680 FAST	675	693	カテプシンK	PE
ProSense® 680	680±10	700±10	プラスミン，カテプシンB, L, S	PE
ProSense® 750 FAST	750	770	カテプシンB, L, S, K, V, D	PE
MMPSense™ 680	680±10	700±10	MMP-2, -3, -9, -13	PE
MMPSense™ 750 FAST	749	775	MMP-2, -3, -7, -9, -12, -13	PE
Neutrophil Elastase 680 FAST™	675	693	好中球エラスターゼ	PE
ReninSense 680 FAST™	675	693	レニン	PE
XenoLight RediJect COX-2 Probe	581	605	COX-2	Caliper
血管のイメージング				
Genhance™ 680	670±5	688±5	血管造影	PE
Genhance™ 750	750±5	775±5	血管造影	PE
Superhance® 680	675±5	629±5	アルブミン	PE
AngioSense® 680	680±10	700±10	血管造影	PE
AngioSense® 750	750±10	780±10	血管造影	PE
AngioSense® 680 IVM	680±10	700±10	微小血管	PE
AngioSense® 750 IVM	750±10	780±10	微小血管	PE
AngioSense® 680 EX	670	690	血管造影	PE
AngioSense® 750 EX	750	770	血管造影	PE
TLectinSense™ 680	670	690	GlcNAc	PE
IRDye® 800CW PEG	778	806	血管，がん細胞，リンパ節	LI-COR
AngioSPARK® 680	673±5	690±5	血管，動脈硬化，がん細胞，炎症	PE
AngioSPARK® 750	750±5	775±5	血管，動脈硬化，がん細胞，炎症	PE
Qtracker® 655	405〜615	655	血管，動脈硬化	LT
Qtracker® 705	405〜665	705	血管，動脈硬化	LT
Qtracker® 800	405〜760	800	血管，動脈硬化	LT
骨リモデリングのイメージング				
OsteoSense® 680	680±10	700±10	ハイドロキシアパタイト	PE
OsteoSense® 750	750±10	780±10	ハイドロキシアパタイト	PE
OsteoSense® 800	780	805	ハイドロキシアパタイト	PE
OsteoSense® 680 EX	668±10	687±10	ハイドロキシアパタイト	PE
OsteoSense® 750 EX	749±10	770±10	ハイドロキシアパタイト	PE
XenoLight RediJect Bone Probe 680	681	698	ハイドロキシアパタイト	Caliper
IRDye® 680RD BoneTag™	675	697	骨形成	LI-COR
IRDye® 800CW BoneTag™	780	795	骨形成	LI-COR

次ページへ続く

表 入手可能な蛍光・発光プローブの一覧（2012年10月現在）【2】

プローブ名	励起 (nm)	蛍光/発光 (nm)	標的・用途	入手先※
蛍光プローブ				
がんのイメージング				
XenoLight RediJect 2-DG-750	750	780	2-DG	Caliper
IRDye® 800CW 2-DG	774	791	2-DG	LI-COR
IntegriSense™ 680	675	693	インテグリン$α_vβ_3$	PE
IntegriSense™ 750	755	775	インテグリン$α_vβ_3$	PE
IRDye® 800CW RGD	776	792	インテグリン$α_vβ_3$	LI-COR
XenoLight RediJect Integrin 750	750	780	インテグリン$α_vβ_3$	Caliper
FolateRSense™ 680	670	690	葉酸受容体α	PE
HER2Sense™ 645	643	660	HER2	PE
HypoxiSense™ 680	670	685	CA（炭酸脱水素酵素）-IX	PE
IRDye® 800CW EGF	779	795	EGFR	LI-COR
その他の蛍光プローブ				
Annexin-Vivo™ 750	755	772	PS（ホスファチジルセリン），アポトーシス	PE
PSVue® 643	643	658	PS（ホスファチジルセリン），アポトーシス	MTTI
PSVue® 794	794	810	PS（ホスファチジルセリン），アポトーシス	MTTI
GastroSense™ 750	750±5	770±5	消化管	PE
BacteriSense™ 645	635	656	細菌細胞膜	PE
IRDye® 800CW HA	701, 775	794	CD44，リンパ節	LI-COR
NEO-LIVE™ Magnoxide 675	675	700	細胞標識	BI
NEO-LIVE™ Magnoxide 730	730	750	細胞標識	BI
NEO-LIVE™ Magnoxide 797	650	750	細胞標識	BI
発光プローブ				
D-Luciferin	—	562（Luc）	Luc基質	Pなど
VivoGlo™ Luciferin, In Vivo Grade	—	562（Luc）	Luc基質	P
XenoLight RediJect D-Luciferin Ultra	—	562（Luc）	Luc基質	Caliper
VivoGlo™ Caspase-3/7 Substrate	—	560（Luc）	Caspase-3/7認識Luc基質，アポトーシス	P
VivoGlo™ Luciferin-β-Galactoside Substrate	—	562（Luc）	β-Gal認識Luc基質	P
Coelenterazine	—	465（RLuc）	RLuc基質	Pなど
EnduRen™ In Vivo Renilla Luciferase Substrate	—	464（RLuc）	エステラーゼ認識RLuc基質	P
ViviRen™ In Vivo Renilla Luciferase Substrate	—	464（RLuc）	エステラーゼ認識RLuc基質	P
XenoLight RediJect Inflammation Probe	—	425	MPO，炎症	Caliper

※ PE：パーキンエルマー社，Caliper：Caliper Life Sciences社，LI-COR：LI-COR Biosciences社，LT：ライフテクノロジーズ社，MTTI：モレキュラーターゲティングテクノロジーズ社，BI：BITERIALS社，P：プロメガ社

Wako

アカルミネ®

近赤外発光ルシフェリンアナログ

◆ 近赤外発光基質
◆ 発光波長 670〜680nm
◆ 水・ヘモグロビンの吸収を受けにくい
◆ *in vivo* イメージングに最適

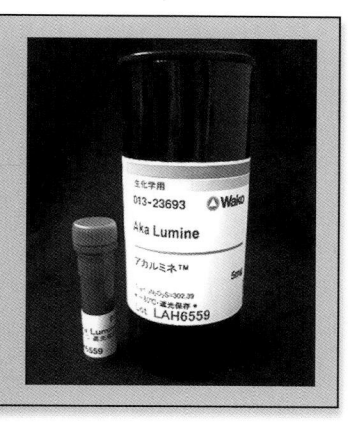

in vivo イメージングデータ

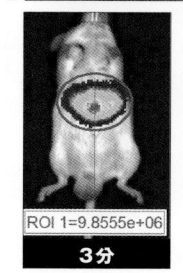

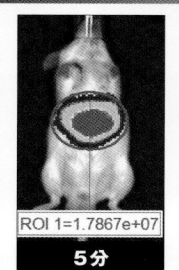

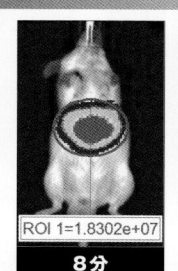

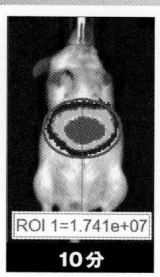

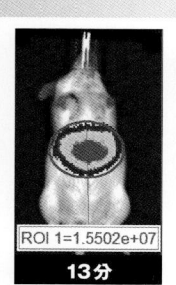

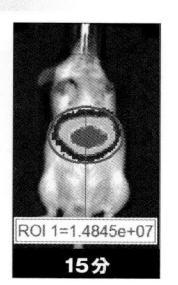

3分	5分	8分	10分	13分	15分
ROI 1=9.8555e+06	ROI 1=1.7867e+07	ROI 1=1.8302e+07	ROI 1=1.741e+07	ROI 1=1.5502e+07	ROI 1=1.4845e+07

図. アカルミネ®投与後、3分、5分、8分、10分、13分、15分の撮影像（データ提供元：筑波大学代謝内科 武内先生）

[製品情報]

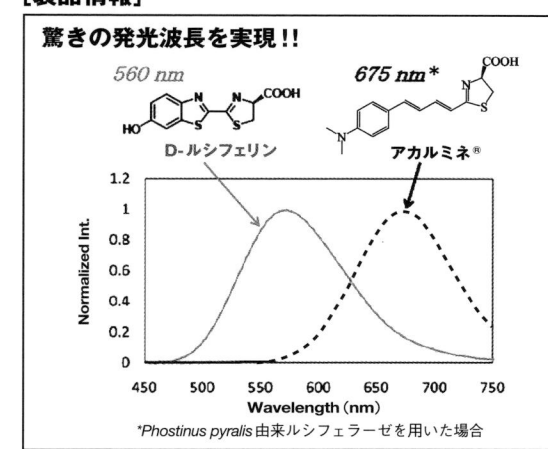

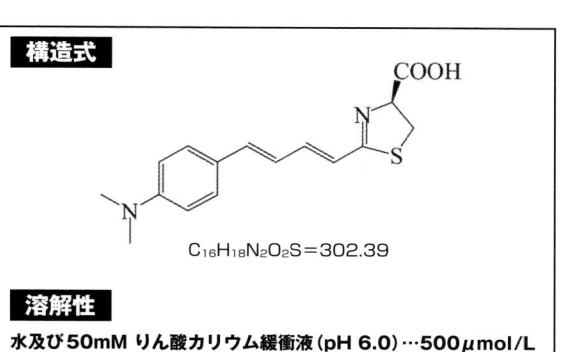

驚きの発光波長を実現!!

560 nm　D-ルシフェリン
675 nm*　アカルミネ®

Phostinus pyralis 由来ルシフェラーゼを用いた場合

構造式

$C_{16}H_{18}N_2O_2S = 302.39$

溶解性

水及び50mM りん酸カリウム緩衝液（pH 6.0）…500μmol/L

[参考文献]
1. 牧　昌次郎：光学, **39**(7), 320(2010).
2. 牧　昌次郎：和光純薬時報, **79**(4), 2(2011).

コードNo.	品名	規格	容量
017-23691	アカルミネ®	生化学用	1mg
013-23693			5mg

ご購入に際し製品情報（適用法規・保管条件など）のご確認は、当社総合カタログおよび検索サイト（siyaku.com）をご参照ください。

和光純薬工業株式会社

本　　社：〒540-8605　大阪市中央区道修町三丁目1番2号
東京支店：〒103-0023　東京都中央区日本橋本町四丁目5番13号
営業所：北海道・東北・筑波・東海・中国・九州

問い合わせ先
フリーダイヤル： 0120-052-099　フリーファックス： 0120-052-806
URL： http://www.wako-chem.co.jp
E-mail： labchem-tec@wako-chem.co.jp

蛍光デジタル顕微鏡

研究効率 UP　コスト DOWN
5万円台～　最大8台同時使用可能

Dino-Lite 蛍光モデルは、実際にゼブラフィッシュによる遺伝子研究などでその機能が実証されており、研究コストの大きな削減や障壁を取り除くことが期待できます。また既存の蛍光顕微鏡に比べて、高域透過型のフィルターを搭載することなどにより、より広い蛍光波長での可視性と高い感度を実現しました。

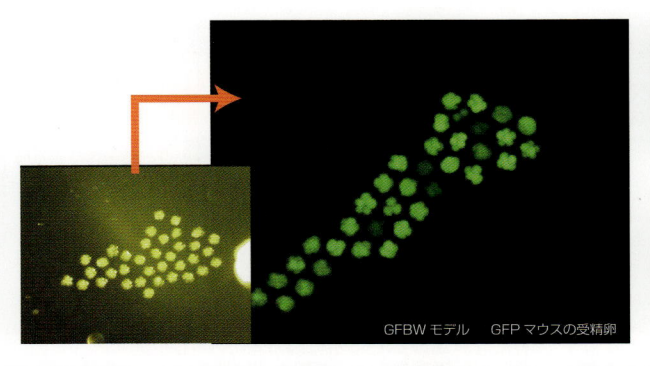

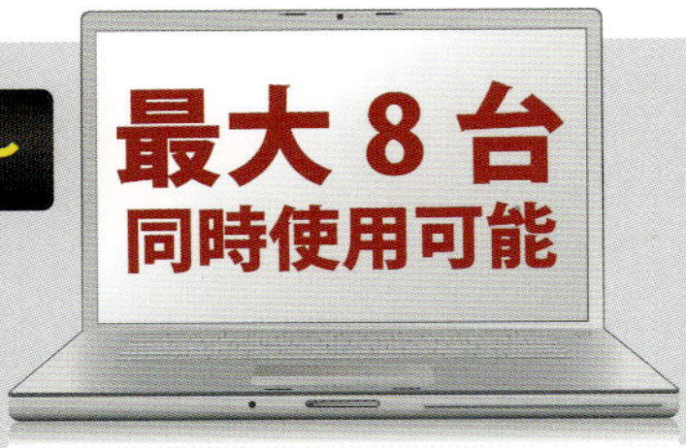

GFBW モデル　GFP マウスの受精卵
YFGW モデル ゼブラフィッシュ 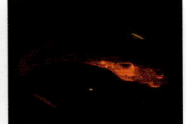
RFYW モデル　サボテン
CFVW モデル 植物葉 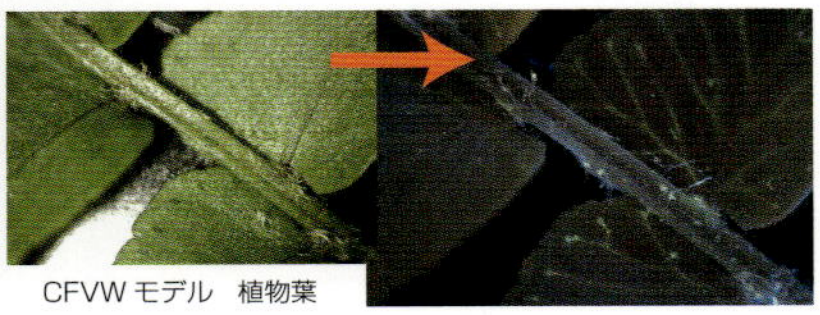

Dino-Lite 蛍光モデルの特徴

◎PCがあれば使える専用ソフトで撮影できる 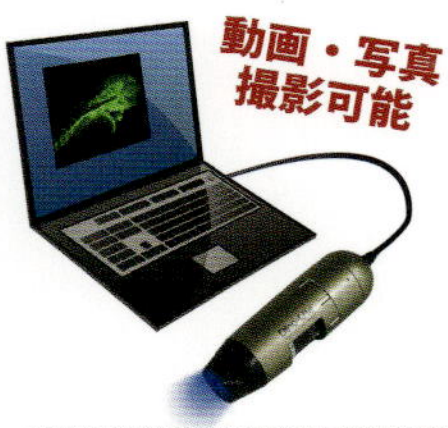
動画・写真撮影可能
専用ソフトをインストールすることで、すぐにお使いいただけます。

◎研究の効率やスピードアップ 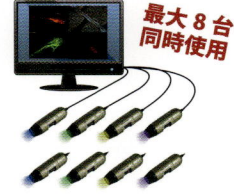
最大8台同時使用
付属のソフトを使用することで8台ものDino-Lite本体の映像を同時に観覧することが可能です。

◎容易でスムーズな本体操作が可能 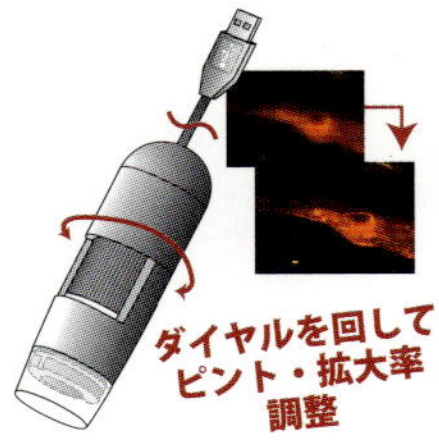
ダイヤルを回してピント・拡大率調整
本体のダイヤルを回すことでピント・拡大率を調整できます。

◎200倍まで拡大可能！細部まで観覧できます 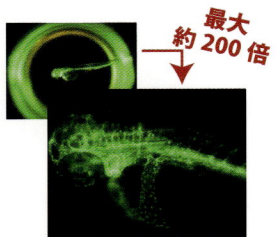
最大約200倍
本製品を使用することで約200倍まで拡大することができます。小さな物体を容易に観察できます。

蛍光モデル・製品ラインナップ

蛍光480nm モデル	蛍光525nm モデル	蛍光575nm モデル	蛍光400nm モデル
Dino-Lite Premier M 蛍光 GFBW	Dino-Lite Premier M 蛍光 YFGW	Dino-Lite Premier M 蛍光 RFYW	Dino-Lite Premier M 蛍光 CFVW
型番：DINOAM4113TGFBW	型番：DINOAM4113TYFGW	型番：DINOAM4113TRFYW	型番：DINOAM4113TCFVW
54,800円 通常定価（税込）	59,800円 通常定価（税込）	64,800円 通常定価（税込）	64,800円 通常定価（税込）

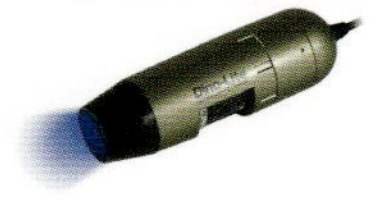

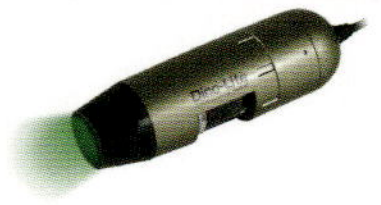

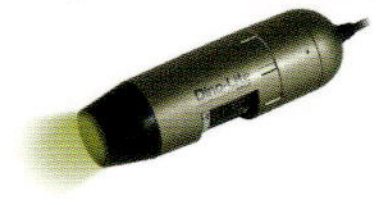

その他スタンドなどのアクセサリー多数取り揃えています！

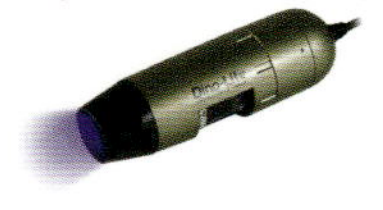

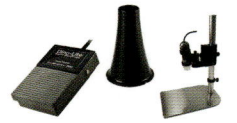

THANKO サンコー株式会社
http://www.thanko.co.jp/dino/

お問い合わせ：平日10時～19時
TEL 03-5812-1222
〒101-0021 東京都千代田区外神田 5-6-12 コーワビル3 4F
FAX 03-5812-1223
Eメール sales2@thanko.jp

実践編
―プロトコールを中心に―

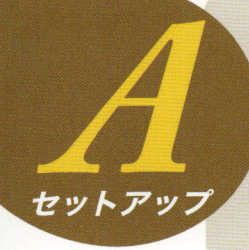

実践編 顕微鏡の使い方徹底ガイド

A セットアップ

Explantならびにintravitalイメージングのセットアップ
2光子励起顕微鏡システムの立ち上げ方

賀川義規,前田 栄,内藤 敦,石井 優

2光子励起顕微鏡を用いて in vivo の細胞の動きを観察する方法には,マウス個体の中の細胞を直接観察するintravitalイメージングと,臓器を取り出してきて観察するexplantという2つの方法がある.これらの方法を確立するためには,顕微鏡だけではなく,生体内の状態を維持するためにさまざまな装置が必要である.Intravitalイメージングでは,麻酔器,ヒーター,観察部位を固定するステージ,視野の乾燥を防ぐためにシリンジポンプを用いたりする.Explantでは,温度管理と培地循環システムの確立が必要とされる.これらの環境整備がよりよいデータをとる第一歩であり,本稿ではその基本的なセットアップについて紹介していく.

はじめに

2光子励起顕微鏡を用いて細胞が生きたままの状態を長時間観察するには,さまざまな工夫が必要である.温度や湿度の管理にこだわり,可能な限り生体内の状態を保たなければならない[1].このためには,intravitalイメージングでは麻酔管理や観察視野の固定が重要なポイントになる.Explantでは,5% CO_2 を用いて培地を循環しながら観察する必要がある.本稿ではこれらの基本的なセットアップについて紹介する.

準備

- **2光子励起顕微鏡** 正立型と倒立型の顕微鏡がある.サンプルの種類,観察部位に応じて使い分ける(実践編B,12参照).
- **対物レンズ** 組織深部を観察するため,できるだけ開口数(NAと略記し,分解能に影響.大きいほど分解能は高い)が大きく,作動距離(WDと略記し,ピントがあったときのサンプルとレンズの間の距離を示す)が長い赤外線透過水浸対物レンズを使用する.2光子励起により微小な焦点から発する蛍光は,標本の中で散乱している.この散乱した光をできるだけ多く取り込めた方が画像はより鮮明になる.このため低倍率で高視野数(広視野)の対物レンズが2光子顕微鏡には適している.また,マウスやリンパ節などのサンプルの状態を観察中に確認するには,対物先端角(図1)が高い方が使いやすい[*1].

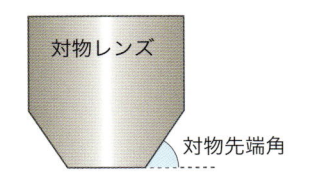

図1 対物先端角

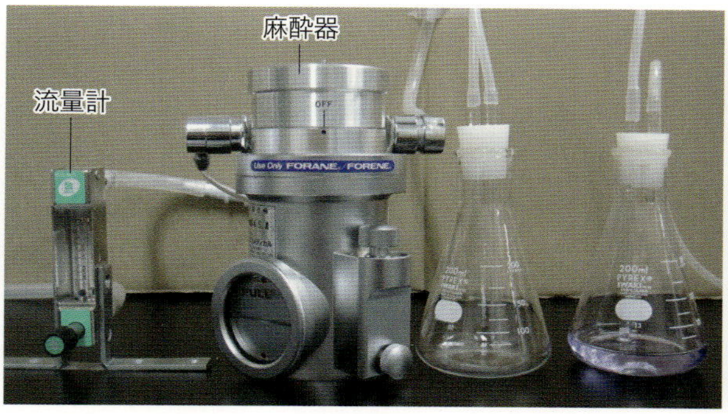

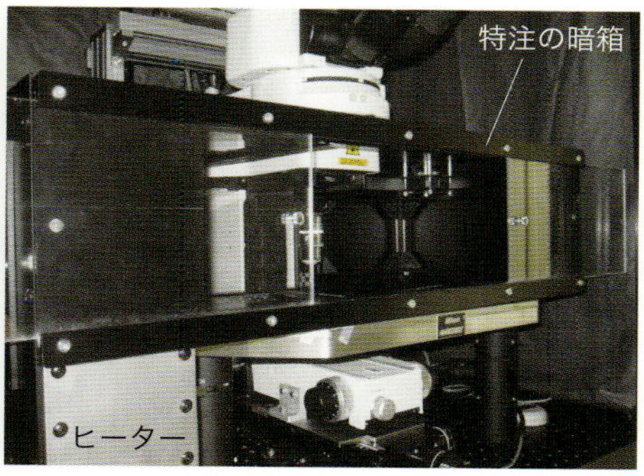

図2　麻酔器と生体イメージング専用の暗箱
流量計と麻酔器を用いる．麻酔薬エスカイン（成分：イソフルラン）を加湿してマウスに吸入させる．マウスの加温のために顕微鏡に専用の暗箱を設置する．閉鎖空間をつくり空気をヒーターで暖め36℃程度に保温して観察する

*1　例えばニコン社の対物レンズCFI75 Apochromat 25xW MPの場合，開口数1.10，作動距離2，倍率25，視野数φ18 nm，対物先端角33°となる．

- **麻酔器**　動物の麻酔方法は，さまざまである．われわれは，イソフルランによる気化麻酔を使用している．流量と濃度が気化麻酔には重要であるため，流量計（コフロック社，RK1710）を設置し濃度を麻酔器（ムラコメディカル社，FORAWICK）で調整する（図2左）．マウスの場合，1.5〜2.0 L/minで，麻酔維持濃度は2％に設定している．麻酔器には，エアーコンプレッサーと流量計のついた一体型タイプも市販されている．

- **フェムト秒近赤外線レーザー**　2光子励起を実現するためには，光子を空間的に対物レンズの焦点に収束させ，時間的に圧縮し非常に密度の高いパルス状の光子を出すことができるフェムト秒近赤外線パルスレーザーを使用する．

- **環境整備された顕微鏡室**　顕微鏡室の温度と湿度コントロールは，フェムト秒近赤外線パルスレーザーの性能を維持するため必要である．温度計，湿度計を設置し，エアコンで気温管理し，必要があれば除湿器や空気清浄器を準備する．2光子励起顕微鏡は，微妙な蛍光の光を対物レンズを介して検出器で捉えるため，顕微鏡装置のスイッチやモニターの光なども邪魔になることがある．このため，顕微鏡室を暗室にし，顕微鏡は専用の暗箱で覆い余計な光の漏れ込みを防ぐ．また，温度管理された顕微鏡室は，生体には低温すぎる．このため，設置した暗箱にヒーターをつけ，暗箱の中だけ温度を上げ，マウスの体温をコントロールするようにする（図2右）．

- **蛍光プローブとフィルター**　蛍光フィルターの選択は，どの蛍光プローブをどのレーザーで見たいかによって決まってくる．検出器の設置数にもよるが，一般に最大で4色まで同時観察が可能である．すでに設置されている顕微鏡を使用する場合は，搭載されているフィルターの種類を確認し蛍光プローブの選択を決定する必要がある．また，2光子励起顕微鏡で観察する場合，励起波長を10 nm変えるだけでも，蛍光の見え方が変わってくる．このため観察を開始する前には，10 nmずつ励起波長を調整し，一番いい条件をあらかじめ決め調整しておく．

- **2光子励起用検出器**　2光子励起顕微鏡の特徴は，共焦点顕微鏡のように標本から出た蛍光を

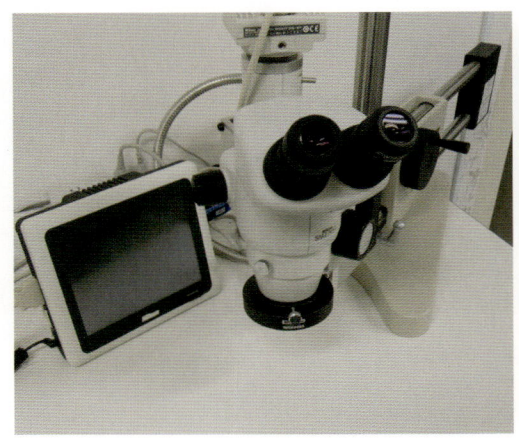

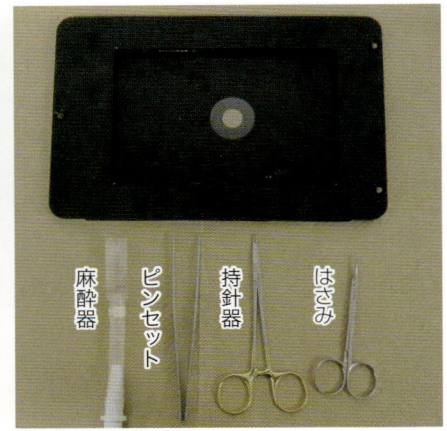

図3　実体顕微鏡と，倒立型顕微鏡用のステージおよび手術器具
観察部位の展開や固定には実体顕微鏡下での細かい操作が必要になる

スキャナーで反射しピンホールを介して検出しなくても，2光子で励起された部分のみの画像が得られることにある．専用の外部検出器をできるだけ標本の近くに配置することにより，共焦点顕微鏡では検出できなかった散乱光が検出できる．このため，深部の蛍光であっても逃さず捉えることが可能になる．

- **実体顕微鏡，手術器具（はさみ，持針器，ピンセットなど），生体組織用接着剤，カバーガラス，観察用ステージ**　サンプルの調製に用いる．観察部位は手術器具を用いて麻酔下に展開する．出血は観察の妨げになるので，出血させないように細心の注意を払い実体顕微鏡下に観察部位を露出する．観察部位は接着剤などでステージに固定し，視野が動かないようにする．カバーガラスは，観察するものやステージにあわせてサイズを調整する（図3）．
- **データの解析**　2光子励起顕微鏡による観察では膨大なデータが得られるため，その後の適切な解析が重要になる．さまざまな解析ソフトがある（**研究発表編1**参照）．
Imaris（アンドール社），Volocity（パーキンエルマー社），MetaMorph（Molecular Devices社）．

Intravitalイメージングのセットアップ（図4）

特にintravitalイメージングでは，固体を生きたまま観察するため，呼吸性変動や心臓の動きが視野の固定の妨げになる．このため観察部位の動きを数μm以内に制御するには，専用のステージを作製する必要が出てくる．Intravitalイメージングの立ち上げで，一番苦労する部位であると思われる．具体例は実践編の各稿を参照されたい．

- **観察部位固定用の自作ステージ**　特に**実践編12**参照．
- **麻酔器，100％O_2ガスボンベ**
- **ヒーター**
- **シリンジポンプ**　観察部位の乾燥を防ぐためのもの．

実践編 顕微鏡の使い方徹底ガイド

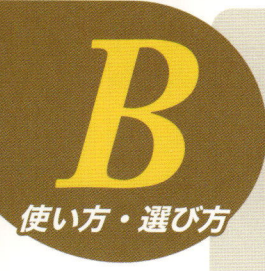

B 使い方・選び方

in vivo イメージングにおける蛍光顕微鏡の使い方（4社対応）

監修：石井　優（執筆協力：各メーカー担当者）

> 　高機能の蛍光顕微鏡（共焦点顕微鏡，2光子励起顕微鏡など）については，一般に4大顕微鏡メーカー〔オリンパス社，カールツァイスマイクロスコピー社（以後：カールツァイス社），ニコンインステック社（以降：ニコン社），ライカマイクロシステムズ社（以降：ライカ社）※五十音順〕の製品が広く普及している．各社の顕微鏡とも，蛍光顕微鏡としての基本原理には大きな差異はないものの，それぞれ個別に性能や操作法に特長がある．本稿では，各社の代表的な蛍光顕微鏡について個別に解説を行う．*in vivo* イメージングに関する動物実験などについては他稿に委ね，それらに共通する顕微鏡操作法については，本稿のうち読者が利用可能な顕微鏡の解説を参照されたい．また，新規導入を検討される読者も，自身の望む実験が可能な機器を，本稿でよく見極めていただければありがたい．

はじめに

　本稿では次の蛍光顕微鏡8機種について，機器の構成，スタートアップ，試料の観察・視野探し，画像の取り込み・スキャン，データ保存・exportを中心に詳説する．共焦点顕微鏡と2光子励起顕微鏡とは基本的なシステムを共有するため，本稿ではまず共焦点顕微鏡の使い方を詳説し，その後2光子励起顕微鏡の場合の違いについて述べる．

　なお，限られた紙面のなかで各社の"個性"を伝えるため，一部操作の流れが異なる記載方式になっていることを，了めご理解いただきたい．

I　オリンパス社製	ⅰ．FV1200（共焦点顕微鏡）	63ページ
	ⅱ．FV1200MPE（2光子励起顕微鏡）	69ページ
II　カールツァイス社製	ⅰ．LSM 710/780（共焦点顕微鏡）	73ページ
	ⅱ．LSM 710/780 NLO（2光子励起顕微鏡）	80ページ
III　ニコン社製	ⅰ．A1Rsi（共焦点顕微鏡）	84ページ
	ⅱ．A1RMP（2光子励起顕微鏡）	95ページ
IV　ライカ社製	ⅰ．TCS SP5（共焦点顕微鏡）	98ページ
	ⅱ．TCS SP5 MP（2光子励起顕微鏡）	106ページ

Thorlabs Solutions

顕微鏡用周辺機器

さまざまな顕微鏡用周辺機器をご用意しています。

■ ステッピングモータ駆動フィルターホイール

- 6ポジションのフィルターホイール
- 厚さ6.35mmまでのØ25.4mm（1インチ）フィルタを実装
- 切替時間：900ms（典型値）
- プログラム可能なフィルターシーケンス
- ケージシステムに対応
- BNC、RS-232、USBインターフェイス
- ローカル制御またはリモート制御

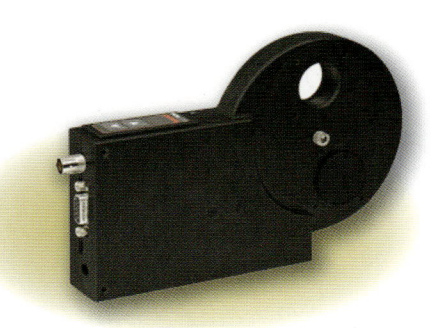

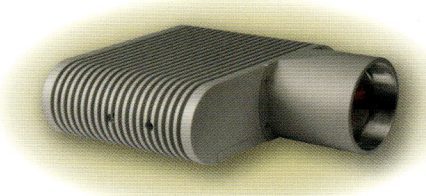

■ 4波長高出力LED光源

- 4波長用光源
- LED電流制御による高速スイッチと強度調整実装
- 高い発光安定性と再現性、高い熱的・機械的安定性
- 可動部分がなく、頑丈で低振動
- 10種類のLED波長で54通りの組合せ
- Olympus、Nikon、Zeiss、Leicaの顕微鏡の光源ポート用にオプションアのダプタ有り

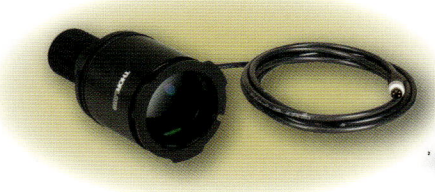

■ コリメートLED光源

- 16種類のモデル
- 放熱を最適化することで、安定した出力強度
- 従来のハロゲンランプやガス放電ランプより高輝度
- LED光源用の各種ドライバもラインアップ
- 調整可能なコリメーションと焦点
- Olympus、Nikon、Zeiss、Leicaの顕微鏡に対応したモデル

■ 高速電動走査ステージ

- 薄型：厚み31.0mm
- 小型面積: 260 x 230mm
- ブラシレスDCリニアサーボモーターアクチュエータ内蔵
- 光学式リニアエンコーダ
- 優れた再現性(0.25 μm)と位置精度(<3μm)

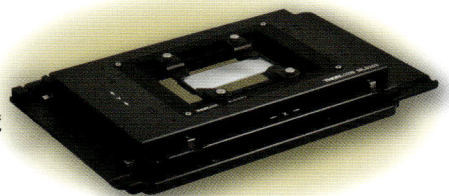

Nikon、Olympus、Zeiss製の顕微鏡の手動ステージを当社の高速電動ステージで置き換えることで、電動でサンプルのXY位置決めが可能になります。 特定の顕微鏡にステージを取り付けるためのアダプターブラケットもご用意しています。

---

http://www.thorlabs.co.jp　　　E-mail: sales@thorlabs.jp

THORLABS　　ソーラボジャパン株式会社
〒170-0013 東京都豊島区東池袋2-23-2　TEL：03-5979-8889　FAX：03-5979-7285

IntravitalとexplantイメージングのⅡい分け

　肝臓，脾臓，腸管，肺など循環動態を維持する必要がある場合はintravitalイメージングが適していると考える．また，がん細胞のイメージング[4)5)]や，血管などを観察する時もintravitalイメージングが適していると考えられる．一方でexplantの実験は，標本が動かないため，容易に安定した視野で観察でき，特に他臓器連関を伴わない局所イベントの観察に威力を発揮する．また，explantであれば，外部から直接薬などで刺激を加え，その変化を観察することも可能である．このように，より生体内に近い条件はintravitalイメージングであるが，観察が難しい場合は，より生体内に近い環境をつくりexplantで細胞の動態をみることも選択肢になる（表）．

表　IntravitalとExplantの比較

	Intravital	Explant
観察中の麻酔器	必要	不要
培地循環システム	不要	必要
呼吸や心拍の視野への影響	あり	なし
血流のイメージング	可能	不可能
温度管理	必要	必要
安定した視野の確保	工夫が必要	比較的容易
長時間の観察	可能	困難

おわりに

　2光子励起顕微鏡を用いたintravitalとexplantイメージングのセットアップの基本について紹介した．*in vivo*とは言え観察するために，観察部位の展開が必要になる．このため多少の侵襲が加わるのも事実である．できるだけ低侵襲にすることも重要であるが，細胞の本来の動きを観察するには，生体内と同じような状態を反映するより適切な環境をつくることが大切である．それぞれの実験の系に応じたセッティングは，いいデータ取得の第一歩であり，工夫のしどころである．

◆ 文献
1）Ishii, M. et al.：Nature, 458：524-528, 2009
2）島津　裕，石井　優：実験医学，Vol.28-No.13：2147-2153, 2010
3）岡田峰陽：実験医学，Vol.26-No.1：79-84, 2008
4）賀川義規，森　正樹，石井　優：大腸癌FRONTIER, Vol.4-No.1：91-95, 2011
5）賀川義規，前田　栄，森　正樹　他：実験医学増刊号，Vol.29-No.20：3269-3274, 2011

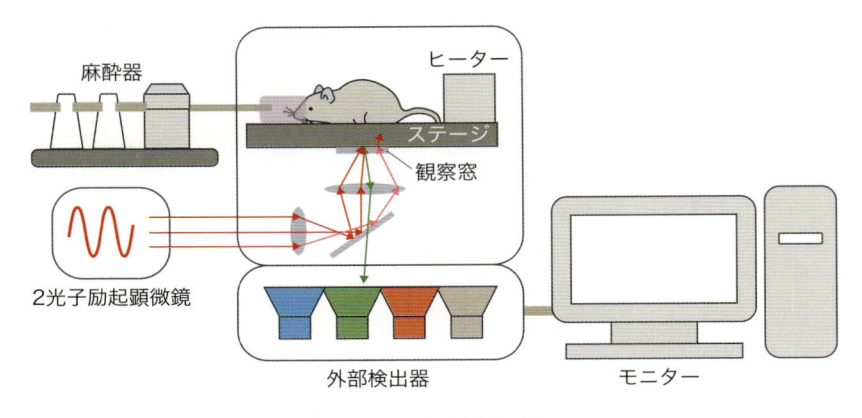

図4　Intravital イメージングのセットアップ（倒立型）
Intravital イメージングには，マウス個体中の細胞を生きたままの状態で観察するために，麻酔器，体温管理するためのヒーター，そして観察部位を固定するための専用ステージが必要になる[2]．観察部位によって倒立型，正立型を使い分ける

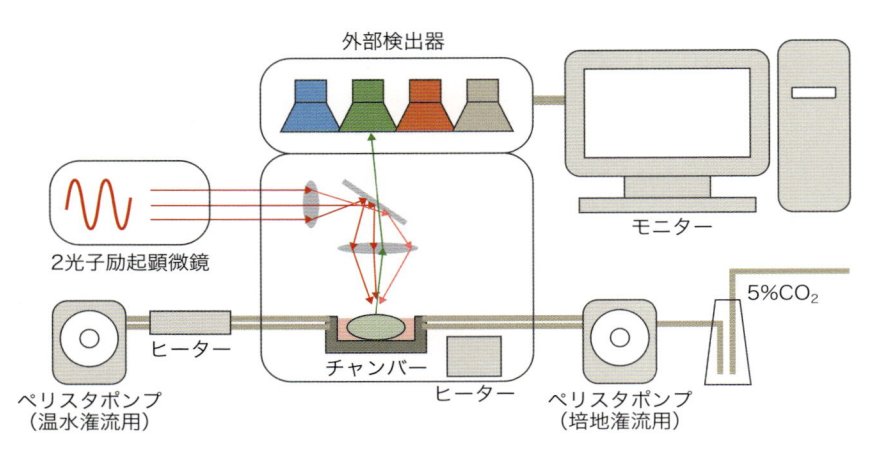

図5　Explant のセッティング（正立型）
Explant イメージングには，灌流できるチャンバー，温水灌流用ポンプ，培地灌流用ポンプが必要である

Explant のセットアップ（図5）

　臓器を体外へ取り出した状態で観察する explant では，生体内により近い環境をつくるために，培地の温度調整，二酸化炭素の供給などのセッティングが必要になる[3]．心臓や肺の動きを制御する必要がないため，視野の安定を得やすい．生体内により近い環境維持システムを構築することが，explant のポイントになる．

- 灌流装置　自作のもの（**実践編2**も参照）．
- 5% CO_2，95% O_2 の混合ガスボンベ
- ペリスタポンプ（培地灌流用，温水灌流用）　ATTO 社，SI-1211．
- チャンバー　自作のもの．
- ヒーター

A）Explant ならびに intravital イメージングのセットアップ

各社の使い方を読み進めていただく前に，基本となる知識について以下に簡単ではあるが触れておきたい．

1. 顕微鏡の設置について

特に2光子顕微鏡の設置に際しては，24時間の空調管理が必要となる．急激な室温変化を避け，常に20〜23℃（より好ましくは22〜23℃），結露が起こらないように湿度40〜50％（より好ましくは40％程度）を維持する．また，粉塵による機器の故障を避ける意味でも，顕微鏡に直接風が当たることのないように留意する（顕微鏡を設置している部屋には空気清浄器が設置してあることが望ましい）．

さらに，2光子顕微鏡はレーザー光源の設置場所や光路の確保，もろもろの配線のために2,500×1,000 mm程度のスペースを要する．特に顕微鏡を設置する防振台は2,000×1,500 mm程度の大きさが推奨されている（メーカーによって多少異なる）．

2. 視野探しについて

共焦点顕微鏡，2光子励起顕微鏡はレーザーによるスキャンで画像をつくるが，その前に実際に顕微鏡を覗いてサンプルや視野の確認をする必要がある．この直視下で蛍光シグナルを観察する際には，一般的に光源は水銀ランプ由来の光となり，共焦点，また2光子による焦点面励起による光学断層像ではなく，通常の落射蛍光顕微像になる．

この直視下の観察によって，シグナルの強さや褪色のしやすさの目安が得られる．視野探しと条件の検討が終わったら蛍光のシャッターを閉じ，必要以上にサンプルに光を照射しないようにする．その後，レーザーによるスキャンに移ることになる．

3. さまざまな画像取得の方法について

1）多色イメージング時の順次取り込み

多重染色の試料を観察する場合，複数のレーザーを同時に照射して多色の画像をとることができるが，ディテクターのフィルター特性によっては，2色目の画像に1色目のレーザーで励起された光が漏れこんでしまうことがある．これをクロストークといって例えば緑と赤が重なって黄色になる．

これを避けるため，共焦点顕微鏡などで2色のレーザーを同時照射せずに，各蛍光色素に対して適切なレーザー光に1回ずつ切り替えながら順次画像を取り込むことを「順次取り込み（シーケンシャルスキャン）」という．これによりクロストークを防ぐことができる（2光子励起顕微鏡では励起が幅広い波長で起こるため，シーケンシャルスキャンはできない）．

2）Zスタック（三次元画像取得）

共焦点顕微鏡ではピンホールを用いて焦点面以外からの光をカットすることができ，また2光子励起顕微鏡では励起が焦点面のみで起こるため，ある特定のZ平面上の光学断層像が取得できる（optical slice）．観察する標本を三次元的に観察したいとき，XY画像を取得してそれをZ方向に移動しながら繰り返し（これをスタックという），1つの体積としての画像を取得することができる．これはまさに共焦点顕微鏡や2光子励起顕微鏡を使う最も大きな目的と言える．画像取得後は三次元再構築して画面内で立体に見せて回転させ，三次元的な位置関係を確認することができる．

3）タイムラプス

　XY画像を一定の時間間隔をおいて連続的に取得していき，1つのデータシリーズとして保存することをタイムラプスという．インターバルタイム無しで連続的に撮影することも可能である．高速レゾナントスキャナを使用すれば，ほぼビデオレートで画像を撮り続けることができる．取得したシリーズ画像は，動画の形式に統合して書き出すことが可能である．

4）スペクトルイメージing

　多重染色のサンプルにおいて蛍光スペクトルが近接していて通常のフィルタでは分離できない場合や，自家蛍光が多く蛍光シグナルのS/N比が悪いような場合，それら複数の蛍光を分離したり，自家蛍光を除去して蛍光のみを効率よく取得することが可能なのがスペクトルイメージングである．取得した画像（蛍光）を輝度データとして読み込み，参照スペクトルをもとに指定したスペクトルを計算・分離する方法である．

▶次ページから各社の解説がはじまります ➡

B-I　オリンパス社製顕微鏡システム

　オリンパス社はその前身が1919年に設立された日本を代表する光学機器メーカーである．歴史的には，医療用内視鏡（胃カメラ）の開発で世界的に有名であるが，高い光学技術を生かして機能的・操作性に優れた共焦点レーザ顕微鏡を産み出してきた．特に，その2光子励起レーザ顕微鏡については，早い時期より本邦に導入され，神経科学領域を中心に広く普及している．最近でも，シリコンレンズなどの光学機器，マルチポイント・マッピング刺激などの刺激法の開発など，産学連携により新しい開発に挑戦し続けている．

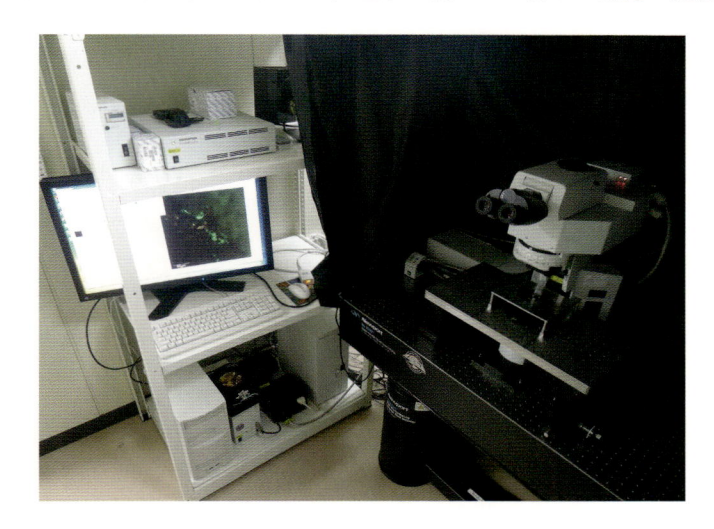

I-i. オリンパス社製・共焦点顕微鏡 FV1200

1. 機器の概要

　顕微鏡[1]，レーザ光源（紫外・可視光）[2]，水銀ランプ（目視観察用），スキャンユニット[3,4]，制御装置[5]，電源（100V，15A×2～3系統）

- [1] 倒立型電動顕微鏡IX83，正立型電動顕微鏡BX61，およびステージ固定式電動正立顕微鏡BX61WIから選択できる．
- [2] レーザ光源はダイオードレーザまたはマルチアルゴンレーザ，ヘリウムネオングリーンレーザなどのガスレーザで構成される．励起光の波長域は405～635 nm．
- [3] 幅広い波長域で反射率が高い銀コーティングガルバノミラー，分光型検出器またはフィルタ型検出器が内蔵されている．分光型検出器には回折格子とスリットが配置されており，蛍光ピークに合わせて，取得する波長幅を自由に調整することが可能である．その波長分解能は2 nmを実現しており，高精度蛍光スペクトル画像取得を行うことにより，近似した蛍光ピークをもつ複数の蛍光色素画像を分離することも可能である．

＊4　フォトブリーチ，フォトコンバージョン，アンケージングなどの光刺激を起こすための専用スキャナ（ツインスキャナ）を増設すると，標本に光刺激を与えながら，その反応を同時に画像取得することが可能である．
　　　光刺激用のレーザ光は，画像取得用レーザから分岐しツインスキャナに導入され，標本の任意の領域に照射される．照射する形状は矩形，円，ポイント，ライン，フリーラインなど自在に設定できる．
　　　各スキャナは独立して動作させることができるため，画像取得中の任意のタイミングで任意の箇所に光刺激が可能である．

＊5　PC：Windows，ソフトウェア：オリンパス社製FV10-ASW，ハンドスイッチまたはタッチコントロールパネル．

2．スタートアップ

❶ 集中電源とコンピュータを起動する．

❷ 可視光レーザを起動する．

　①マルチアルゴンレーザやヘリウムネオンレーザ搭載の場合は，写真のメインスイッチとキースイッチを入れる．

　②ダイオードレーザであるLD559レーザ搭載＊6の場合は，写真のメインスイッチとキースイッチを入れる．

　　　＊6　他のLDレーザは，集中電源と同期している．

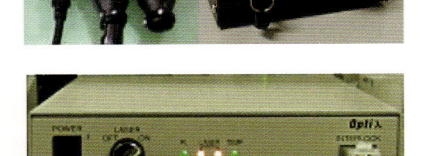

❸ 水銀ランプ電源装置の電源スイッチを入れる．

❹ 他，外部付属品（インキュベーター装置，電動ステージなど）が設置されている場合は，それらも起動する．

❺ OSへのログインに必要なユーザー名・パスワードを入力しWindowsへログインする．

❻ 制御ソフトウェア FV10-ASW を起動し，ユーザーID・パスワードを入力しログインする．

3．顕微鏡（直視下）での試料の観察・視野探し

❶ ハンドスイッチにて対物レンズを選択する．

❷ ミラーユニット＊7の選択．
　　　倒立型電動顕微鏡の場合は，ソフトウェアで水銀ランプのシャッターを開くと同時にミラーユニットが切り替わるので，必要に応じてハンドスイッチまたはタッチパネルコントローラからミラーユニットを選択する．
　　　ステージ固定式正立顕微鏡の場合は，蛍光ミラーユニットカセットのターレット部を手動で回し，該当するミラーユニットを選択した後，ソフトウェアで水銀ランプのシャッターを開く．

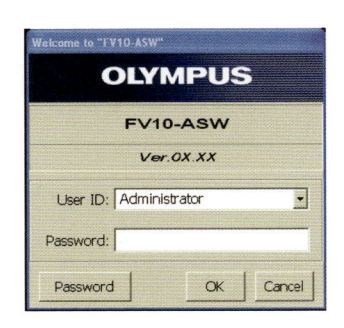

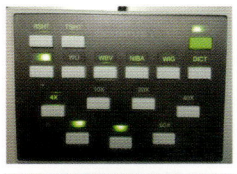

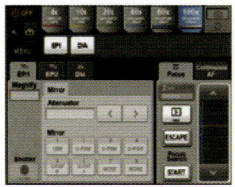

```
＊7  ミラーユニット例
    WU  ：UV励起
            （用途→DAPI, Hoechstなど）
    WBV ：青紫色励起（用途→ECFPなど）
    NIBA：青色励起／緑色蛍光
            （用途→EGFPなど）
    WIG ：緑色励起／赤色蛍光
            （用途→DsRedなど）
```

ターレット

メカニカル
シャッター

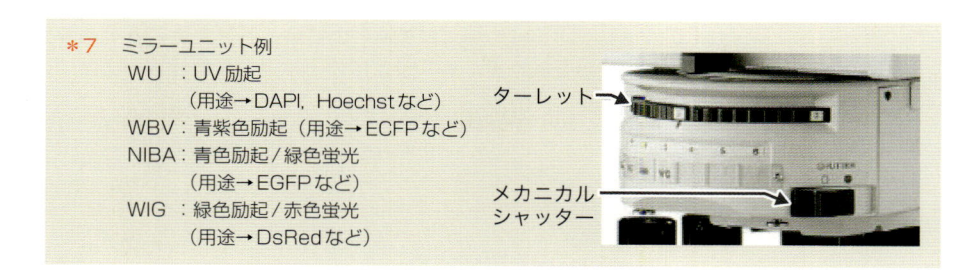

❸ フォーカスハンドルにてフォーカスを合わせる．
　　粗動と微動の切り替えは，フォーカスハンドル下手前に配置されている粗微動切換えスイッチ（F/C）にて行う．
　　ステージ位置の移動は，マニュアルステージの場合はステージ右側のハンドルにて，電動ステージの場合はジョイスティックにて行う．

4. 画像の取込み・スキャン

❶ [DyeList] ウィンドウから観察する蛍光試薬を選択し，〈Apply〉ボタンをクリックする．
　　使用するレーザの種類，検出器，フィルタが自動的に設定される．
　　共焦点顕微鏡での多重蛍光色素の画像取得の場合は，シーケンシャルスキャン＊8 を行う．
　　シーケンシャルスキャンを行うには，〈Sequential〉（Line または Frame）を選択する．

> ＊8 フレームシーケンシャルスキャンが各検出器ごとに1フレームずつスキャンするのに対し，ラインシーケンシャルスキャンはレーザラインごとに検出器を順次変えてスキャンするため，検出器間での時間差を最小限に抑えることができる．

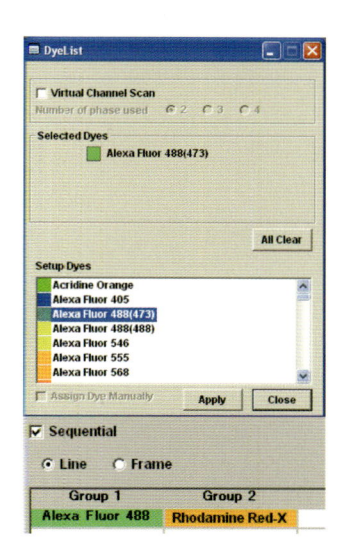

❷ 〈XY Repeat〉ボタンを押して連続スキャンを行い，画像の輝度を調整する＊9．
　　輝度調整するパラメータとしては，主にコンフォーカルアパーチャ（C．A），励起レーザの強度（Laser %），検出感度（HV），オフセット（Offset）がある．

　①コンフォーカルアパーチャ（C．A）とは，共焦点効果を得るために光学焦点面に配置されたピンホールであり，コンフォーカルアパーチャの大きさは〈Auto〉ボタンにより最適値に自動設定される．

　②励起レーザ（Laser %）では，その出力を調整する．出力を上げすぎると蛍光が褪色したり，標本へのダメージが大きくなる．

　③検出感度（HV）は，設定値を上げると感度がよくなる．しかし感度を上げすぎると，画像にノイズが目立つようになる．

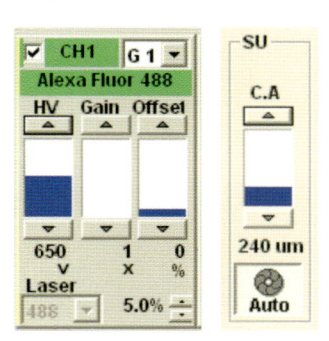

B-Ⅰ）オリンパス社製顕微鏡システム　65

④オフセット（Offset）は，設定値を上げるとコントラストを強めることができるが，弱いシグナルが除去されるため，設定値の上げ過ぎには注意が必要である．

*9　輝度調整の際，視覚的にわかりやすくするために，キーボードでCtrl＋Hキーを押すと，画像をHi-Low表示にできる．この表示方法は，輝度4,095のピクセル（サチュレーションしているピクセル）が赤色，0のピクセルが青色で表示されるため，輝度調整を容易に行うことができる．なお，Hi-Low表示から通常表示に戻す際もCtrl＋Hキーを押す．

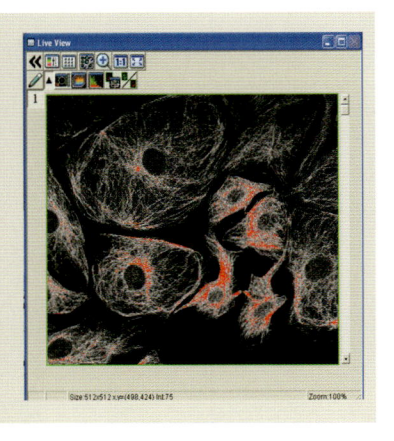

❸ 他の設定．

①Mode（領域指定切換と画像取り込み速度の選択）．
　　［Live View］ウィンドウに取り込んだ画像上で，四角，多角形，丸，ラインなどの取り込み領域の指定を行うことができる．選択した図形を［Live View］ウィンドウに描画すると，その形で取り込み領域が指定される．
　　画像の取り込み速度は9段階から変更可能である．画像の明るさをほぼ変えずに速度を変更したい場合は，〈AutoHV〉ボタンが選択された状態で取り込み速度の設定を行う．

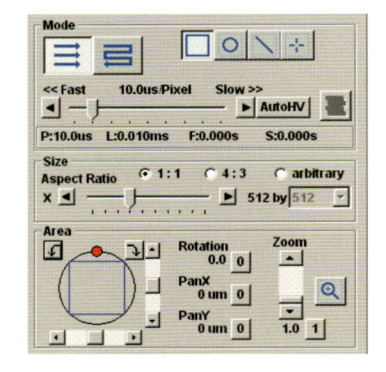

②Size．
　　取り込む画像のX方向とY方向の画素数を設定でき，数値を上げると画像解像度が上がる．ただし，取り込み時間が長くなり，画像ファイル容量が大きくなる．

③Area．
　　スキャン回転（Rotation），拡大取込み（Zoom），拡大取り込み位置（Pan）の設定を行う．

④Kalman積算．
　　指定した回数の画像取り込みを行いながら画像ノイズの平均化を行う．画像にノイズが多い場合は，あらかじめKalman積算を設定し画像取得を開始する．ラインモード[*10]は1ラインごとに，フレームモードは1フレームごとに積算して画像を取込んでいく．積算回数を多くすればノイズをより除去できるが，取り込み時間が長くなり，またレーザ出力が強い場合は標本の褪色のリスクが伴う．

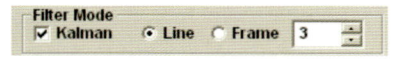

*10　ラインモードの方が積算される時間間隔が短いので，生きた標本の観察に適している．

❹ XY平面像の取得（XY）．
　　　　上記設定が完了したら，〈XY〉ボタンを押して画像取得を行う．

5. その他の機能

1）連続断層像の取得（XYZ）

　〈XY Repeat〉ボタンを押して連続スキャンを行い，フォーカスを合わせる．更新される画像を確認しながら，取得開始面（Start Set），および終了面（End Set）を設定する．またスライスの間隔（StepSize）は任意の値で入力するか，または〈Op.〉ボタンによりZ光学分解能に応じた推奨値を入力する．

　次に，〈Depth〉ボタンを選択し，〈XYZ〉ボタンを押すと画像取得が開始される．

　取得が終了すると〈Series Done〉ボタンが表示されるので，それを押し取り込みを終了する．この時，Appendテキストボックスに追加する画像の枚数を入力し，〈Append Next〉ボタンをクリックすると取り込みを追加できる．

2）タイムシリーズの取得（XYT）

　時間間隔（Interval）と繰り返し回数（Num）を入力し，〈Time〉ボタンを選択し，〈XYT〉ボタンを押すと画像取得が開始される．

　取得が終了すると〈Series Done〉ボタンが表示されるので，それを押し取り込みを終了する．この時，Appendテキストボックスに追加する画像の枚数を入力し，〈Append Next〉ボタンをクリックすると取り込みを追加できる．

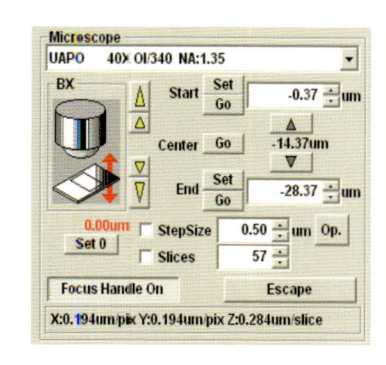

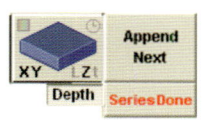

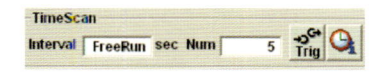

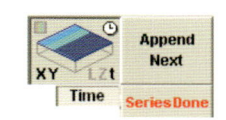

3）光刺激専用スキャナ（ツインスキャナ）による光刺激

　フォトブリーチ，フォトコンバージョン，アンケージングなどの光刺激を起こすための専用スキャナ（ツインスキャナ）を増設すると，標本に光刺激を与えながら，その反応を同時に画像取得することができる．

　1つのレーザ光を分岐させ，一方を画像取得用スキャンユニットに，もう一方をツインスキャナに導入している．各レーザは各スキャナを通り，途中の合成ダイクロイックミラーによって合成され，標本に照射される．各スキャナは独立して動作させることができるため，画像取得中の任意のタイミングで任意の箇所に光刺激照射が可能である．

❶〈SIM LightPass〉ボタンを押し，合成ダイクロイックミラーを光路中に入れる．

❷ [Stimulus Setting]ウィンドウにてSIMを選択し，光刺激したい領域，レーザ，および出力を決める．

❸ 光刺激を手動で行う場合は，Manualを選択したうえで

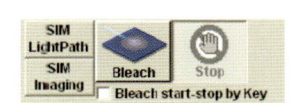

〈Bleach〉ボタンをクリックすれば，取得中の任意のタイミングで指定領域に光刺激照射をすることができる．
　なお，Bleachの有効時間を設定するには，あらかじめAuto Stopにチェックをし，秒数を入力する．

❹ 光刺激とXYT画像取得を同期させる場合は，Main Scanner SyncとImage Scan→Activationを選択し，光刺激前の時間や刺激時間を設定する．

4) スペクトル画像の取得（XYλ）

❶ 〈Lambda〉ボタンを選択し，使用するレーザと適切な励起ダイクロイックミラーが選択されていることを確認する．

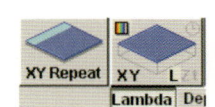

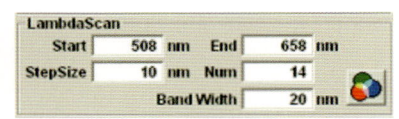

❷ 画像取得開始波長（Start），終了波長（End），開始波長から次の取込みの開始波長までの間隔（StepSize）を入力する．Band Widthにて1フレームの取込み波長幅を設定する．

❸ 設定を終えたら，〈XYL〉ボタンを押し画像取得が開始される．

6. データ保存・export

❶ オリンパス社製ソフトウェアFV10-ASW専用のファイル形式にて保存．
　画像取得後，画像上で右クリック，またはFileメニューから"Save"を選択すると，本ソフトウェア専用のファイル形式[*11]にて保存される．

> [*11] 専用ファイル形式はOib形式とOif形式の2種類から選択できる．Oib形式は一連の画像データが1つのファイルにまとまっているため，ファイルのコピーなどに便利である．Oif形式で保存した場合は「*.oif.files」フォルダ内にTIFF形式の画像データが格納されているため，画像データを他のソフトウェアで読み出すことができる（グレースケール16ビット／ピクセルの画像を表示できるソフトウェアを使用）．

❷ 他のソフトウェアで読み出せるファイル形式への変換．
　Fileメニューから"Export"を選択すると，他のソフトウェアでも読み出せるファイル形式（Bitmap, JPEG, TIFF, PNG, AVI, MOV）に画像データを変換できる．

7. シャットダウン

❶ 制御ソフトウェアFV10-ASW，Windowsを終了する．

❷ 可視光レーザ，水銀ランプ電源装置の電源スイッチを切る．
　レーザはキースイッチを切った後，メインスイッチを切る[*12]．

> [*12] レーザ製造メーカーによっては，キースイッチを切ってから冷却ファンが止まった後，メインスイッチを切る製品もあるので，注意が必要である．

❸ 集中電源を切る．

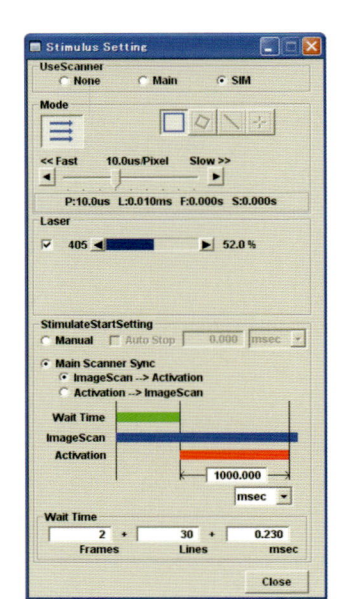

I - ii. オリンパス社製・2光子励起顕微鏡 FV1200MPE

1. 機器の概要

　　　　　顕微鏡[13, 14]，レーザ光源（紫外・可視光，2光子用）[15]，水銀ランプ（目視観察用），多光子レーザ導入光学系，スキャンユニット[16, 17]，外部検出器[18, 19]，制御装置[20]，電源（100V，製品仕様により異なり15A×4〜7系統）．

[13] 正立型電動顕微鏡BX61，倒立型電動顕微鏡IX83，およびステージ固定式電動正立顕微鏡BX61WIから選択できる．

[14] ステージ固定式電動正立顕微鏡による画像取得では多光子専用対物レンズXLPLN25XWMP（N. A. 1.05, WD 2.0 mm）が大変有効である．これは近赤外波長の透過率を高め，広視野，高開口数（N. A.），長作動距離（WD）を実現した水浸対物レンズであり，標本で散乱した蛍光を無駄なく取得できることが多光子画像取得ならではの利点となる．また，補正環を有しており，標本と水との屈折率の差が原因で発生する球面収差を十分に補正することができるため深部でも高解像な画像取得を可能としている．加えて，生体の観察部位におけるカバーグラスの有り無しやAgar固定などさまざまな形状に対応できることも利点としてあげられる．さらに対物レンズ先端角が35°と鋭角なため標本へアクセスがしやすい．

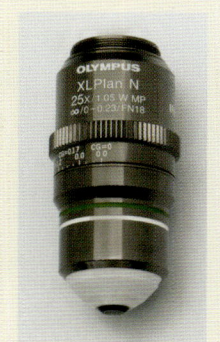

[15] レーザ光源は，2光子用にはオリンパス専用に分散補正量調整されたネガティブチャープ搭載の2光子パルスレーザ（以下，2光子レーザ）を搭載，励起光の波長域は680〜1080nm．共焦点用はダイオードレーザまたはマルチアルゴンレーザ，ヘリウムネオングリーンレーザなどのガスレーザで構成される．

[16] スキャンユニットは2光子画像取得のみを行う用途の専用スキャナ（近赤外で高い反射率をもつ金コーティングガルバノミラーを採用）か，共焦点画像取得との兼用スキャナ（可視域〜近赤外で高い反射率をもつ銀コーティングガルバノミラーを採用）のどちらかを搭載できる．

[17] ツインスキャナと，光刺激用として多光子レーザを増設すると，多光子レーザで標本に刺激を与えながら，その反応を同時に2光子画像取得することが可能である．2光子レーザによる光刺激には，空間的に特定された部位を刺激することができるメリットがある．
また，ツインスキャナに可視光レーザを導入すれば，可視光レーザで標本に刺激を行い，その反応を2光子画像取得することができるので，チャネルロドプシンやハロロドプシンを利用した実験にも対応できる．
照射する形状は矩形，円，ポイント，ライン，フリーラインなど自在に設定できる．
各スキャナは独立して動作させることができるため，画像取得中の任意のタイミングで任意の箇所に光刺激が可能である．

[18] 多光子用検出器は落射型蛍光検出器（2CHまたは4CH）と透過型蛍光検出器（2CH）を有しており，標本にできるだけ近い位置に配置されている．光電面にGaAsPを使用したPMTを搭載した高感度検出器ユニットも用意されている．従来のPMTよりも量子効率がよく，かつ冷却しているため，明るくS/Nのよい画像を得られる．

[19] 蛍光シグナルはダイクロイックミラーと吸収フィルタで構成されたミラーユニットを通して検出されるので，あらかじめ多光子用検出器には用途に応じたミラーユニットを装着しておく必要がある．

[20] PC：Windows，ソフトウェア：オリンパス社製FV10-ASW，またはタッチコントロールパネル．

2. スタートアップ

一部詳細はⅠ-ⅰ-2を参照.

❶ 集中電源とコンピュータを起動する.

❷ 可視光レーザを起動する.

❸ 水銀ランプ電源装置の電源スイッチを入れる.

❹ 他,外部付属品（インキュベーター装置,電動ステージなど）が設置されている場合は,それらも起動する.

❺ OSへのログインに必要なユーザー名・パスワードを入力しWindowsへログインする.

❻ 制御ソフトウェアFV10-ASWを起動し,ユーザーID・パスワードを入力しログインする.

❼ 制御ソフトウェアFV10-ASWの多光子レーザ波長ボタンおよびLaser Emissionの〈ON〉ボタンを押し,レーザを起動する.

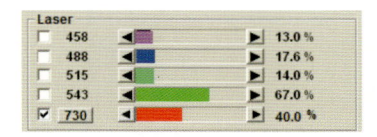

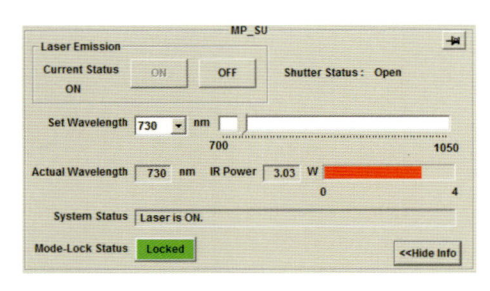

3. 顕微鏡接眼レンズでの試料の観察・視野探し

❶ 観察光路の切り替えを行う.
　ステージ固定式正立顕微鏡の場合は,2光子用検出器ユニットの切り替えつまみを引き出す.
　倒立顕微鏡の場合は,顕微鏡前面の光路切り替えボタンを押して切り替える.

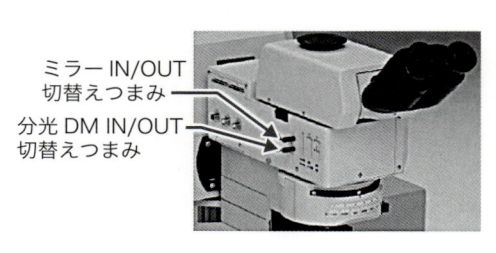

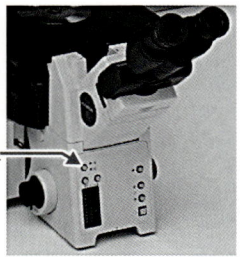

以下の詳細はⅠ-ⅰ-3を参照.

❷ 対物レンズを選択する.

❸ ミラーユニットを選択する.

❹ フォーカスハンドルにてフォーカスを合わせる.

4. 画像の取込み・スキャン

❶ [DyeList] ウィンドウから〈Two Photon〉を選択した後，観察する蛍光試薬を選択し，〈Apply〉ボタンを押す．
使用するレーザの種類と推奨波長，検出器が自動的に設定される[*21]．

> [*21] 共焦点顕微鏡での多色画像取得の場合はシーケンシャルスキャンを行うことを記載した（I-i-4参照）．しかし2光子励起顕微鏡での多色画像取得の場合，各種蛍光色素の2光子吸収スペクトルが比較的広い波長域であるため，励起波長は単波長を使い取得を行う．したがって基本的にはシーケンシャルスキャンは行わない．

❷〈XY Repeat〉ボタンを押して連続スキャンを行い，画像の輝度を調整する[*22]．
輝度調整するパラメータとしては，主に，励起レーザの強度（Laser %），検出感度（HV），オフセット（Offset）がある．
励起レーザ（Laser %）の出力を上げすぎると蛍光が褪色したり，標本へのダメージが大きくなる．ただし，標本深部での観察の場合は出力が必要なので，適宜強度を上げて画像取得を行う．
検出感度（HV），オフセット（Offset），画像のHi-Low表示についてはI-i-4[*9]を参照．

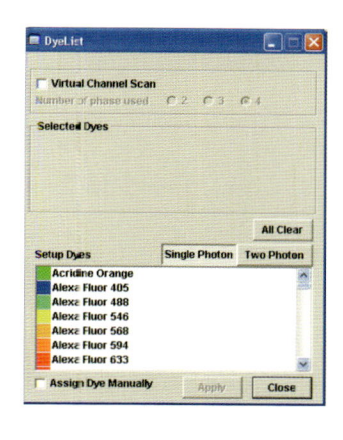

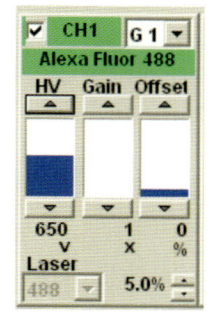

> [*22] I-i-4で述べたコンフォーカルアパーチャ（C.A）は，多光子画像取得では使用しない．2光子励起顕微鏡はその原理上，焦点のみ励起することができるため，コンフォーカルアパーチャを用いないで共焦点画像取得と同等なセクショニング画像を得ることができるからである．

以下の詳細はI-i-4を参照．

❸ 他の設定．

❹ XY平面像の取得（XY）．

5. その他の機能

詳細はI-i-5を参照．

1）連続断層像の取得（XYZ）[*23]

> [*23] 2光子画像取得では厚みのある標本が対象となることが多く，フォーカス位置が深部になるにつれて画像が暗くなる．このような場合は，連続断層取得中の明るさ補正を設定できるCorrect Brightness For Depth機能を活用したい．あらかじめ各フォーカス位置ごとにレーザの出力や各検出器の感度（HV）やオフセット（OffSet）を設定して連続断層像取得を行えば，標本の表層から深部まで均一な明るさを保った画像取得が可能である．

2）タイムシリーズの取得（XYT）

3）光刺激専用スキャナ（ツインスキャナ）による光刺激

4）スペクトル画像の取得（XYλ）

6. データ保存・export

I-i-6を参照.

7. シャットダウン

❶ 制御ソフトウェア FV10-ASWの2光子レーザ波長ボタンおよび"Laser Emission"の〈OFF〉ボタンをクリックし，レーザを終了する[*24].

> [*24] 2光子レーザ用電源ボックスのメインスイッチとキースイッチ，および水冷チラーは24時間通電であるため，電源スイッチを切らないよう注意すること.

以下の詳細はI-i-7を参照.

❷ 制御ソフトウェア FV10-ASW，Windowsを終了する.

❸ 可視光レーザ，水銀ランプ電源装置の電源スイッチを切る.

❹ 集中電源を切る.

謝辞

本稿の執筆はオリンパス株式会社 幸村心元氏にご協力をいただいた．この場を借りて感謝する．

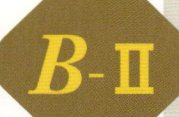

カールツァイス社製顕微鏡システム

　カールツァイス社は1846年に設立された，ドイツ・オーバーコッヘンに本拠地を置く世界的な光学機器メーカーである．レーザー顕微鏡開発の歴史も古く，特に現行機の一世代前の共焦点レーザー顕微鏡LSM5シリーズは，その高性能と操作性のよさで高い人気を誇り，本邦でも多くの研究機関に広く普及した．現行版のLSM710/780でも，スペクトル検出器による多チャンネルスキャンや，高い検出感度のGaAsP検出器の導入など，「高精細な画像を効率よく取得する」ための開発成果が随所にみられる．

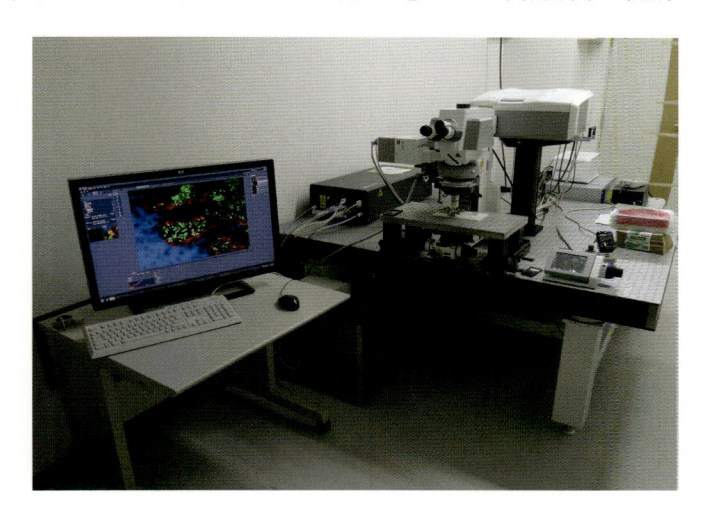

II-i. カールツァイス社製・共焦点顕微鏡 LSM 710/780

1. 機器の概要

　顕微鏡[*1]，レーザー光源（可視光）[*2]，水銀ランプ（目視観察用），スキャンユニット[*3]，外部検出器（NDD）[*4]，制御装置[*5]，電源（200V，30A×1，100Vコンセント×2〜3）．

> [*1] in vivo イメージング用途ではステージ固定正立型顕微鏡のAxio Examinerが多く使用されている．その他，通常イメージング用の顕微鏡として正立型顕微鏡Axio Imager，倒立型顕微鏡Axio Observerが用意されている．
> [*2] マルチアルゴンレーザー．励起光の波長域は458, 488, 514 nmの3波長．
> [*3] 内部検出器（高感度 GaAsP 32チャンネルアレイ検出器＋PMT 2チャンネル）を含む．
> [*4] 外部検出器（NDD）には1チャンネルもしくは2チャンネルGaAsPを選択可能．
> [*5] 制御用リアルタイムPC，PC：Windows 7以上，ソフトウェア：カールツァイス社製ZEN．

2. スタートアップ

❶ レーザー顕微鏡システム電源の起動.
　主電源を入れ，レーザーセーフティー用のキーを回し（横に倒れた状態），System PCスイッチ，Componentsスイッチを入れる.

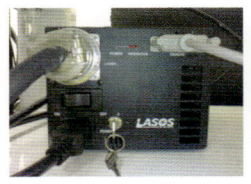

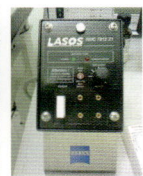

❷ 水銀ランプの電源を入れる（目視観察用）.

❸ デスクトップPCの電源を入れる.

❹ マルチアルゴンレーザーの電源を入れる.
　マルチアルゴンレーザーは主電源，キースイッチ，ディップスイッチ，パワーダイヤルの4箇所を入れていく（キースイッチのあとヒーティングのために5分程度待ち時間が必要）.

❺ その他，アクセサリー類の電源を起動.
　アクセサリー類が付属の場合それらの電源を入れる（インキュベーションシステムや，フォーカス維持装置など）.

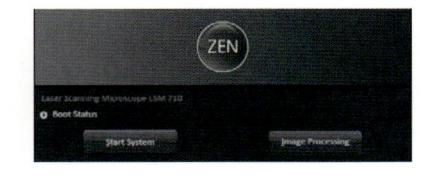

❻ ソフトウェアの起動.
　Windowsのログインの後，システム制御用ソフトウェアを起動（ZENソフトウェア）. On line mode/Off line modeがあるので通常イメージングを行う際には〈Start system〉（On line mode）ボタンを押しソフトを起動する.

❼ すべてのレーザーを起動.
　ソフトウェア起動後，"Acquisition"タブ内のLaserメニューを開き各種必用なレーザーを〈On〉にしていく.

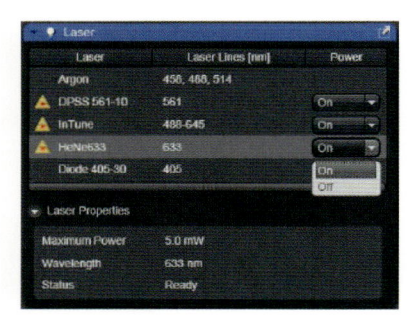

3. 顕微鏡（直視下）での資料の観察・視野探し

❶ 対物レンズのセット.
　顕微鏡の種類によって電動，手動タイプがあるので，ソフトウェアから対物レンズ名を選択するか，手動の場合は直接対物レンズのレボルバーを回転させ，目的の対物レンズ[*6]が試料直上に来るようにする.
　レボルバー部が上下可動式のタイプもある（Ⅱ-ⅱ-3参照）.

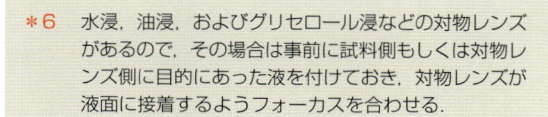

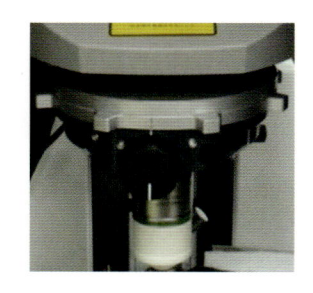

> [*6]　水浸，油浸，およびグリセロール浸などの対物レンズがあるので，その場合は事前に試料側もしくは対物レンズ側に目的にあった液を付けておき，対物レンズが液面に接着するようフォーカスを合わせる.

❷ 光路の切り替え[*7].
　ソフトウェア側にて顕微鏡操作画面を表示させるため，〈Locate〉ボタンを選択後，〈On line〉ボタンにて光路を切り替える（接眼レンズの方へ蛍光が行くようにする）.

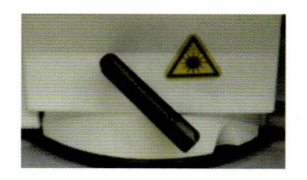

*in vivo*イメージング実験プロトコール

> ＊7　Axio Examinerで外部検出器が反射側光路に付属している場合，ダイクロイックミラーがレボルバー上部に挿入されている場合があるのでこれを抜いておく．

❸ 接眼レンズによる観察．

　　水銀ランプを使った蛍光観察ではほとんどの操作をソフトウェアから制御できる．

　　顕微鏡操作メニューのなかには，通常観察可能な代表的な蛍光名が表示されたマクロボタン（DAPI，GFP，DsRED，OFFボタンなど）があるので，このボタンを押すだけで観察環境がセットされる（水銀ランプのシャッターの開閉，リフレクター，エミッションフィルターの挿入など）．

❹ フォーカス合わせ，およびステージ位置の調整[＊8]．

　　フォーカス調整は顕微鏡左右のフォーカスノブから行う．仕様によってはリモートコントロールできるタイプもあるので確認が必要．

　　ステージ位置の調整は標準仕様のステージであればステージ横のノブから操作することができる（電動ステージが付属の場合ジョイスティックなどから操作を行う）．

> ＊8　in vivoイメージング仕様の場合，器具固定用の他メーカー製のステージを使用することが多く，取り扱い方法は各メーカーに確認が必要．

❺ 透過光観察用芯出し．

　　透過光を利用した観察の場合，試料にムラのない均一な照明を行うために，試料観察前に光軸の芯出しを調整する（ケーラー照明）ことが推奨される．

①ソフトウェアよりハロゲンランプの〈On〉ボタンを押し，続いて視野絞りをできるだけ絞る．

②コンデンサのフォーカスノブを上下させ，視野内に多角形の絞りの像が焦点を結ぶように合わせる．

③コンデンサ上部（または下部）にある左右に突き出たピンノブを左右いずれかの方向に回し，この多角形の像が視野の真ん中に来るように調整する．

④最後に視野絞りを視野の外接する位置まで広げていき，この状態で透過光観察を行う．

❻ 接眼レンズ観察用光路の終了．

　　上記操作にて目的の観察位置を決めたら〈Off〉ボタンを押し，水銀ランプのシャッターを閉じる．次にソフトウェア上の顕微鏡操作画面から〈Off Line〉ボタンを押し，光路を撮影用光路に切り替える[＊9]．

> ＊9　Axio Examinerで外部検出器が反射側光路に付属していてこれを使用する場合，専用のダイクロイックミラーをレボルバー上部に挿入しておく．

4．画像の取り込み・スキャン

　　カールツァイス社のシステム制御用ソフトウェアZENは，背景の暗い色にメニューエリア，画像エリア，取得された画像のプレビューエリアにより構成されている．

　　画像撮影の操作を行うには以下の手順で行う．

❶ 光路の設定．

　　主に2つの設定の仕方がある．

① Smart Setupという機能で，蛍光試薬名を入力することで難しいレーザーや検出範囲などの設定をコンピュータにお任せでする方法がある．この場合，選択した蛍光の数に応じて，2色以上を同時励起による取得で撮影できる光路，また2色以上の場合それぞれの蛍光の光路をシーケンシャルに切り替えて蛍光のかぶりができるかぎり起きないように撮影できる光路，3色以上の設定の際に蛍光のかぶりが起きない2色の蛍光に対しては同時励起，蛍光がかぶってしまう光路については切り替えてシーケンシャルに撮影できる光路，およびスペクトルイメージング用の光路が選択できる．

② 手動で任意にレーザや検出範囲を決め，"Experiment Manager" に保存，またはよび出して光路を設定する方法がある．カールツァイス社のシステムはシグナル収率を上げるため完全フィルターレスで，かつ1 nmステップで自由な検出範囲を設定できる．外部検出器を使用する場合，または in vivo イメージングの際にはこちらの方法で設定することが望ましい．

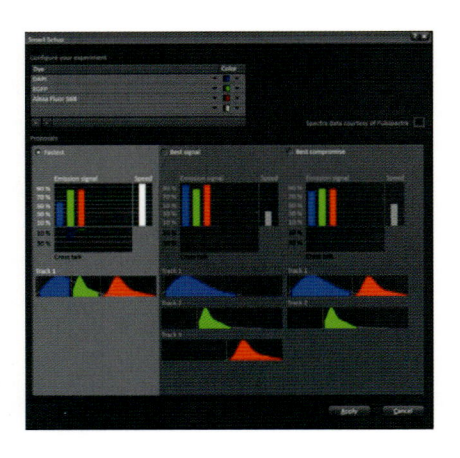

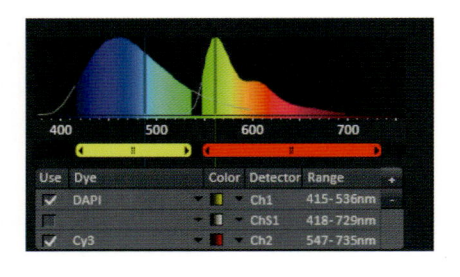

いずれも多色の場合シーケンシャルの設定ができるが，Smart Setupでは画像を明るく撮影することを優先とした光路になり，Frame Sequentialの切り替え手法を利用している[*10]．

> *10 Frame Sequentialの場合，2色以上の各蛍光を1 Frame撮影する度に光路を切り替え撮影していく．メリットは蛍光ごとにピンホールサイズやフィルターの選択など光路を個別に設定できることにある．逆にデメリットとしては1 Frame撮影している間に試料が動いてしまうと，各蛍光を撮影している間にズレを生じてしまうことがある．それゆえに固定サンプルでこの手法が利用されることが多い．

一方，光路を手動で設定する場合，多色撮影用の設定にLine Sequentialの切り替え手法も選択できる[*11]．

> *11 Line Sequentialの場合，2色以上の各蛍光を1 Lineスキャンする度に光路を切り替え撮影していく．メリットは1 Lineごとにレーザーの切り替えのみで撮影していくので試料が動く場合に蛍光ごとにズレが生じにくいことにある．デメリットとしては，1 Lineごとの切り替えは高速にレーザーのみの切り替えで光路を切り替えるため，ピンホールやフィルターなど光路を蛍光ごとに個別に自由な設定を組むことができない（レーザー以外は共通の光路条件を利用する）．このような特徴からライブセルイメージングでよく重宝される．

❷ 画像のコントラスト調整．

光路設定をしたあとは連続スキャン（〈Live〉や〈Continuous〉ボタンを押す）をしながら画像の明るさやバックグラウンド設定を行う．

明るさを決めるパラメーターとしては主に，レーザーパワー，検出器のゲイン［Gain (Master)］，ピンホールサイズ（1 AU）である．バックグラウンドレベルを決めるためにはオフセット［Digital Offset］設定を利用する．

①レーザーパワーは蛍光の励起効率にかかわり，強くすればノイズを発生させずに蛍光を明るくさせることができるが，強くし過ぎると逆に蛍光の褪色を促すことにもなるので通常弱めの設定から徐々に強めていく*12．

    *12 レーザーの寿命，大元のパワーなどによって基準が変わるのでメーカーに確認が必用．

②検出器の感度だが，[Gain（Master）]を強めると画像は明るくなるが，強くし過ぎると同時にノイズが目立ってくる．逆に弱めればノイズは目立たなくなるがもちろん画像も暗くなってくる．ノイズが目立たない程度に見たい構造体を明るく調整できるのが望ましい．

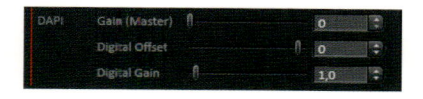

③バックグラウンドレベルの決定だが，[Digital Offset]値を0からプラスにすることでバックグラウンドを上げ，マイナスにすることでバックグラウンドを下げ，できる限り画像のシグナルのない部分の自然な黒を表現するように設定する*13．

    *13 これらのシグナル強度を視覚的に見やすくし，コントラスト調整をしやすくする機能で，Range Indicatorという表示切り替え機能がある．
    この表示は画像の色表示をシグナル強度が0のピクセルを青で，シグナル強度がダイナミックレインジ内に収まっているピクセルをグレースケールで，シグナル強度がダイナミックレインジをオーバーし，サチュレーションしているピクセルを赤で表示することができる．
    これを使用することで，サンプルからの自然な強度比を保ちながら簡単にコントラスト調整ができる．

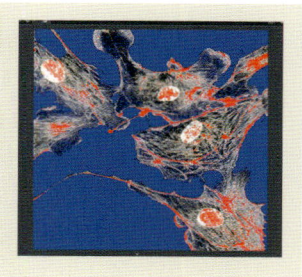

❸ 画像の解像度の設定．

  明るさの設定が終わると最後に画像の解像度の設定を行う．画像の解像度を決める設定は主に，Frame size，Scan Speed，Averaging，およびBit Depthになる．

①[Frame Size]は512×512をデフォルトとし，上げれば解像度がよくなるが，画像取得時間が大きくなるうえ，データ容量が大きくなるので必要以上に上げすぎないことが重要になる．また，より褪色を促す可能性が上がるので注意が必要．

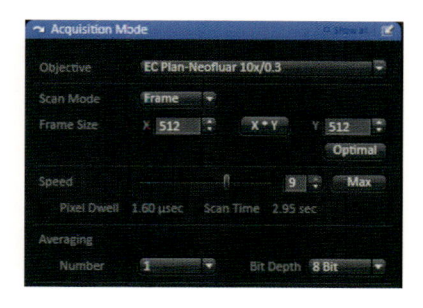

②[Scan Speed]のデフォルトはFrame Sizeに依存し自動で設定されているが，早くすれば画像取得スピードが速くなるが，そのぶん解像度は悪くなる．逆にスピードをデフォルトより下げるとS/Nをよくする効果があるが，画像取得スピードを下げることになるうえ，よりレーザーを多くサンプルに当てることになり退色などの心配も出てくる．この設定も必要以上にスピードを下げないことが望ましい．

③[Averaging]は同じ箇所を何度かスキャンし，その得られたシグナルの平均化されたシグナルが画像として出てくる．そのためAveragingの回数を上げれば上げるほどノイズ成分を除去することができるが，やはりこれも回数を増やした分，たくさんレーザーを当てることになるので褪色などの心配が出てくる．また，画像取得時間も増える．

B-Ⅱ）カールツァイス社製顕微鏡システム

④［Bit Depth］だが，こちらは 8 Bit～16 Bit まで画像の階調設定をすることができる．Bit Depth は Bit 数を上げるほど，暗いところから明るいところまでの濃淡の表現をより細かくできるため，シグナルの数値解析や，シグナルが弱い場合は上げておくのが望ましい．特に in vivo での神経のイメージングでは，スパインと細胞体のコントラストの差が大きい場合が多いので，16 Bit のような広い階調設定が望ましい．こちらのデメリットはデータ容量が大きくなるだけで試料へのダメージなどの心配がない．

以上のように画像の明るさ，および解像度にかかわる設定は必ずメリットとデメリットがトレードオフの関係にある．自分の画像がどの設定項目を優先させるかが重要になる．

❹ 画像の撮影．
　上記の❶～❸が終了すると最後に〈Snap〉ボタンを押し，最終スキャンを行う．

5. その他の機能

1 枚の綺麗な画像を撮るだけではなく，三次元撮影や，タイムラプスイメージングを行う場合以下の操作を行う．ZEN ソフトウェアでは，これらのツールが通常は隠れているのでそれぞれ該当のチェックボックスにチェックを入れ表示する．

1) 三次元画像（Z Stack）の撮影

❶ 〈Z Stack〉のチェックボックスにチェックを入れツールを表示する．

❷ Z Stack ツールのなかでは 2 つの手法のうち 1 つをまず選択する．
　撮影したい Z 軸方向の上下のフォーカス面をあらかじめ登録して，間のフォーカス面の画像を撮影していく First / Last の手法か，または，現在のフォーカス面を中心に上下に同じ枚数，距離だけ撮影する Center の手法を選ぶ．

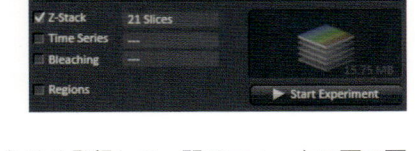

❸ First / Last の方法を選んだ場合，まずは始点にしたいフォーカス面に合わせツール内の Set〈First〉ボタンを押し登録，次に終了点にしたいフォーカス面に合わせ Set〈Last〉ボタンを押し撮影範囲を決定する．

❹ Center の手法を選んだ場合は，中心にしたいフォーカス面に合わせ〈Center〉ボタンを押し中心を決定する．

❺ 最後にフォーカスインターバルを自動設定ボタンの〈Optimal〉ボタンを押し決定するが，必用であれば手動でインターバルを入力し，〈Start Experiment〉ボタンにて撮影をスタートさせる．

2) Time Series の撮影

❶ 〈Time series〉のチェックボックスにチェックを入れツールを表示する．

❷ ツール内の Cycles および Interval を設定する．

❸ Cycles は撮影する合計枚数，Interval は撮影する時間間隔（撮影にかかる時間も含む）を入力する．

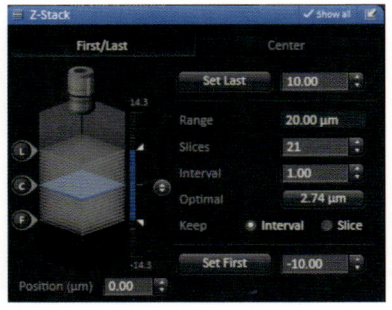

❹〈Start Experiment〉ボタンにて撮影を開始する．

3）任意の領域を指定しての撮影

❶〈Regions〉のチェックボックスにチェックを入れツールを表示する．

❷ Regions 設定は，ツール内の描画ボタンを選択し，あらかじめ取得しておいた画像の上に任意の領域を書き込む．

❸ ツール内のチェックボックスの内〈Acquisition〉にチェックを入れ（それ以外は外しておく），〈Snap〉ボタンにて撮影を行う．
　Regions を使って Time Series などを行う場合は〈Start Experiment〉ボタンにて撮影を開始する．

4）光刺激（Activation）または光褪色（Bleaching）の設定

❶（Bleaching）をチェックボックスにチェックを入れツールを表示する．

❷ Activation または Bleaching を行う場合，まずはツール内の〈Start Bleaching after # scans〉にチェックを入れ，Time Series の何枚目の画像を撮影したあとに Activation または Bleaching 用のレーザをスキャンするかを決めるため数値を入力する．
　繰り返し何枚かおきにレーザ照射したい場合は〈Repeat Bleach after # scans〉にチェックを入れ，数値を入力する．

❸ Iteration により繰り返し同じ指定領域にレーザを照射するための回数を入力する．Activation または Bleaching の効率に影響する．

❹ Activation または Bleaching に必要なレーザの波長にチェックを入れる．

❺ 2）の Time Series の設定を行い，3）の Regions ツール内の描画ボタンを選択し Activation または Bleaching を行う領域を指定する．
　このとき，Activation や Bleaching 目的で Regions ツールを使用するので，〈Bleach〉および〈Analysis〉にチェックを入れ〈Acquisition〉のチェックは外しておく．

❻〈Start Experiment〉ボタンを押し撮影を開始する．

6. データ保存・export

データ保存には大きく2種類の方法がある．

❶ Raw data の保存[*14]．
　撮影後の保存したい画像を選択し，"File Menu"より"Save as"にて名前を付けて任意のドライブ，フォルダに保存する．

> [*14] Raw data は画像の情報以外に，スケール情報や撮影条件などもすべて一括で保存されるので必ず最初に保存をすることが推奨されている．
> また，〈Reuse〉ボタンを使うことで Raw data から撮影条件を顕微鏡に読み込ませることができる．これにより前回の条件と同じ条件をメモを取っておくことなく再設定することができ，実験の効率を上げることができる．

❷ 汎用フォーマットでの保存（TIFF や JPEG などの画像，または AVI，MOV などのムービーファイルなど）．

一般的な画像フォーマット（TIFF/JPEGなど）で画像を保存する場合は，"File Menu"より "Export"を開き，ファイルフォーマットを選択後，〈Select file name and save…〉をクリックする．次に，開いた画面でファイル名を入力し，〈Save〉で画像を保存する．

①Format：保存したい画像形式を選択．

②Data：保存したい画像の状態を選ぶ．

- Raw data：画像データのみを変換する（解像度は保たれるが，スケールバーなどの追加情報は保存されない）．
- Contents of image window：モニターの解像度で保存する（スケールバーなどの追加情報，蛍光強度解析表示などの解析画面を保存することができる）．
- Full resolution image window：取得した画像の解像度を保った状態で保存する（スケールバーなどの追加情報も保存される）．

上記各タイプに関してはZ StackやTime Seriesなどのシリーズデータについて以下の選択をすることもできる．

③single plane：イメージコンテナ上に表示されている画像を1枚保存．

④series：動画などのシリーズ画像をすべて保存（ムービー形式の場合には1つのファイルとして保存される）．

7. シャットダウン

❶ "Acquisition"メニュー内のLaserツールを開き，すべてのレーザをOFFにする．マルチアルゴンレーザーについては個別に電源ユニットの操作を行う．まずはパワーダイヤルを下げ，ディップスイッチを落とし，キースイッチを回す（縦になるように）．キースイッチを落としたら空冷用のファンが止まるまで冷却を待ち，（約5分ほど経ったあと）主電源を落とす．

❷ 水銀ランプの電源を落とす．

❸ 液浸用対物レンズのクリーニングをする．

❹ ZENソフトウェア，Windowsを終了する．

❺ その他アクセサリー類が付属されている場合は起動時にONにしたものはOFFにしておく．

❻ 顕微鏡システムの電源を落とす．Componentsスイッチ，System PCスイッチ，レーザーセーフティー用のキースイッチ（縦にした状態），主電源の順に落としていく．

II-ii．カールツァイス社製・2光子励起顕微鏡 LSM 710/780 NLO

1. 機器の概要

顕微鏡[15, 16]，レーザー光源（可視光，2光子用）[17]，水銀ランプ（目視観察用），スキャンユニット[18]，外部検出器（NDD）[19]，制御装置[20]，電源200V, 30A×1, 100V, 15A×2, 100Vコンセント×2～3．

> *15 *in vivo* イメージング用途ではステージ固定正立型顕微鏡のAxio Examinerが多く使用されている．2光子励起顕微鏡システムにはLSM 710/780 N_C（1光子/2光子励起兼用）の他に，LSM 7MP（2光子励起専用）が用意されている．
>
> *16 *in vivo* イメージング用に推奨された水浸対物レンズ（W Plan-Apochromat レンズ20×，40×，63×）が用意されている．
>
> *17 共焦点用はマルチアルゴンレーザー，2光子用は独立した電源と水冷用チラー，IR（赤外線）レーザー〔波長域は680～1080 nm（レーザーメーカー，製品グレードによって異なる）〕で構成される．
>
> *18 内部検出器（高感度GaAsP 32チャンネルアレイ検出器＋PMT 2チャンネル）を含む．
>
> *19 外部検出器（NDD）には1チャンネルもしくは2チャンネルGaAsPを選択可能．
>
> *20 制御用リアルタイムPC，PC：Windows 7以上，ソフトウェア：カールツァイス社製ZEN．

2. スタートアップ

❶ IR レーザ電源ユニットの起動．

　キースイッチを回す（通常，横に倒れた状態がON）．ただし，レーザーメーカーによって多少異なるので確認が必要*21．

> *21 IRレーザーには通常，冷却用のチラーなどがあり常に電源を入れた状態にしているユニットもあるのでメーカーに確認が必要．

　以下の詳細はⅡ-ⅰ-2を参照．

❷ レーザー顕微鏡システム電源の起動．

❸ 水銀ランプの電源を入れる（目視観察用）．

❹ デスクトップPCの電源を入れる．

❺ マルチアルゴンレーザーの電源を入れる．

❻ その他，アクセサリー類の電源を起動．

❼ ソフトウェアの起動．

❽ すべてのレーザーを起動．

3. 顕微鏡（直視下）での試料の観察・視野探し

　カールツァイス社製では*in vivo*イメージング用途でステージ固定正立型顕微鏡のAxio Examinerが多く使用されている．本顕微鏡の場合，以下の手順で試料の観察を行う．

❶ 対物レンズのセット．

　手動にて対物レンズのレボルバーを回転させ，目的の対物レンズが試料直上に来るようにする（レボルバー部分を回した際にクリックする場所がある）．

　レボルバー部が上下可動式になっているので，フォーカスノブを回しピント位置付近まで対物レンズを下げる*22．

> *22 カールツァイス社製品では*in vivo*イメージング用に推奨された水浸対物レンズがあるので，その場合は事前に試料側を目的にあった液で満たしておき，対物レンズが液面に接着するようフォーカスを合わせる．

以下の詳細はⅡ-i-3を参照.

❷ 光路の切り替え.

❸ 接眼レンズによる観察.

❹ フォーカス合わせ，およびステージ位置の調整.

❺ 接眼レンズ観察用光路の終了.

4. 画像の取り込み・スキャン　Ⅱ-i-4を参照[*23〜25].

[*23] 2光子励起によるin vivoイメージングでは，マルチフォトンレーザーの波長切り替えに時間がかかるため基本的にはマルチフォトンレーザーのみのシーケンシャルな撮影は難しい．そこで2光子励起特有のブロードな励起により複数の蛍光色素を同時に1つの波長で励起し，多チャンネルで検出する技術も試されている．2光子励起のみによる多色撮影については32Chのスペクトル検出器を利用するのが効果的である．

[*24] 2光子励起では一般的にピンホールを必要としないので，内部検出器を使用する場合，ピンホール設定は〈Max〉ボタンなどにより全開にしておく．

[*25] マルチフォトンレーザーは発振する波長が可変式であるため，まずは励起したい波長帯のおおよそ倍の波長を入力する（例えばGFPなどではおおよそ920 nm程度）．また，搭載しているレーザーの種類によって変更できる波長域も別なのでメーカーへ確認が必要．
続いてレーザーパワーの設定はもともとのレーザーのパワー，使用時間などで変わってくるが，特にマルチフォトンレーザーは設定した波長によってもレーザーのパワーが変わってくるので要注意．
一般的にはより長波長側へ設定するほどレーザーのパワーが低くなるので，注意が必要．例えばマルチフォトンレーザーの波長を800 nmに設定した場合と，920 nmに設定した場合では，おおよそ1,000 mW程度変わってくる．それゆえに，ソフトウェアインターフェース上での数値も変える必要がある．

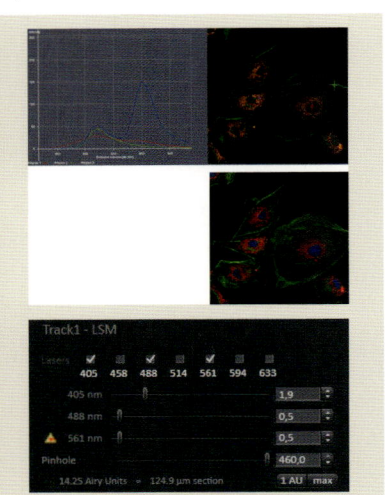

5. その他の機能　Ⅱ-i-5を参照.

6. データ保存・export　Ⅱ-i-6を参照.

7. シャットダウン　Ⅱ-i-7を参照[*26].

[*26] IRレーザーは通常キースイッチのみを落とすことが多いが，冷却用のチラーなどがあり常に電源を入れた状態にしているユニットもあるのでメーカに確認が必要．

謝辞

本稿の執筆はカールツァイスマイクロスコピー株式会社　佐藤康彦氏にご協力をいただいた．この場を借りて感謝する．

LSM 780/BiG

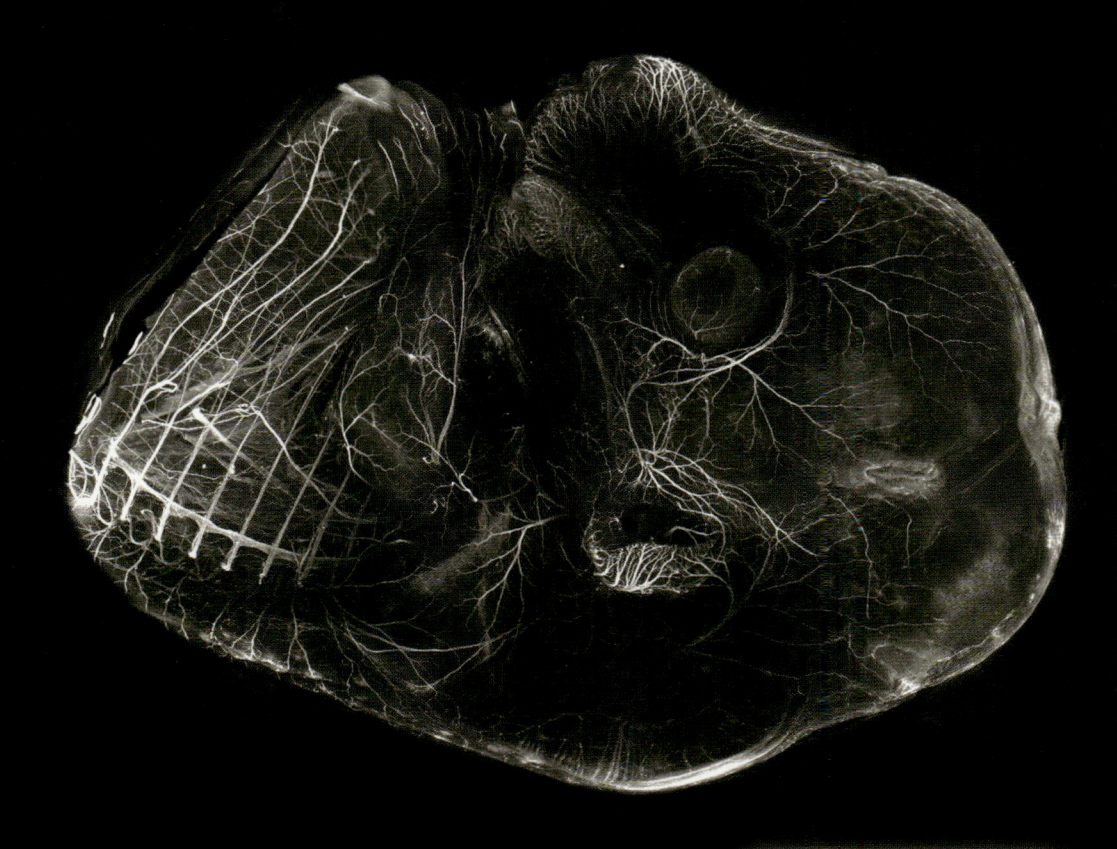

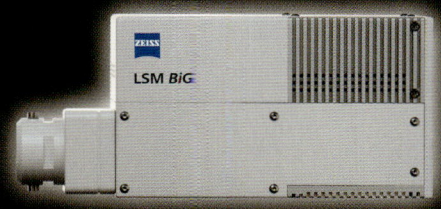

Peripheral nervous system of a mouse embryo,
Dr. Kazuko Masu, Prof. Masayuki Masu,
Tsukuba University

LSM *BiG* はGaAsP PMTを搭載し、
驚異の感度とノイズレスを実現

カールツァイスマイクロスコピー株式会社
Tel 03-3355-0332　E-mail micro@zeiss.co.jp
URL http://www.zeiss.co.jp/microscopy
営業所：東京／大阪／名古屋／福岡／仙台

ZEISS

We make it visible.

B-III ニコン社製顕微鏡システム

　ニコン社は1917年設立の日本光学工業が前身となる，本邦が世界に誇る光学機器メーカーである．従来よりきわめて高い水準のレンズ・光学系技術を生かした光学顕微鏡には定評があったが，近年，満を持して登場させた共焦点/多光子励起顕微鏡 Nikon A1 シリーズは，スペクトル受容器，高速レゾナントスキャナー，超高感度 GaAsP などが搭載可能となっており，in vivo イメージングを強く意識した次世代の顕微鏡システムとして注目されている．

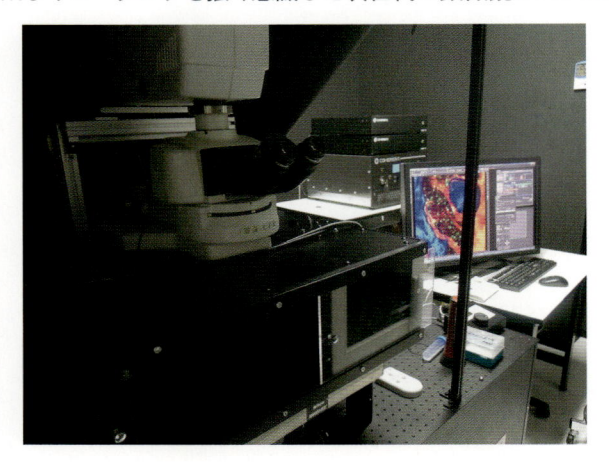

III-i. ニコン社製・共焦点顕微鏡 A1Rsi

1. 機器の概要

　　顕微鏡[*1]，レーザー光源（可視光）[*2]，水銀ランプ（目視観察用），スキャンユニット[*3]，受光器[*4]，制御装置[*5]，電源（100V，15A×3）．

> [*1] 正立型（ECLIPSE Niなど），倒立型（ECLIPSE Tiなど）いずれのタイプも装着可能である．倒立顕微鏡には焦点維持装置（Perfect Focus System）を搭載可能である．
> [*2] 可視光レーザー．励起光の波長域は405〜640 nm．
> [*3] 高速レゾナントスキャナと標準ガルバノスキャナを2セット搭載している．
> [*4] 受光器には内部検出器として4ch-PMT受光器，32chスペクトル受容器が装着できる．
> [*5] PC：Windows，ソフトウェア：ニコン製NIS-Elements．

2. スタートアップ（立ち上げ）

❶ 顕微鏡と周辺機器，コントローラー，レーザー（集中1カ所）の電源投入．

❷ NIS-Elementsを立ち上げる．

3. 顕微鏡（目視下）での資料の観察・視野探し

❶ 必要な検鏡方法を選択．
（電動倒立顕微鏡Tiの場合）Tiリモートコントロールパッドのファンクションボタンを押し，必要な検鏡方法を選択する．

❷ 目視観察で，フォーカス，XY位置などを確定する[*6, 7]．

> *6 褪色を避けるため，蛍光シャッターをこまめに閉じること．NDフィルターも併用して試料を探す．
>
> *7 倒立の場合，ここでパーフェクトフォーカスをかけるとフォーカスが維持されるので，タイムラプスに便利である．

❸ 観察位置（XYとフォーカス）が決まったら，光源のシャッターを閉じる．

4. 画像の取り込み・スキャン

❶ Tiリモートコントロールパッドのファンクションボタンを押し，光路をA1に切り替える．

❷ まず，レーザー安全のためにインターロックがかかっているので，このアイコンをクリックし，インターロックをリリースしてレーザーが使えるようにする．

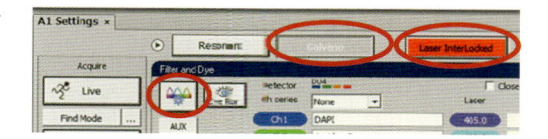

❸ スキャンモードとディテクタの選択．

①スキャンモードを，高速での画像取得のときは「Resonant」　高精細での画像取得のときは「Galvano」を選択する．

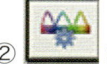

② ボタンを押して，［Setting］ウィンドウを立ち上げる．

③〈DU4〉ボタンを押し，スタンダードディテクタ（検出器）を選択する．

④〈Auto〉ボタンを押し，Optical Pathを自動モードで設定する．

⑤蛍光試薬を選択し，チャンネルにチェックを入れる．

⑥共焦点画像と一緒に透過像も撮影する場合は，　　　を光路に入れる．

⑦「OK」を押すと，Optical Pathが自動で設定される．

❹ スキャン条件の調整．

①〈Live〉ボタンを押すとライブ画像が表示される．

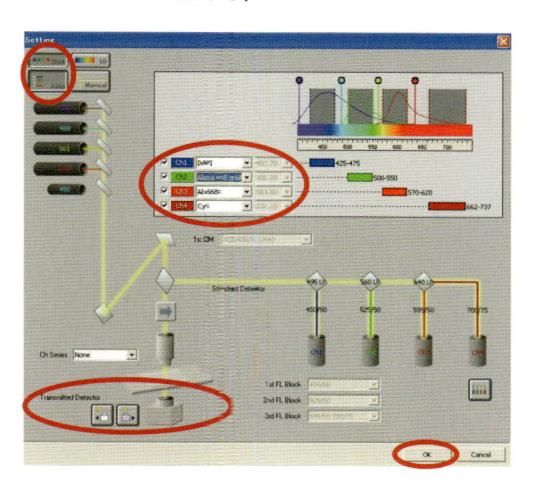

②レーザーパワーとPMTの感度HVを調整する．
　　画像の輝度が飽和すると表示色を赤など別の色に変える機能があるので，これを使ってサチュレーションしない程度に明るさを調整する．このとき通常の観察でも褪色には十分注意し，できるだけ低いパワーを設定する．特に生細胞でのタイムラプスのときのレーザーパワーはできる限り小さく（0.5％以下が多い）設定する．

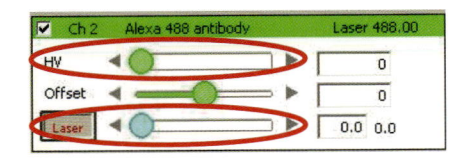

❺ その他の調整．

・ピンホールは基本的には1エアリーで使うが必要に応じ広げることもある．

・画素数は512×512が標準的だが高精細のために大きな画素数や速度を優先するために画素数を減らすこともある．また，画面のY方向の画素を減らすと（例えば512×64画素など），フレームレートがあがる．

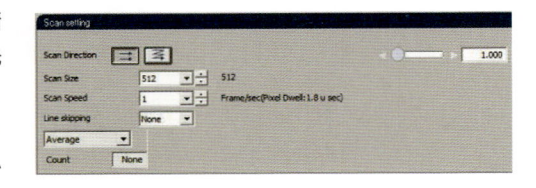

・スキャン速度は標準ガルバノ使用時の際は512×512で約1秒，レゾナントスキャナのときは毎秒約30枚となる．

・画像のS/N比が悪くノイズが多い場合は，複数回スキャンして平均輝度をとるアベレージングを行う．

・画角は必要に応じてズーミング（スキャン領域をかえるスキャンズーム）や回転して観察対象に合わせることが可能である．

❻ 画像取得．
　　条件が決まったらスキャンをとめて，〈XY〉というボタンを押して1枚の画像を取得する．

5. その他の機能

＜さまざまなスキャン方法＞

1）多色イメージング時の順次取り込み

❶ "Ch series" の "Line" を選択する．

❷ 使用するレーザー／チャンネルを選択する．

❸ Pinholeの項目で，使用するレーザのなかで最も長波長のレーザ波長を選択する．
〈Home〉ボタンを押し対物レンズに最適なピンホールサイズを選択する．

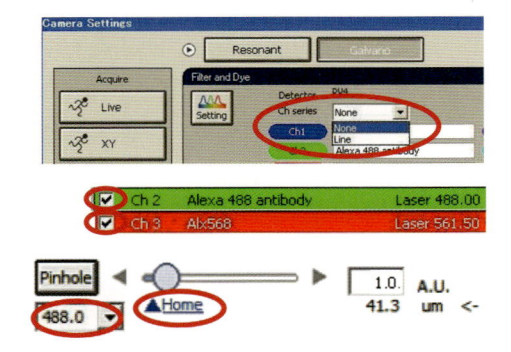

❹〈Live〉ボタンを押す．

❺ 画像を見ながらレーザーパワーおよび検出器の感度HVを調整する．

❻ 画素数を必要な解像度にする（512×512 など）．

❼ 必要に応じ Average を掛ける（〈Average〉を押し，Count は 2，4，8，16 のいずれかを入力）．

❽ 〈XY〉ボタンを押し画像を取得する．

2）Z スタック（三次元画像取得）

❶ 〈XYZ〉ボタンを押し，［Caputure Z-Series］ウィンドウを立ち上げる．

❷ 〈Defined top & bottom〉ボタン を押す．

❸ 〈Reset〉ボタンを押す．

❹ 〈Live〉ボタンを押し，画像を見ながら顕微鏡のフォーカスハンドル（微動モード）を動かして*8，〈Top〉ボタンを押し Top を決定する．

> *8 立方体中の面の数値が増加する方向にフォーカスハンドルを動かす．

❺ Live ボタンを押し，画像を見ながら顕微鏡のフォーカスハンドル（微動モード）を動かして*9，〈Bottom〉ボタンを押し Bottom を決定する．

> *9 立方体中の面の数値が減少する方向にフォーカスハンドルを動かす．

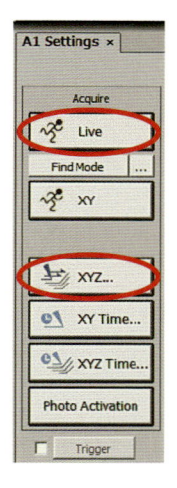

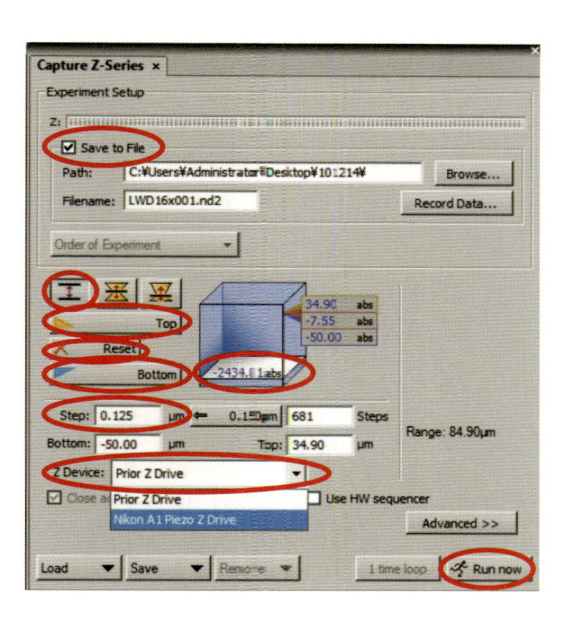

❻ Step を決める．

❼ 画素数を必要な解像度にする（512×512 など）．

❽ 必要ならば Average をする（〈Average〉を押す）．

❾ 〈Run now〉ボタンを押し，Z シリーズ画像を取得する．

B-Ⅲ）ニコン社製顕微鏡システム

3）タイムラプス

❶〈XY Time〉ボタンを押し，［Capture Time lapse］ウィンドウを立ち上げる．

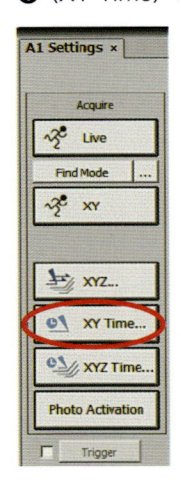

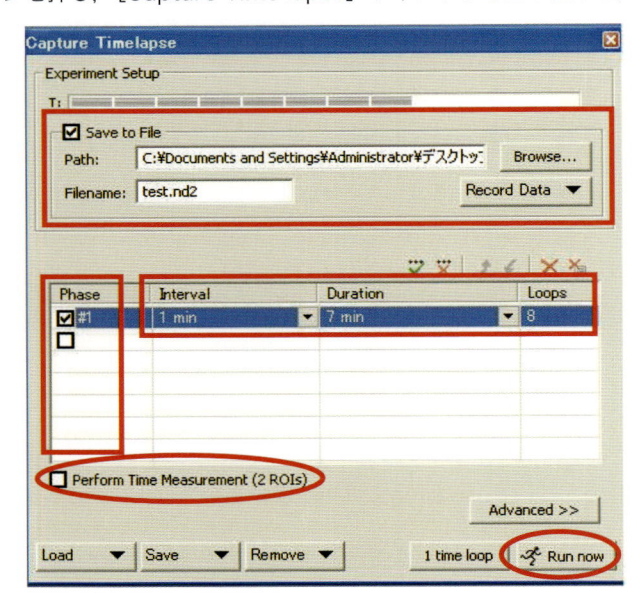

❷ 時間間隔（Interval）と継続時間（Duration）を決める[*10, 11]．

> *10　最速で画像を取得したいときはNo Delay（時間間隔）を選択する．
> *11　Phaseは複数作成することが可能である．選択されたPhaseを用いて画像取得が行われる．Phaseを複数選択すると可変タイムラプス（途中から時間間隔を変化させるタイムラプス）を行うことが可能になる．

❸〈Save to File〉を選択し，画像を保存しながら取得する[*12, 13]．

> *12　保存形式はnd2フォーマットとなる．
> *13　タイムシリーズは画像を保存しながら取得することをお勧めする．

❹ 必要に応じ〈Perfome Time Measurement〉を選択する．
　　タイムシリーズを実行しながら経時変化解析を行うことが可能である．

❺ 画素数を必要な解像度にする（512×512など）．

❻ 必要に応じAverageを掛ける（〈Average〉を押す）．

❼〈Run now〉ボタンを押し，タイムシリーズ画像を取得する．

4）多点（マルチポイント）

　　観察対象物が大きくその中で何点か複数の箇所を観察したい場合，あるいはウェルプレートのように複数の観察対象がある容器などの場合，電動ステージを用いて最初に観察地点を登録しておけば，連続的にそれらの複数箇所の画像を取得できる．このとき，パーフェクトフォーカスはそれぞれの場所においてオフセット量を変えることで焦点維持を行える．

❶ メニューバーから Applications → 6D Define/Run Experiment を選択し、[ND Acquisition] ウィンドウを立ち上げる.

❷ 〈XY Pos〉を選択する.

❸ 電動ステージのジョイスティックを操作し、取得したいポイントへ移動する[*14].

> *14 Live画像を見ながら行うと便利である

❹ 〈Point Name〉をクリックし、位置情報を記憶させる[*15].

> *15 〈Include Z〉を選択すると、Z位置も記憶される。記憶できるのは、顕微鏡のZ位置もしくはパーフェクトフォーカスシステムのオフセット値（追従する集点の位置）である.

❺ ❷〜❹を繰り返し、必要なだけポイントを記憶させる.

❻ 〈Time〉を選択する.

❼ 時間間隔（Interval）と継続時間（Duration）を決める.

❽ 〈Save to File〉を選択し、画像を保存しながら取得する.

❾ 画素数を必要な解像度にする（512×512など）.

❿ 必要に応じ Average を掛ける（〈Average〉を押す）.

⓫ 〈Run now〉ボタンを押し、タイムシリーズ画像を取得する.

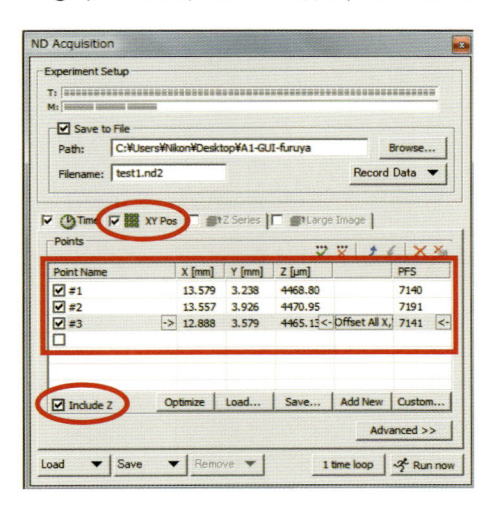

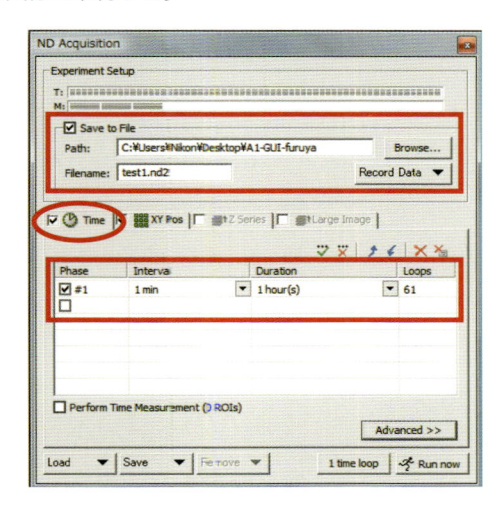

　　上記1）〜4）は、それぞれ単独でも、あるいは複数を組合わせて、例えば多色を順次取り込みにしてZスタックをとり、それを複数箇所でとる、またそのタイムラプスをとる、という実験が自由に設定、実施することが可能である.

＜さまざまな画像取得方法＞

5）ラージイメージ

　　観察対象が大きい場合、電動ステージを用いると複数の画像を繋ぎ合わせて1つの大きな画

像にすることができる．これにはa）ある画像を中心としてその周囲の画像を自動的に取得する，b）左上と右下となる画像を指定してその中間を自動的に補間して画像取得する，などのモードがあり，大変使いやすく便利である．電動ステージの精度が高いため，通常隣り合う画像同士をすこし重ねて取得していくが，重ねあわせを設けなくても1つの画像にすることができる．

❶ メニューバーからAcquire→Scan Large Imageを選択し，[Large Image Stage Scan]ウィンドウを立ち上げる．

❷ スキャンする範囲を設定する．
　"Defined by"にて"Number of Fields in X and Y"を選択．"Fields"にてスキャンする範囲を行数と列数で設定．"Fields Placement"にて現在の視野をLarge Imageのどの位置にもってくるかを設定．

・Around the current position：現在の位置を中心にしてスキャン

・The current position is at top-left corner：現在の位置を左上としてスキャン

❸ "Focus"にてフォーカス方法を設定．

・No focus：フォーカスなし（低倍では使用可能）

・Automatic：各フレームをスキャンする前にオートフォーカスを実行

・Manual：各フレームをスキャンする前に手動でフォーカス

❹ 〈Image registration〉の"Overlap"にて画像の重ね合わせ補正を設定．

❺ 〈Scan〉ボタンを押し，Large Image画像を取得する．

6）スペクトルイメージング

　蛍光を32chのスペクトルディテクタで32色の輝度データとして読み込み，参照スペクトルをもとに計算（スペクトルアンミキシング）を行う．

・スペクトル画像の取得

❶ スキャンモード「Galvano」を選択する．

❷ Optical Pathを設定する（画像取得に必要な共焦点システムの光路設定）．

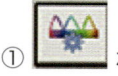

　① ボタンを押して，[Setting]ウィンドウを立ち上げる．

　② 〈SD〉ボタンを押し，スペクトルディテクタ（検出器）を選択する．

　③ 〈Manual〉ボタンを押し，Optical Pathを手動モードで設定する．

　④ 使用するレーザーを選択する．

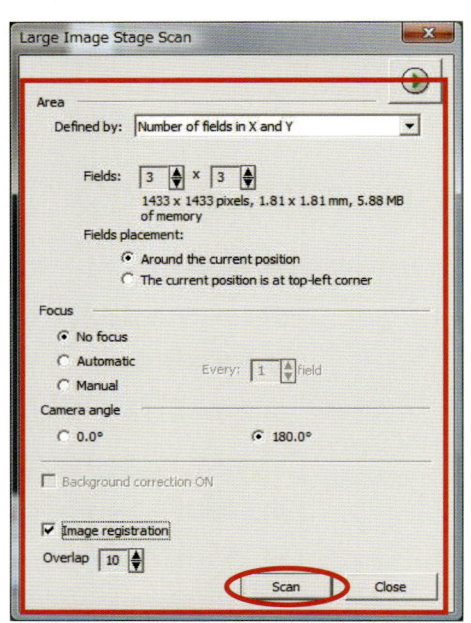

⑤使用する波長分解能(2.5 nm, 6 nm, 10 nm)・チャンネル数(1～32Ch), 取得する波長帯域(バーをシフトさせる)を選択する.

⑥1stDM(ダイクロイックミラー)を"BS20/80"を選択する.

⑦レーザーを直接検出してしまうチャンネルに関しては, "Binning/Skip"タブ中のチャンネルスキップ ■ ■ をクリックし, 検出しないように設定する*16.

*16 レーザーの反射光をひろってしまうチャンネルはマスク(板)がかかっており, もともとチャンネルデータを取得していない. チャンネルスキップを選択することにより, 後のスペクトル解析がしやすくなる(データも若干軽くなる).

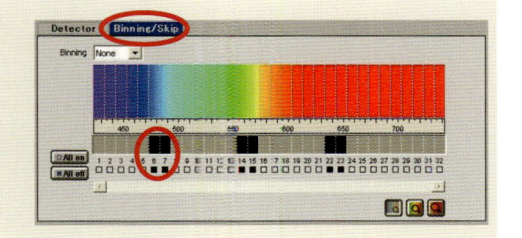

⑧スペクトル画像と一緒に透過像も撮影したい場合は, を光路に入れる.

⑨〈OK〉を押すと, Optical Pathが設定される.

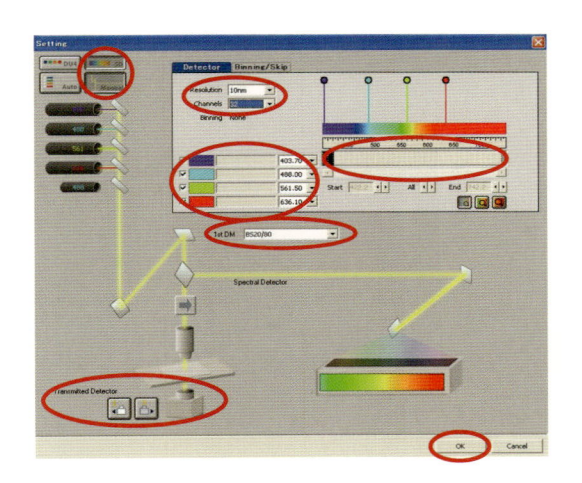

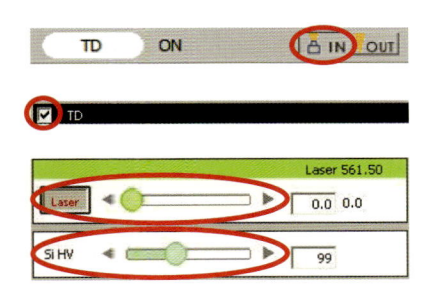

⑩スペクトル画像と一緒に透過像も撮影したい場合は, 〈TD IN〉ボタンを押し, さらに〈TD〉のチェックボックスを選択する.

⑪Pinholeの項目で, 使用するレーザーのなかで最も長波長のレーザー波長を選択する.

⑫〈Home〉ボタンを押し対物レンズに最適なピンホールサイズを選択する.

⑬〈Live〉ボタンを押し, 画像を見ながらレーザーパワーおよび検出器の感度SiHVを調整する.

⑭画素数を必要な解像度にする(512×512など).

⑮必要に応じAverageを掛ける(〈Average〉を押す).

⑯〈XY〉ボタンを押し画像を取得する.

・スペクトル画像の分離（Unmixing）

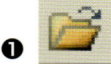

❶ 📁 を押して，スペクトル画像を開く．

❷ 画像上のROIを使ってスペクトル分離する．

①画像の縦枠にある 〔 〕 ボタンを押し，　　Draw Rectangular ROI... を使って画像上にROIを
　描く*17．　　　　　　　　　　　　　　　　 Draw Elliptic ROI...
　　　　　　　　　　　　　　　　　　　　　　Draw Polygonal ROI...
　　　　　　　　　　　　　　　　　　　　　　Draw Bezier ROI...

*17 それぞれの独立した色のみを含んだ領域を色素の数だけ（2カ所以上）指定する．

②Image→Spectral Unmixing Settingを選択する．

③スペクトル分離に使うROIを選択する*18．
　"Elements"よりスペクトル分離に使うROIを選択し，〈Add〉ボタンを押して，
　Unmixing Elementsに加える．

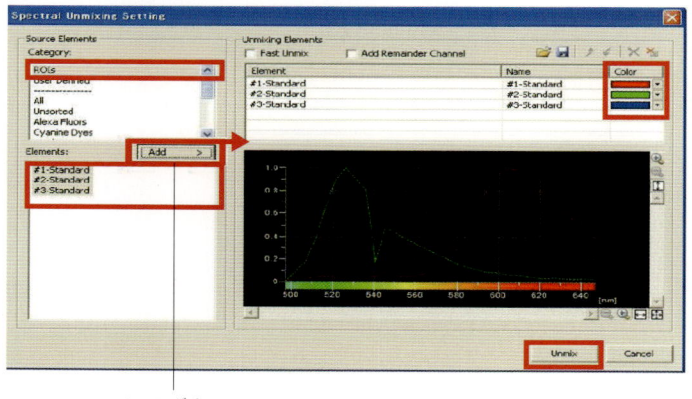

Addボタン

*18 Referenceデータを使用してスペクトル画像を分離する場合には，ここでROIの代わりに
　　Referenceデータを選択する．

④スペクトル分離後の疑似カラーの設定を行う．

⑤〈Unmix〉ボタンを押して，スペクトル分離する．

7）光刺激同時高速イメージング

　紫外線をあてると蛍光を発したり，発する蛍光の色が変わったりする機能性蛍光タンパク質
が開発されている（PA-GFPやKaedeなど）．
　AIRでは，スキャナを2セット搭載しているのでこれらを使い分けて，局所的に405 nmで
これらの蛍光タンパク質を刺激し，蛍光の色や輝度の変化を高速で捉える刺激と同時のイメー
ジングが可能である．

❶ 画像の縦枠にある [アイコン] ボタンを押し，〈Simple ROI Editor〉を選択する．

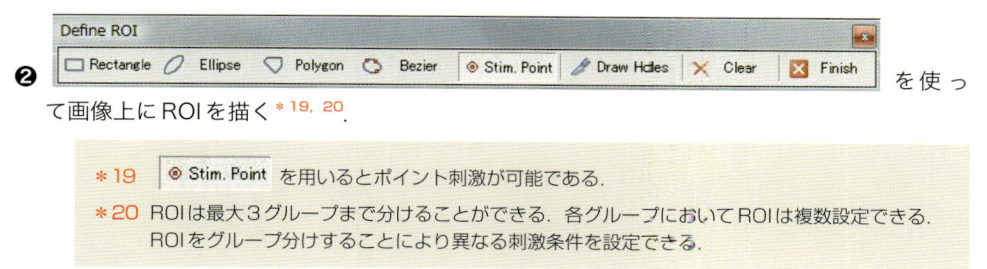

❷ [ツールバー: Rectangle / Ellipse / Polygon / Bezier / Stim. Point / Draw Holes / Clear / Finish] を使って画像上に ROI を描く*19, 20．

> *19 〈Stim. Point〉を用いるとポイント刺激が可能である．
> *20 ROI は最大3グループまで分けることができる．各グループにおいて ROI は複数設定できる．ROI をグループ分けすることにより異なる刺激条件を設定できる．

❸ ROI 上でマウスを右クリックし，メニュー→"Use as Stimulation ROI"を選択し，さらに"Stimulation Group"を選択する．

❹ 刺激用レーザー光の設定を行う．

　① [A1 Setting] の〈Photo Activation〉をマウスでクリックし選択する．

　② タブ1をクリックする（Stimulation Group1 の設定）．

　③ 刺激に用いるレーザーを選択する．

　④ レーザーバーを操作し，刺激時のレーザーパワーを選択する．

　⑤ 刺激のスキャン速度を選択する*21．

> *21 Scan Speed は1回の刺激に要する時間と考える．1 Sec/Frame を選択すると，1回の刺激時間は1秒となる．

　⑥ Stimulation Group2, 3 がある場合は，②〜⑤の操作を繰り返す．

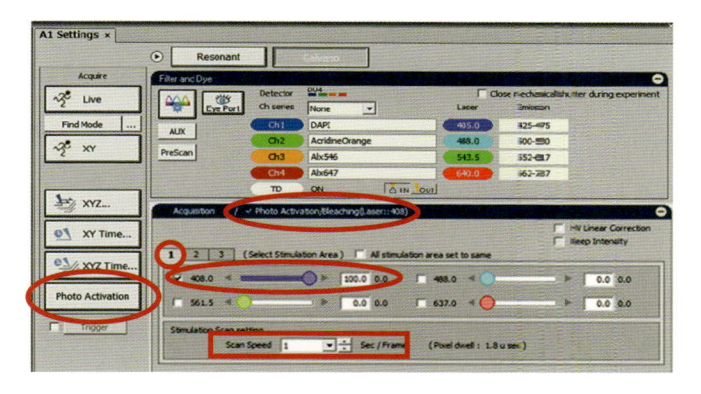

❺ 光刺激同時イメージングのタイムシリーズの設定を行う．

　① [A1 Setting] の〈Photo Activation〉ボタンを押して，[Simultaneous Stimulation/Bleaching] ウィンドウを立ち上げる．

　② 刺激の時間設定を行う．

　　Interval：刺激の間隔を設定
　　Wait：刺激を開始するまでの待機時間を設定

ROIs：刺激に用いるStimulation Group
　　　を設定
Duration：刺激の継続時間を設定
　　　　　（Loopsを設定すると自動的
　　　　　に決定される）
Loops：刺激の実行回数を設定
③タイムシリーズの時間設定を行う．
Duration：画像取得の継続時間を設定
Loops：画像取得の実行回数を設定
　　　　（Loopsを設定すると自動的に
　　　　決定）
④〈Save to File〉を選択し，画像を保存しながら取得する[*22, 23]．

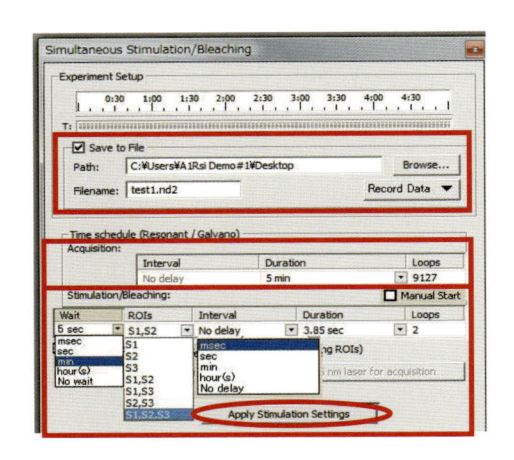

> *22　保存形式はnd2フォーマットとなる．
> *23　タイムシリーズは画像を保存しながら取得することが推奨される．

⑤〈Apply Stimulation Settings〉ボタンを押し，光刺激同時イメージングの設定を読み込ませる．

⑥〈Run now〉ボタンを押し，光刺激同時イメージングを実行する．

8）高速Zイメージング

Z駆動装置としてピエゾデバイスを使用すると，Z方向での高速画像取得が可能である．1秒でZスタック30枚の取得が可能であり，この状態でタイムラプスをすることにより，観察対象の三次元的な動態を高速で捉えることができる．

＜画像解析＞

NIS-Elementsには，画像取得だけでなく下記のような解析機能がある．本稿では詳細は割愛する．

幾何学的な解析（距離，面積など）／カウンティング／トラッキング／輝度の経時変化解析／レシオ解析，FRET解析／スペクトル解析　など

6．データ保存，export

❶ データの保存．
取得した画像のうち保存したいものをアクティブにし，メニューバーからFile→Save asを選んで保存する[*24]．

> *24　A1Rで取得した画像は，「nd2」という形式で保存される．この形式は画像データだけでなく，画像取得時のさまざまなパラメータを付随データとして一緒に保存する．また，ある画像をよび出してその画像を撮ったときと同じ取得条件を再現したい場合，リユース機能を使えば簡単に再現できる．
> Zスタック，タイムラプス画像など1つのファイルに複数の画像データを有する場合は連続的なアニメーションや，ズームや回転などを組合わせるムービーとして保存が可能である．

❷ Export.
　　画像はnd2で取得後，あるいは保存時に直接，一般的なファイル形式（BMP，TIFFなど）での保存が可能である．また動画も一般的なAVI形式保存が可能である．

7. シャットダウン

❶ ソフト「NIS-elements」を終了する．

❷ レーザーの電源を切る．

❸ コントローラーの電源を切る．

❹ 顕微鏡の電源を切る．

　①顕微鏡本体の電源を切る．

　②水銀ランプの電源を切る．

　③電動ステージの電源を切る．

❺ PCと周辺機器を終了する．

Ⅲ-ⅱ. ニコン社製・2光子励起顕微鏡 A1RMP

1. 機器の概要

顕微鏡[*25]，レーザー光源（可視光，2光子用）[*26]，水銀ランプ（目視観察用），スキャンユニット[*27]，受光器[*28]，制御装置[*29]，電源（100V，15A×5）．

*25　正立（ECLIPSE Niなど），倒立（ECLIPSE Tiなど）いずれのタイプも装着可能である．倒立顕微鏡には焦点維持装置（Perfect Focus System）を搭載可能である．

*26　2光子用としてIRパルスレーザー光源Mai Tai HP-DSまたはChameleon Vision Ⅱのいずれかを選択可能．波長域は700～1000 nm．可視光レーザー光源（405～640 nm）も設置可能．

*27　高速レゾナントスキャナと標準ガルバノスキャナを2セット搭載している．

*28　受光器には外部検出器（NDD）として高感度の4ch GaAsP-NDDまたは4ch PMT-NDDを装着でき，内部検出器として4ch-PMT受光器，32chスペクトル受光器が装着できる．

*29　PC：Windows．ソフトウェア：ニコン製NIS-Elements．

2. スタートアップ

Mai Tai HP-DSの場合を例に取り上げる．

❶ IRレーザー電源投入．
　チラーの電源は常時ONにしておく（チラーの温度は21℃）．使用時にレーザー発振をさせる[*30]．

*30　発振が安定するまで30分ほどかかる．

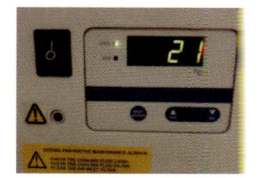

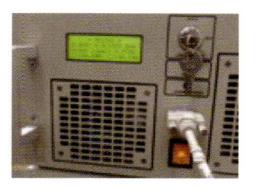

❷ スキャナコントローラー，可視光レーザー（使う場合），顕微鏡と周辺機器，PCの電源投入．

❸ ソフトウェア（NIS-Elements）を立ち上げる．

❹ フェムト秒レーザーの発振．

　① ボタンを押して［Setting］ウィンドウを立ち上げる．

　②〈IR DU4〉ボタンを選択し，〈OK〉を押す．

　③［A1 MP GUI］ウィンドウの〈Emission On〉ボタンを押しレーザーを発振させる．IRパルスレーザーの状態表示が黄色から緑色に変わったら準備完了である（5分程度要する）．
　　画像取得の際には〈Shutter〉ボタンを押しシャッターを開く．

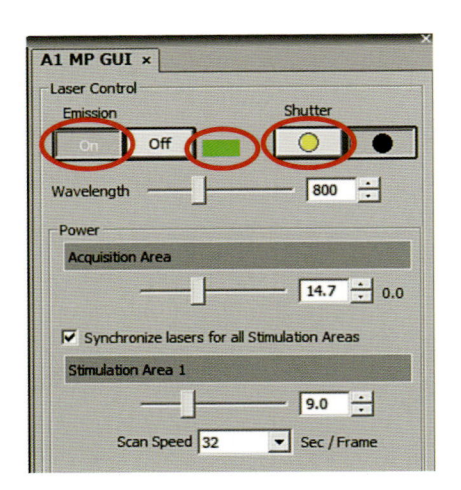

3. 顕微鏡（目視下）での資料の観察・視野探し

❶ 光路切り替え．
　標本をセットアップしたら，目視でサンプルを確認するため，光路を目視観察の位置にする．光路が切り替わったら水銀光源のシャッターを開けて観察．
　以下の詳細はⅢ-ⅰ-3を参照．

❷ 観察位置の確認[*31]．

> *31 目視で視野を確認するが，水銀光源の落射蛍光ではサンプルの表面しか見えず，2光子で観察する深部は目視での観察や，可視光レーザーでの観察はできない．

❸ 目視観察の終了．

4. 画像の取り込み・スキャン

❶ 光路切り替え．
　顕微鏡の光路，蛍光ターレットを画像取得位置に切り替える．蛍光シャッターは閉じ，透過照明を切る．

❷ 2光子用検出器NDDに外光が入らないように部屋の照明を切り，顕微鏡を覆っている暗幕を閉じる．

❸ レーザ安全インターロックのリリース（詳細はⅢ-ⅰ-4参照）．

❹ ディテクタの選択．
　①光路設定のアイコン　をクリックして設定画面に切り替える．
　②使用するレーザーの種類や，ディテクタの種類を選択する．通常の2光子励起の場合は散乱光を効率よく捉える外部ディテクタ（NDD）を選択する[*32]．

＊32 使用する蛍光色素を選択することによりchごとの表示擬似カラーが決まる．

❺ レーザー波長の設定とアライメント．
　　IRパルスレーザーは，1台で波長を変更して使うことができる．ソフトウェアの画面から，使用したい波長とパワーを入力すると，レーザーが指定された波長および強度で発振できるように内部の機構を調整する．波長を変更した場合は，IRレーザの構造上，光軸アライメントがシフトする＊33．

＊33 ニコン社の装置では，このアライメントを自動的に補正する，オートアライメント機構が搭載されている．

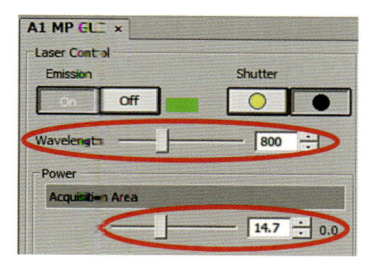

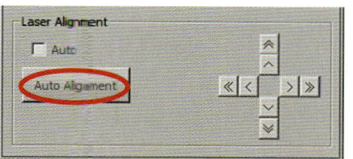

❻ スキャン条件の調整．
　Ⅲ-i-4参照＊34．

＊34 IRレーザーの出力を大きくするとサンプルへの熱的ダメージが大きくなるので注意して調整する．

❼ 画像取得．
　　画像取得条件（レーザーパワーおよび検出器の感度）の調整は，取得するサンプル厚の中の最も明るいフォーカス面を用いて行うことを推奨する．各フォーカスにおける画像の飽和を防ぐことができる．操作の詳細はⅢ-i-5．2）Zスタック（三次元画像取得）を参照（87ページ）．

5. その他の機能

　Ⅲ-i-5を参照．

6. データ保存，export

　Ⅲ-i-6を参照．

7. シャットダウン

❶ [A1 MP GUI] ウィンドウの〈Emission Off〉ボタンを押し，レーザーを停止させる．

❷ ソフト「NIS-elements」を終了する．

❸ コントローラーの電源を切る．

❹ 顕微鏡の電源を切る．

❺ PCと周辺機器を終了する．

謝辞
　本稿の執筆は株式会社ニコンインステック 及川義朗氏にご協力をいただいた．この場を借りて感謝する．

B-IV ライカ社製顕微鏡システム

　ライカ社はその前身が1849年に遡る，ドイツ・ウェッツラーに本拠地を置く世界的光学機器メーカーである．レーザー顕微鏡の開発史において，バンドパスフィルターを用いずに，プリズム分光を用いて任意の波長域を選択して分取する「プリズムスリット方式」は共焦点レーザー顕微鏡に大きな革命をもたらした．以降も，高速レゾナンススキャナー，GaAsPとPMTの長所を併せもったハイブリッド検出器HyDの導入など，「高速・高画質」を得るため飽くなき技術革新を続けている．

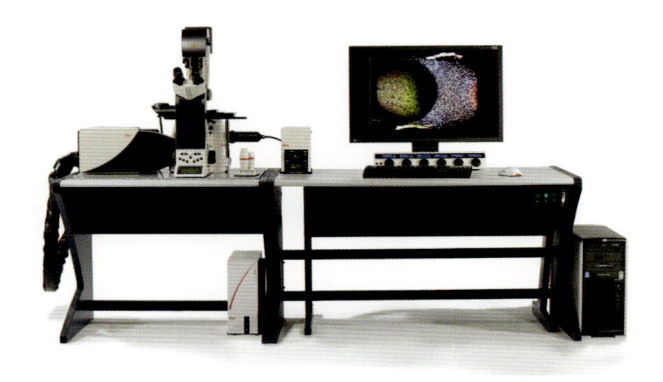

IV-i. ライカ社製・共焦点顕微鏡 TCS SP5

1. 機器の概要

　顕微鏡*1，レーザー光源（可視光）*2，水銀ランプ（目視観察用），スキャンユニット*3，制御装置*4，電源（100V，15A×3）．

> *1　スーパーZガルバノステージ搭載可能．
> *2　ダイオード（405 nm），ダイオード（442 nm），アルゴン（458，476，488，514 nm），HeNe Green（543 nm），DPSS（561 nm），HeNe Orange（594nm）HeNe Red（633 nm），ホワイトライトレーザー（470〜670 nm）．
> *3　内部検出器はPMTとHyDから選択（最大5チャンネル）．スキャナはコンベンショナルスキャナの他に，高速レゾナンススキャナの搭載が可能．
> *4　PC：windows，ソフトウェア：ライカ社製LAS AF，コントロールパネル

2. スタートアップ

❶ 顕微鏡，PC，スキャナー，可視光レーザーの起動．

❷ 水銀ランプの起動（目視観察で蛍光を観察する場合）．

❸ PCの起動後，画像取得アプリケーションソフト「LAS AF」を起動＊5．

>＊5　通常のコンベンショナルスキャナに加えて，高速イメージングに対応したレゾナントスキャナが搭載されているシステムでは，LAS AF起動時にどちらのスキャナーを使用するか選択する．

❹ LAS AFの起動後，レーザーセットアップ画面から画像取得に用いる可視光レーザーを選択し，発振を開始させる．
　　LAS AFの画面は4つのカテゴリにわかれている．A) Configuration：レーザーセットアップなどの顕微鏡システム設定を行う．B) Acquire：画像取得を行う．C) Process：取得後の画像処理を行う．D) Quantify：取得後の画像を用いて，長さ，面積，シグナル輝度などを測定する．また，カルシウムイメージングやFRETを行った際は，シグナルのratioを測定できる．

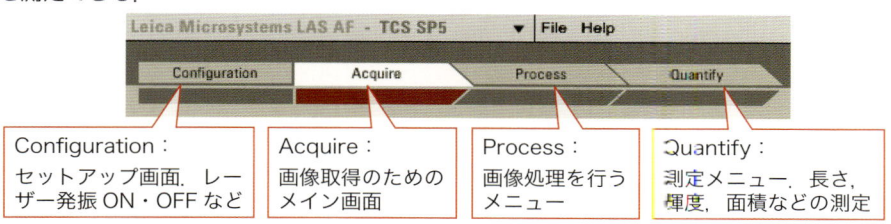

Configuration：セットアップ画面．レーザー発振ON・OFFなど
Acquire：画像取得のためのメイン画面
Process：画像処理を行うメニュー
Quantify：測定メニュー．長さ，輝度，面積などの測定

❺ [Acquire] 画面で画像取得の条件設定を行う．

レーザーの設定を呼び出す
2光子励起顕微鏡の使用時のみ操作するウィンドウ
可視光レーザーのパワーをAOTFにより制御
対物レンズ
検出波長域を表示　◀▮▮▮▶の領域の蛍光を検出する
内部検出器：Hybrid detector（HyD）とPhotomultiplier（PMT）がある
NDD1〜4は2光子励起顕微鏡の使用時のみ操作する

PMT Trans：透過光用検出器
Scan-BF：透過光観察
Scan-DIC：微分干渉観察（偏光板無し）
Scan-DIC-Pol：偏光板入り微分干渉観察

3. 顕微鏡（直視下）での試料の観察・視野探し

❶ 光路を水銀ランプでの観察用に変更．

❷ 接眼レンズをのぞきサンプルや視野を確認．シグナルの強さや褪色のしやすさの目安もえられる．

❸ 視野決定後，すみやかにシャッターを閉じてレーザーによるスキャンに移る．

4. 画像の取り込み・スキャン

❶ 観察するシグナルに適したパラメーターの設定[*6]．

> [*6] 励起レーザー，使用する検出器の種類（PMTか，HyDか），検出器の数，検出スリットの位置と幅，ダイクロイックミラーなど，1つずつ適したパラメーターを選択するのが基本だが，汎用性の高い設定はあらかじめシステムのなかに登録されている．

① LAS AF 上から，使用する対物レンズを選択（顕微鏡からの選択も可能）．

② "Acquisition Mode：xyz" から撮影モードを選択．
XYZ，XYZTなどの他，XZY（ガルバノステージ使用時），XYλ（スペクトルスキャン）などのモードがある．

③ "Load/Save single setting" から "FITC" や "Rhodamine" といった観察したいシグナルに最も近い色素の名前の付いた設定を選択．
励起レーザーや検出器の設定が自動的によび出される．また，作成した設定を保存し，必要に応じてよび出すこともできる．

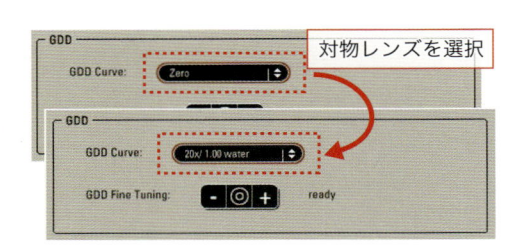

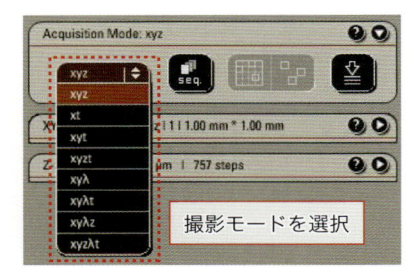

④ 画像サイズを指定．
512×512 pixel が初期値だが，1 pixel 単位で設定することができる．コンベンショナルスキャナー（ガルバノスキャナー）使用時には最大 8,192×8,192 pixel，高速レゾナントスキャナー使用時には最大 1,024×1,024 pixel となる．

⑤ 画像の用途やファイル容量に応じて，ダイナミックレンジを変更．
初期値は 8 bit だが，12，16 bit も選択できる．

❷ スキャン画像をモニターしながらのシグナル調整．

① 〈Live〉ボタン をクリックして，スキャン画像を PC のモニターに映し出す．
スキャン画像は光学断層像なので，視野探しの際に顕微鏡をのぞいてみた蛍光画像とは，必ずしも画像のフォーカスが一致しないかもしれない．そこで，スキャンをしながら再度，フォーカス調整をする必要がある．

②シグナルの輝度を調整．

励起レーザーのパワーを調整する．パワーが強くなるほど，シグナルも強くなるが，サンプルへの光ダメージも大きくなる．また，検出器の感度（Gain）*7 を調整する．また，Offsetを調整することで，どの明るさまでを黒とするかを設定できる．このように，励起レーザーパワーとGain/Offsetのバランスをとりながら，シグナルの最高輝度がサチュレーションしない程度に明るく，バックグラウンドのノイズが少なく，かつサンプルへのダメージを最小限に抑えられる条件を探す．

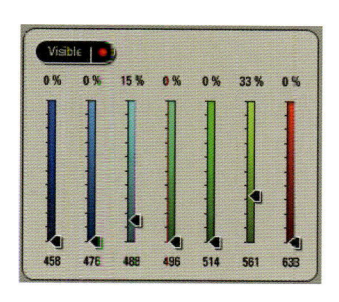

*7 Gainとは，検出器に電圧をかけることによってシグナルの増幅を行うので，Gainの値が大きくなるほどシグナルも明るくなるが，電気的なノイズも現れてくるのでノイズの多い画像になりがちである．

③必要に応じて，ピンホールサイズを変更．

初期値は，理想値であるエアリーユニット1に設定されている．蛍光シグナルが非常に弱いときは，ピンホールサイズを広げることも有効だが，その分光学断層厚が大きくなる．

④必要に応じて，ズームや画像の回転を設定．

ズームをかけるとその部分にレーザー照射が集中するため，サンプルへの光ダメージに注意する．一般的には，低倍レンズでズームをかけるよりも，高倍レンズを使用するほうがより解像度の高い画像を取得することができる．

⑤Zフォーカスの調整，ゲイン・オフセットの調整，ズーム設定，画像の回転．

付属のコントロールパネル*8 から調整すると便利である．

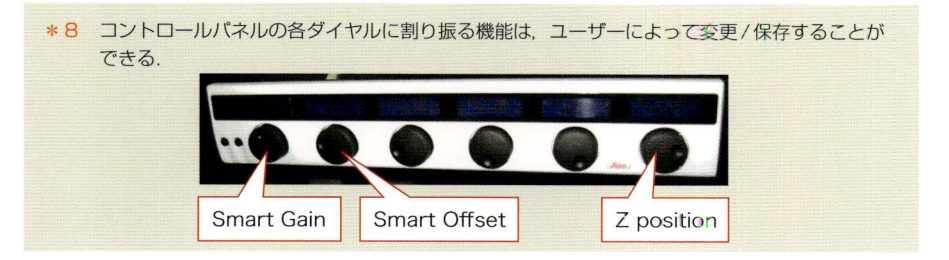

*8 コントロールパネルの各ダイヤルに割り振る機能は，ユーザーによって変更/保存することができる．

Smart Gain　Smart Offset　Z position

❸ 画像取得．

シグナルの調整が終わったら，以下のいずれかのボタンをクリックして画像取得を行う．

〈Caputure Image〉：現在のフォーカスでのXY平面像のみ

〈Start〉：後述するZ方向スキャンやタイムラプスなどのプログラムを反映

必要に応じて，以下の「平均化処理」「積算処理」「スキャンスピードの変更」を行う．

①平均化処理（Averaging）．

サンプルを複数回スキャンして，得られるシグナルの平均値を画像として表す方法．画像はノイズが少なく滑らかになるが，レーザーの照射時間も増えるので，サンプルへの光ダメージに注意する．

②積算処理（Accumulation）．

　　弱いシグナルを取得する方法の1つとして，複数回スキャンした画像を重ね合わせる方法がある．

③スキャンスピードの変更．

　　初期値は400 Hzだが，時間をかけてスキャンするほどノイズが少なく滑らかな画像になる．1 Hz単位で設定が可能である．

5. その他の機能

1）Z方向（深さ方向）のスキャンの設定

前記の操作に加えて，Z方向の設定を行う．Live画像を見ながらZフォーカスを変更し，スキャンを行う"Begin"と"End"の位置を登録する．次に，画像の取り込み枚数の指定を行う．取り込み枚数の指定（No. of steps），または取り込む断層厚の指定（z-step size）から選択する．

2）タイムラプススキャンの設定．

前記の操作に加えて，タイムコースの設定を行う．"Time interval"を入力し，スキャン間隔と継続時間を設定する．〈Minimize〉にチェックを入れると，連続スキャンになる．

3）Sequential modeによる多重染色サンプルの画像取得

多重染色サンプルを観察する場合，クロストークを回避する方法として，同時にすべての蛍光を励起・検出するのではなく，原則として1色ずつを励起・検出する「Sequential mode」を使用する．

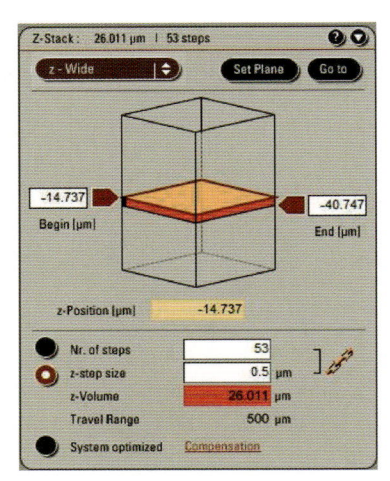

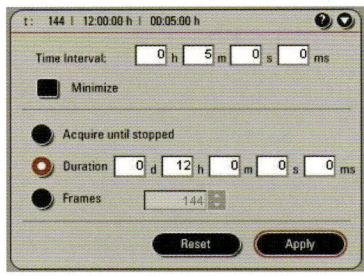

❶ [Acquisition mode] ウインドウの中の〈Seq〉ボタンをクリックし，sequential modeをアクティブにする．

　　[Sequential scan]のウインドウが新たに開く．

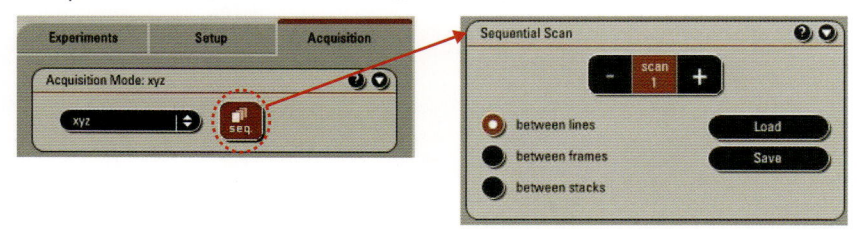

❷ 取得したい蛍光の色の数だけ，〈＋〉ボタンをクリックして"scan"を増やす．
それぞれの"scan"に単色を取得するセッティングを設定する．
Sequential mode には，以下の3つの方法がある．

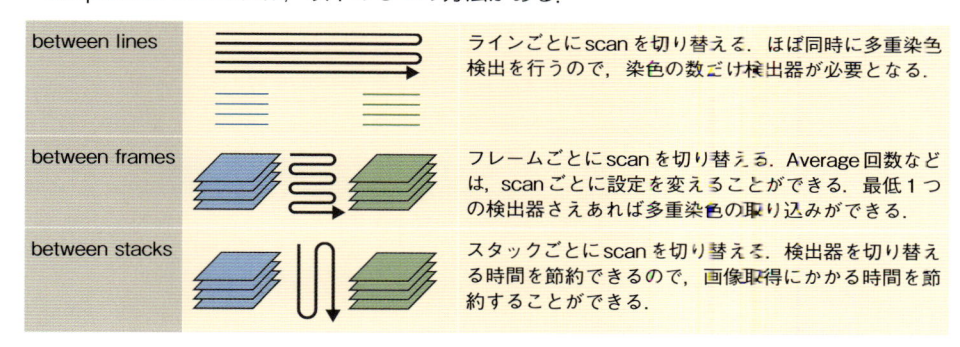

between lines	ラインごとにscanを切り替える．ほぼ同時に多重染色検出を行うので，染色の数だけ検出器が必要となる．
between frames	フレームごとにscanを切り替える．Average回数などは，scanごとに設定を変えることができる．最低1つの検出器さえあれば多重染色の取り込みができる．
between stacks	スタックごとにscanを切り替える．検出器を切り替える時間を節約できるので，画像取得にかかる時間を節約することができる．

❸ それぞれの"scan"ごとにシグナルの調整を行い，〈Start〉ボタンをクリックして画像の取得を行う[*9]．

　　[*9]　Z方向のスキャン，タイムラプススキャンと組合わせることもできる．

4）ROIスキャン（任意エリアのスキャン）

レーザーを任意のエリア（ROI：region of interest）にのみ照射することで，その部分のみのスキャンやブリーチングを行うことができる．

❶〈Live〉ボタンをクリックし，シグナルの調整と画像の取り込みを行う．

❷ ROIをアクティブにし，画像上にROIを描く[*10]．

　　[*10]　丸，四角，多角形のROIが使用可能である．

❸ ROIの内側に照射するレーザー波長および強度を設定する[*11]．

　　[*11]　ROIが複数個ある場合は，"ROI Configuration"から，ROIごとに照射するレーザーを指定する．

❹〈Set background〉にチェックを入れ，ROIの外側に照射するレーザー波長および強度を設定する[*12]．

　　[*12]　照射しない場合は，ゼロパーセントにする．

❺ 連続断層取得時に任意のフレームのみでROIスキャンを実行したい場合には，〈Set 3D〉にチェックを入れ，実行するフレームを指定する．

❻〈Start〉でROIスキャンを実行する．

5）Lambda Scan

検出器のスリットの幅を波長方向に少しずつずらしていき，その蛍光のスペクトルを取得する方法である．取得したスペクトルを用いて，近接した波長の分離を行うこともできる．

❶〈Live〉ボタンをクリックし，シグナルの調整と画像の取り込みを行う．

❷ [Acquisition mode] から"XY λ"，または"XYZ λ"を選択する．
　　[λ -Scan Range Properties] のウインドウがあらたに開く．

❸ スペクトルの取得範囲，検出波長域（Band Width），画像取り込み枚数の指定（No. of steps または Lambda Stepsize）を行う．

❹〈Start〉ボタンをクリックし，画像データを取得する．

❺ スペクトル情報をグラフ化する．
　　[Process] メニューの "Dye Separation" から "Spectral" を選択する．取得した画像上でROIを動かし，任意のシグナルのスペクトルデータをグラフ表示させる[*13]．

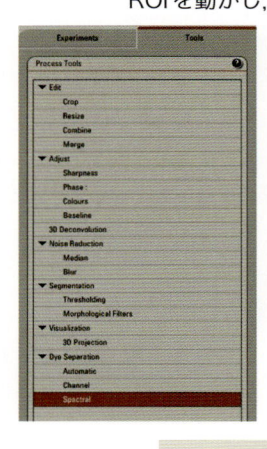

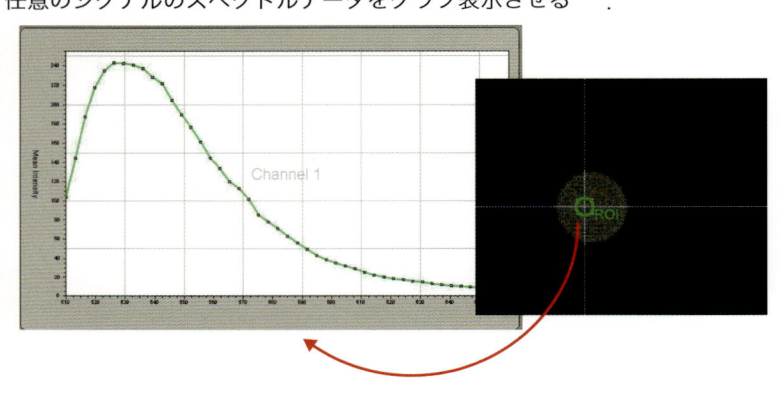

*13　グラフデータは，エクセルファイルとしても保存できる．

❻ 任意のスペクトルデータを登録すると，それぞれのスペクトルをもつシグナルを色分けして表示することができ，蛍光を分離することができる．

6）オートフォーカスシステム Adaptive Focus Control（AFC）

　Adaptive Focus Control とは，赤外光の反射角度から対物レンズとカバーガラス底面の距離を計算し，自動的にその距離を保つオートフォーカスシステムである．長時間にわたるタイムラプス観察に有効な機能である．

7）電動ステージを用いたタイルスキャン・多点タイムラプス

　顕微鏡に電動ステージが搭載されている場合には，タイルスキャンや多点タイムラプスを行うことができる．タイルスキャンは，複数枚の画像をつなぎ合わせて1枚の大きな画像をつくることができるため，広い視野の画像を取得することが可能である．多点タイムラプスは，自動的に登録したポイントに移動してスキャンするため，1つのサンプルから複数個のデータを取得することができる．どちらの機能も，6）の Adaptive Focus Control と組合わせて用いるとより効果的である．

in vivo イメージング実験プロトコール

6. データ保存・export

❶ データの保存．

　取得したデータは，順次［Experiments］タブに表示されていくが，これらは一時保存されているものであり，保存作業を行う必要がある．「Experiment.lif」フォルダの上で右クリックし，"Save Experiment 'Experiment' As"を選択し，保存作業を行ってほしい．保存を行うと，「Experiment」フォルダ内のすべてのデータが「.lif」というライカ社オリジナル形式のファイルとして保存される*14．

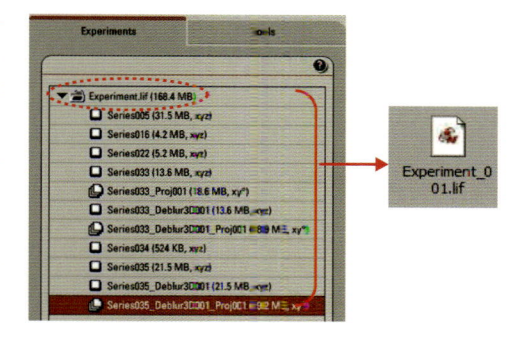

> *14 このオリジナルファイルは，ライカ社のフリービューアーソフト「LAS AF Lite」の他，「Image J」をはじめとする一般的な画像解析ソフトで開くことができる．

❷ 汎用ファイルでの画像のエクスポート．

　取得画像は，TIFFおよびJPEG形式でエクスポートできる．またMOVやAVI形式でアニメーションとしてエクスポートすることもできる．シグナル輝度を数値で表す「ASCII」形式も選択できる．エクスポートしたいファイル上で右クリックし，"Export '（ファイル名）'"から，ファイル形式を選択する*15, 16．

> *15 多重染色の画像の場合，〈Overlay channels〉にチェックがあると各チャンネルを重ね合わせた画像1枚のみをエクスポートする．チェックがない場合は，それぞれのチャンネルの画像を個別にエクスポートする．
>
> *16 必要に応じて，スケールバーを入れたり，タイムスタンプを入れたりすることができる．

7. シャットダウン

❶ LAS AF上の［Configuration］のレーザーセットアップ画面から，レーザーの発振を停止する．

❷ データの保存などが済んだら，LAS AFを終了し，PCもシャットダウンする．

❸ PC電源，スキャナー，顕微鏡の電源，水銀ランプの電源をオフにする．

❹ アルゴンレーザーを使用していた場合は，空冷のファンが止まるのを待ってから（約5分間），レーザーの電源をオフにする．

❺ オイルやグリセリンなどを使用したレンズは，レンズクリーナー（30％エタノール，30％ジエチルエーテル，10％酢酸エチル）を浸した綿棒またはレンズペーパーでクリーニングする．

IV-ii. ライカ社製・2光子励起顕微鏡 TCS SP5 MP

1. 機器の概要

顕微鏡[*17]，レーザー光源（可視光，2光子用）[*18]，水銀ランプ（目視観察用），スキャンユニット[*19]，外部検出器（NDD）[*20]，制御装置[*21]，電源（100V，15A×4）

> [*17] スーパーZガルバノステージ搭載可能．
> [*18] 2光子用はチタンサファイヤ赤外極超短パルスレーザー（MPレーザー）で構成される．励起光の波長域は680～1080 nm．OPO（Optical Parametric Oscillator）を組合わせることにより，～1300 nmまで可能．
> [*19] 内部検出器はPMTとHyDから選択（最大5チャンネル）．スキャナはコンベンショナルスキャナの他に，高速レゾナンススキャナの搭載が可能．
> [*20] 外部検出器はPMT（最大4チャンネル）とHyD（最大2チャンネル）から選択．
> [*21] PC：windows，ソフトウェア：ライカ社製LAS AF，コントロールパネル．

2. スタートアップ

❶ MPレーザーのキースイッチをオンにする．

❷ 顕微鏡，PC，スキャナー，可視光レーザーの起動．

❸ 水銀ランプの起動（目視観察で蛍光を観察する場合）．

❹ PCの起動後，画像取得アプリケーションソフト「LAS AF」を起動（LAS AFの詳細はIV-i-2を参照）．

❺ LAS AFが起動したらまず，レーザーセットアップ画面から画像取得に用いるMPレーザーを選択し，発振を開始させる．

❻ [Acquire] 画面で画像取得の条件設定を行う．

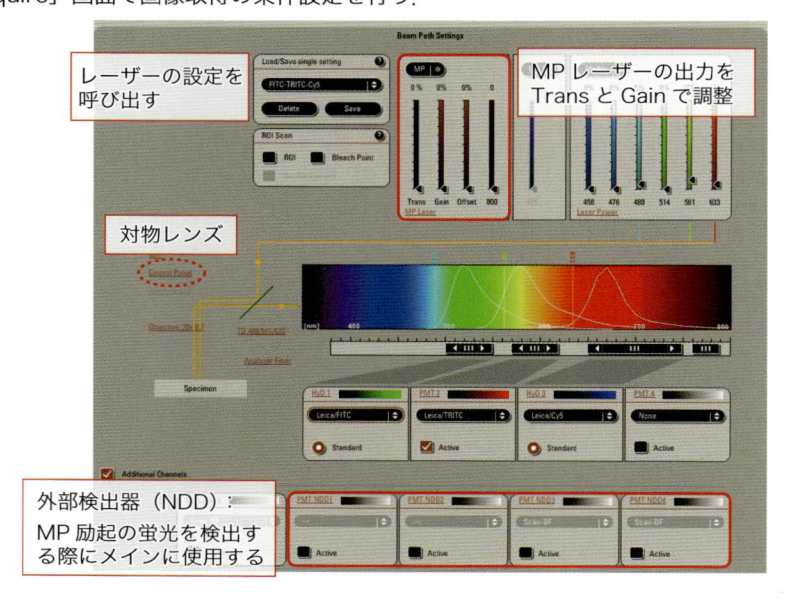

- レーザーの設定を呼び出す
- MPレーザーの出力をTransとGainで調整
- 対物レンズ
- 外部検出器（NDD）：MP励起の蛍光を検出する際にメインに使用する

3. 顕微鏡（直視下）での資料の観察・視野探し

Ⅳ - i - 3を参照.

4. 画像の取り込み・スキャン

❶ 観察するシグナルに適したパラメーターを設定する（一部詳細はⅣ - i - 4を参照）.

①LAS AF上から，使用する対物レンズを選択（顕微鏡からの選択も可能）.

②"Acquisition Mode：xyz"から撮影モードを選択.

③"Load/Save single setting"から"NDD"というMP観察に適した設定を選択する.
　NDD検出器の設定が自動的によび出される．また，作成した設定を保存し，必要に応じてよび出すこともできる.

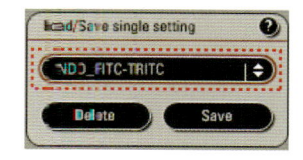

④MPレーザーを設定する.
　MPウインドウ内の〈MP Laser〉をクリックし，[MP Configuration]ウインドウを開く．波長の選択を行い，MPシャッターを開く.

⑤郡速度分散補正（GDD）機構が搭載されたMPレーザーの場合は，補正を入れる.

⑥MPレーザー出力の調整.
　MPウインドウのMPボタンが赤く点灯していることを確認する.
　Trans：減光フィルター．主にこのバーでMPレーザーのパワーを指定する.
　Gain：Transで指定したレーザーパワーを，さらに0〜100％までに振り分けて微調整を行う.
　Offset：EOM電圧調整．波長ごとに自動的に設定されるので，設定の必要はない.
　MP1：数値は0と1のみ．画像取得の際は1にする.

⑦画像サイズを指定する.

⑧画像の用途やファイル容量に応じて，ダイナミックレンジを変更.

❷ スキャン画像をモニターしながらのシグナル調整.

❸ 画像取得.

❹ Z方向（深さ方向）のスキャンの設定.

❺ タイムラプススキャンの設定.

❻ ROIスキャン（任意エリアのスキャン）.

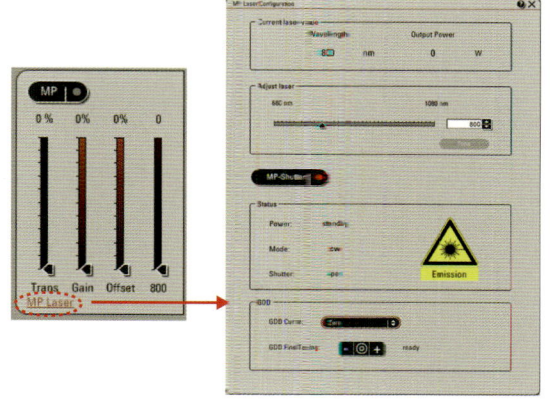

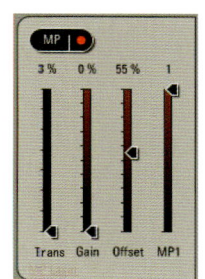

5. その他の機能

Ⅳ-i-5のZ方向（深さ方向）のスキャンの設定，タイムラプススキャンの設定，ROIスキャン（任意エリアのスキャン），オートフォーカスシステムAdaptive Focus Control（AFC），電動ステージを用いたタイルスキャン，多点タイムラプスを参照．

6. データ保存・export

Ⅳ-i-6を参照．

7. シャットダウン

Ⅳ-i-7を参照．

謝辞

本稿の執筆はライカマイクロシステムズ株式会社　大畑絵美氏にご協力をいただいた．この場を借りて感謝する．

実践編

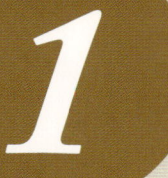

1 遺伝子導入マウスを用いない場合の細胞標識の方法

小谷真奈斗，菊田順一

近年，新しい蛍光色素・蛍光タンパク質の開発により，トランスジェニックマウスを用いずとも特定の細胞・分子を自由自在に蛍光標識して可視化できるようになった．また，波長の異なる蛍光色素を組合わせることにより，多種多様な細胞の挙動を同時に解析することができるようになった．そこで，本稿では，in vivoイメージングをするうえで必須となる「生きた細胞の標識方法」について，具体的なプロトコールや実験例を紹介しながら，概説を行う．

はじめに

　生体内には200種類にも及ぶ細胞が存在し，それぞれが適切な場所に適切なタイミングで移動・遊走し，相互作用することにより，高度で多彩な生命現象が営まれている．「どの細胞がいつどこで何をしているのか」という時空間的な挙動を明らかにすることは，複雑な細胞ネットワークを形成する生命現象を理解するうえで大変重要である．
　in vivoイメージングによって多種多様な細胞の挙動や相互作用を解析するためには，「生きた細胞」を特異的にかつマルチカラーで標識することが必要である．生きた細胞の標識にはさまざまな方法があり，GFPなどの蛍光タンパク質を特定の細胞に発現させた遺伝子導入動物を用いて観察する方法（基本編4を参照）と，試験管内で蛍光標識した細胞を生体内に移植して観察する方法がある．本稿では，後者について，特にCellTracker™などの蛍光試薬を用いて細胞を標識し，それらを生体マウスに移植して観察する方法と，ウイルスベクターを用いて蛍光タンパク質やルシフェラーゼの遺伝子を細胞株に導入し，それらを生体内に移植して観察する方法を中心に紹介する．

細胞標識の注意点

　in vivoイメージングを行う際にまず，どの細胞をどの蛍光色で標識するかということを決めなければならない．そのためには，観察したい臓器や組織の立体構造をあらかじめ理解し，何をどのように可視化したいかを考えることが重要である（それぞれの臓器のイメージング方法に関しては他稿を参照）．特にin vivoで観察する際には，使用する蛍光色素の励起波長および蛍光波長の特性，細胞毒性を十分に考慮に入れながら選択する（本稿末尾の表参照．プローブ

の種類については**基本編5**も参照のこと).フィルターなどの器材が限られている場合は,使用する蛍光色素が,使用する機材に適応しているか否かを事前に調べておく必要がある.以降,細胞標識の方法を種類と特性別に解説していく.

細胞核の標識

細胞核の標識は,特に*in vivo*イメージングをする際に,観察物に焦点を合わせやすくしたり,観察したい組織の構造の可視性を高めたりする目的で行われる.DAPI,Hoechst 33342,Hoechst 33258の低分子蛍光色素は,観察したい臓器に浸透させることで,生きた細胞の膜を透過し取り込まれて,細胞内に存在するDNAを染色することができる.特に,Hoechst 33342は膜透過性が高く,短時間の染色でコントラストの高い画像が得られる.

細胞核標識の実験例

近年,生活習慣病などの基礎病態として慢性炎症が注目されており,例えば肥満時の脂肪組織では炎症性マクロファージなどさまざまな免疫細胞が侵入し,病態の形成・増悪に関与していることがトピックとなっている.この動的システムの解析のために,脂肪組織の生体イメージングが最近行われており,種々の免疫・炎症細胞動態の時系列が明らかにされている(**実践編11**も参照)[1].

顆粒球が緑色に標識されたマウス(LysM-EGFPマウス)から,内臓脂肪の一種である精巣上体脂肪(epididymal fat)を露出させ,PBSで2,000倍希釈したBODIPY® 558/568 C12(D3835;ライフテクノロジーズ社)*1で30分間染色する.その後,PBSで1,000倍希釈したHoechst 33342(H3570;ライフテクノロジーズ社)でさらに30分間染色する*2.その結果,脂肪組織内を哨戒する顆粒球を観察することができる(**図1**).

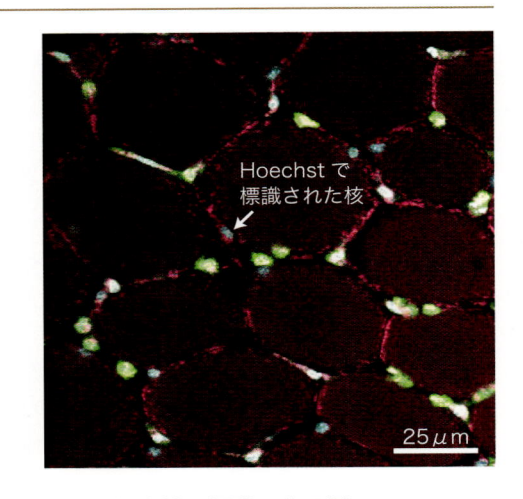

図1 細胞核の標識の応用例
顆粒球(LysM-EGFP発現細胞)が緑色に標識されており,脂肪滴をBODIPYで赤色に,核をHoechstで青色に標識している.巨大な細胞質を有する脂肪細胞と,その間を顆粒球が哨戒する様子を観察できる

*1 BODIPY® 558/568 C12(D3835;ライフテクノロジーズ社)
脂肪酸に橙赤色の蛍光色素が付加されている.蛍光色素付きの脂肪酸が脂肪組織に取り込まれ染色される.

*2 染色濃度や染色時間は,臓器ごとに調節する.ほとんどの組織は,30分もあれば充分核が染まる.ただし,小腸の絨毛を染色する場合は,管腔側から染色する.皮下組織の細胞を染色する場合は,あらかじめイメージング前日にHoechstを皮下注射しておく.

CellTracker™やカルボシアニン膜色素を用いた細胞標識

マウスの脾臓やリンパ組織から採取した生きたリンパ球や樹状細胞を蛍光標識するには，CFSE（同仁科学研究所），CellTracker™ プローブ，Qtracker® Cell Labeling Kits，カルボシアニン膜色素（いずれもライフテクノロジーズ社）などがあげられる（実践編4も参照）．CellTracker™とQtracker®は，細胞を浸している培養液に加えるだけで生きている細胞内部に取り込まれ，数世代にわたって蛍光が保持される．カルボシアニン膜色素は，細胞膜に良好に保持され，DiOは緑色，DiIは橙赤色，DiDは近赤外の蛍光を放出する．移植後に免疫応答などにより増殖した細胞を観察するためには，GFPやCFPの遺伝子導入マウス（基本編4を参照）を用いるが，移植後に増殖しない細胞や分裂を1，2回だけ行った細胞は，移植前に取り込ませた蛍光色素によって観察できる．

この細胞標識方法を用いると，異なる細胞集団を，波長の異なる蛍光色素で染め分けて，同じマウス（個体）に移植することにより，多種多様な細胞の挙動や相互作用を同時に解析することができる．さらに，この細胞標識方法は，遺伝子の機能解析などさまざまな研究にも応用できる．例えば，野生型マウスから準備した好中球を緑色で染色し，ある遺伝子を欠損したマウスから準備した細胞を赤色で染色し，それらを同じマウスに移植することにより，目的の遺伝子の有無によって，細胞の動態・機能（例えば，好中球のローリング）がどのように変化するか，リアルタイムで評価することができる．

準備

細胞標識蛍光試薬を用いた生細胞の標識法の実際を解説する．

- 観察したい細胞

    培養細胞の場合：ディッシュで培養しておいた細胞をスクレイパーやピペットを用いて，15 mLの遠心チューブに回収する．

    造血系細胞の場合：マウス（C57BL/6Jなど）から脾臓やリンパ組織を摘出する．摘出した臓器は，ハサミである程度細切りし，スライドガラスのフロスト部分ですりつぶす．遠心チューブにすりつぶした細胞を回収する．その後，セルソーター（日本ベクトン・ディッキンソン社）やMACS® Technology（ミルテニーバイオテク社）を用いて，目的の細胞を分離する．

- 任意の蛍光試薬（ここではCellTracker™ Red CMTPX）
- CO_2非依存性培地（18045-088；ライフテクノロジーズ社）
- D-PBS（−）（14249-66；ナカライテスク社）
- FBS（F0926；シグマ アルドリッチ社）
- マイジェクター® 29G（0.33 mm）×1/2"（13 mm）（SS-10M2913；テルモ社）

プロトコール

❶ 37℃に加温した2 mLのCO_2非依存性培地（PBSでも可）にCMTPXを加える（最終濃度15 μM）.

❷ 細胞を回収し，遠心後，上清を捨てる.

❸ CMTPXの入ったCO_2非依存性培地2 mLを加える.

❹ 37℃で10分間静置する.

❺ 1 mLのFBSを追加する.

❻ 37℃で3分間静置する.

❼ 7 mLのCO_2非依存性培地を加える（合計容量10 mL）.

❽ 遠心を行い，上清を捨てる.

❾ PBSで2回洗浄する.

❿ 沈殿した細胞をPBS 100 μLに混合し，29Gの注射針（テルモ社など）を用いて静脈注射でマウス体内へ移入する.

⓫ 一定時間後，2光子励起顕微鏡で目的の臓器を観察（各臓器の観察法は他稿も参照）[*3].

> [*3] 蛍光標識した細胞が，観察対象の臓器に到達する時間は，細胞・臓器により異なる．マウス足蹠に皮下注射したリンパ球や樹状細胞が同側の膝高リンパ節に到達するのは約24～48時間後.

実験例

近年，ヘルパーT細胞のサブセットの1つであるTh17細胞が関節リウマチの関節破壊に関与していること，Th17細胞の膜上にはRANKL（receptor activator of NF-κB ligand）が発現していることが報告されているが[2]，その詳細についてはこれまでよくわかっていなかった．そこでわれわれは，成熟破骨細胞をGFPで標識したマウス（a3-GFPマウス）を用いて，骨組織内におけるTh17細胞と成熟破骨細胞との相互作用について，動態解析を行っている.

マウスの脾臓から採取したリンパ球を in vitro で培養し，Th17細胞へと分化させた後，Cell-Tracker™ Red CMTPXで蛍光標識を行い，静脈注射にて生体内へと移入を行う．われわれの研究室では，蛍光標識した1×10^7個のTh17細胞をマウス（a3-GFPマウス）に静脈注射し，約2時間後に2光子励起顕微鏡にて骨組織内の観察を行っている[*4]．その結果，Th17細胞（赤色）が破骨細胞（緑色）に相互作用している様子を観察することができる（図2）.

> [*4] イメージングの実験を行う前に下記の条件検討を行う.
> ・細胞の投与方法：静脈注射なのか／皮下注射なのか
> ・移入する細胞数：少なすぎると観察できず，多すぎるとイメージング画像がビジーになる
> ・細胞移入後，いつ観察するのか：数時間後なのか／翌日なのか
> フローサイトメトリーを用いて，観察したい組織・臓器に観察したい細胞が存在するかどうか確認を行う．総数として，数10～100個程度カウントできれば，たいていイメージング可能である.

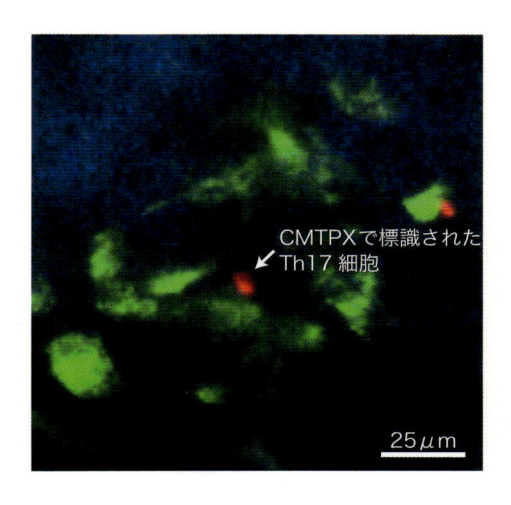

図2 CellTracker™（細胞標識試薬）の応用例

成熟破骨細胞をGFPで標識したマウス（a3-GFPマウス）の骨髄腔の生体2光子励起イメージング．CMTPXで蛍光標識したTh17細胞（赤色）が破骨細胞（緑色）に相互作用している様子を観察できる

レンチウイルスによる遺伝子導入法

　続いて，詳細なプロトコールは他の専門書を参考にしていただきたいが[3)〜5)]，ウイルスベクターを用いて蛍光タンパク質やルシフェラーゼ遺伝子を細胞株に導入し，それらを生体内に移植して観察する方法について簡潔に説明を行う．蛍光イメージングにおいて，何を蛍光タンパク質として選択するかは，研究者ごとの目的によって異なる．例えば，緑色系ではEGFP，赤色系ではtdTomatoやmCherry，細胞周期を可視化するためのFucci，細胞死を可視化するためのSCAT3.1，光刺激により蛍光を緑色から赤色へと変換させることのできるKaede, KikGR (Kikume Green Red) など，多種多様な蛍光タンパク質を用いて，目的の細胞を蛍光標識することができる．また，発光イメージングにおいては，近年 in vivo イメージング用に特化したルシフェラーゼや，発光プローブを高感度に検出する観察装置が製品化され，発光イメージングを用いることで解析可能な事象は増えつつある．われわれの研究室でも，プロメガ社のホタル (firefly) やウミシイタケ (Renilla) 由来のルシフェラーゼ遺伝子をがん細胞に導入し，Carestream Health 社のFX Pro in vivo イメージングシステムで検出を行っている（実践編9参照）．

準備

　ここでは蛍光タンパク質の導入を紹介する．

・プラスミド（理研バイオリソースセンターのDNAバンクより提供[6)]）
　　gp：パッケージングプラスミド（pCMG-HIVgp）．ウイルス粒子を形成するために必要なタンパク質を供給するためのプラスミド．
　　Rev：VSV-G, Rev プラスミド（pCMV-VSV-G-RSV-Rev）．VSV-G (vesicular stomatitis virus のエンベロープタンパク質) やRev (転写後のRNAに作用し，スプライシングを受けていない gag, gag-pol mRNAを選択的に核外へ運び出す働き) を供給するためのプラスミド．

1）遺伝子導入マウスを用いない場合の細胞標識の方法

target：ターゲット遺伝子を組み込んだプラスミド（CSⅡ-EF-MCS）．HEK293T細胞内で活性の強いEF-1αプロモータや発現させたい遺伝子断片を組み込んだプラスミド．

- パッケージング細胞
  HEK293T細胞（Poly-L-lysineコートした10cmディッシュに10％FBS含有のD-MEM培地で培養する）．
- FuGENE®6（E2691；プロメガ社）　トランスフェクション試薬．
- Opti-MEM®（31985；ライフテクノロジーズ社）　血清使用量低減培地．
- ポリブレン（TR-1003-G；メルクミリポア社）　形質導入効率を上げる添加剤．
- D-MEM（08459-06；ナカライテスク社）
- Poly-L-lysine溶液（P4707；シグマ アルドリッチ社）
- G418（4727878；ロシュ・ダイアグノスティックス社）
- アンピシリンナトリウム（02739；ナカライテスク社）
- マイレックス（Millex）-HVフィルター，0.45μm，PVDF（SLHV033RS；メルクミリポア社）
- マイジェクター®　29G（0.33mm）×1/2"（13mm）（SS-10M2913；テルモ社）

プロトコール

1. パッケージング細胞のトランスフェクション

❶ poly-L-lysineをコートした10cmディッシュにHEK293T細胞を5×10^5個播き，CO_2インキュベーターで24時間培養する．

❷ 0.6mLのOpti-MEM®にFuGENE®6を18μL加え，室温で5分間静置する．

❸ さらに，下記の比率のDNAを加え，よく混合し，室温で15分間静置する．
〈DNA比率〉gp：Rev：target＝1.62μg：1.62μg：2.75μg

❹ DNA溶液をHEK293T細胞の入ったディッシュに滴下し，軽く混ぜトランスフェクションを行う．

❺ トランスフェクション後，CO_2インキュベーターで24時間培養する．

❻ D-MEMを静かに交換し（10mL目安），さらに細胞を24時間培養する．

❼ 上清を集め，0.45μmのPVDFフィルターを通す．

❽ ウイルスストックとする．

2. 感染

❶ 観察したい細胞 2×10^5 個当たり，0.5 mLのウイルスストックに懸濁する．

❷ 等量の培養液を加えて，最終濃度が 6μg/mLになるようにポリブレンを添加し，CO_2インキュベーター内で24-wellの培養皿で培養する（1 mL/well）．

❸ 4～8時間後にD-MEMを交換する．

❹ 1～2日培養後，蛍光顕微鏡にて観察する．

❺ 蛍光タンパク質を発現している細胞のみを培養するため，セルソーターを用いてセルソーティングを行う．または，薬剤含有培養液で細胞のセレクションを行う（薬剤例：G418, アンピシリン）．

❻ 得られた細胞株を，29Gの注射針を用いて静脈注射あるいは，皮下注射を行うことにより生体内へ移入する．

実験例

がん研究において臨床的に大きな問題となるのが，がんの転移である．がん細胞が，細胞外マトリクスや血管壁といった物理的障壁をどのように乗り越えて遠隔臓器へと移動していくのか，これらのメカニズムを解明することは，がん転移を制御するために非常に重要なことである．

光変換可能な蛍光タンパク質であるKikGRを恒常的に発現させたヒト大腸がん細胞（図3）をヌードマウスの皮下に注射する．がんにviolet lightを照射し，緑色の蛍光から赤色の蛍光へと光変換を起こさせる．24時間後，生体2光子励起顕微鏡を用いて，赤色のがん細胞がどこへ移動したのか探索を行い，観察を行う．がんの2光子励起イメージングについては実践編8を参照のこと．

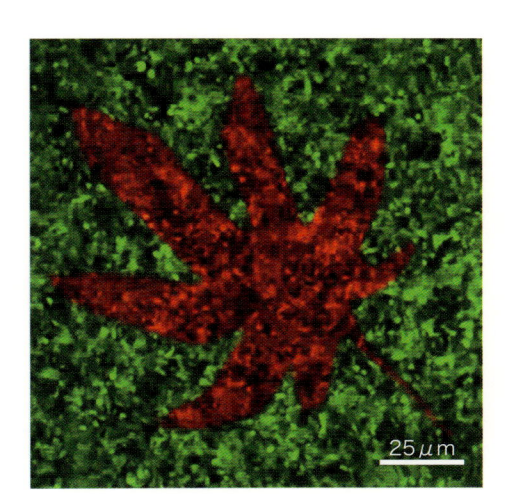

図3　レンチウイルスによる蛍光タンパク質の遺伝子導入例

ヒト大腸がん細胞にレンチウイルスによるKikGRの遺伝子導入を行った．ヒト大腸がん細胞をコンフルエントになるように培養を行い，図のようにカエデの形になるように光照射を行った．KikGRは細胞に発現させた当初は緑色の蛍光を発しているが，図のようにカエデ形の内側に405 nmのレーザーを照射すると，あたかも紅葉するかのように蛍光が緑色から赤色に変わる

1）遺伝子導入マウスを用いない場合の細胞標識の方法

カルシウム蛍光プローブによる細胞標識

　最後に，その他の細胞標識試薬を紹介したい．カルシウムイオンは，細胞内の情報伝達に重要な役割を担っており，その挙動をリアルタイムで観察することのできるプローブは，単に細胞をマーキングする以上の意味をもつ．1980年代にカリフォルニア大学のR. Y. Tsienらによって開発され，現在では，Quin 2（Q001），Fura 2（F014），Fluo 3（F019），Fluo 4-AM（F312），Indo 1（I004），Rhod 2（R001；いずれも同仁化学研究所）などのプローブが開発されている．これらは細胞に直接添加することで細胞膜を透過して取り込まれ，細胞内カルシウム濃度に応じて蛍光強度の変化するものである（詳細な実験プロトコールはメーカーのプロトコールを参照[7]）．

おわりに

　近年，細胞を標識する技術の進歩は目覚ましく，さまざまな蛍光色素や蛍光タンパク質を駆使することで，自由自在とも言えるほど「生きた細胞」の蛍光標識をデザインすることができるようになった．そして最後に触れたように細胞標識の方法は，単に細胞を蛍光標識するだけでなく，生きている細胞の分化・機能を可視化する手法へ変わりつつある．このような技術的な進歩をうけ，今後 in vivo イメージング技術はさらに急速に進歩することが予想され，医学・生物学のさらなる発展が期待される．

◆ 文献

1) Nishimura, S. et al.：J. Clin. Invest., 118：710-721, 2008
2) Sato, K. et al.：J. Exp. Med., 203：2673-2682, 2006
3) 『新 遺伝子工学ハンドブック』（村松正實，山本 雅／編），羊土社，2003
4) 『実験がうまくいく 蛍光・発光試薬の選び方と使い方』（三輪佳宏／編），羊土社，2007
5) 『必ず上手くいく遺伝子導入と発現解析プロトコール』（中嶋一範，北村義浩／編），羊土社，2003
6) 理化学研究所バイオリソースセンター細胞運命情報解析技術開発サブチーム「レンチウイルスベクターについて」，http://www.brc.riken.jp/lab/cfm/Subteam_for_Manipulation_of_Cell_Fate_J,_Lentiviral_Vectors_J.html
7) 『蛍光で細胞内Caを測定したい』（同仁化学研究所），www.dojindo.co.jp/technical/protocol/p19.pdf

表 *in vivo* 解析の際に用いられる細胞標識試薬

プローブ名	励起（nm）	蛍光（nm）	メーカー
DAPI	358	461	S社，W社他
Hoechst 33342	350	461	S社，W社他
Hoechst 33258	352	461	S社，W社他
CellTracker™ Blue CMAC（7-amino-4-chloromethylcoumarin）	353	466	LT社
CellTracker™ Blue CMF2HC（4-chloromethyl-6,8-difluoro-7-hydroxycoumarin）	371	464	LT社
CellTracker™ Blue CMHC（4-chloromethyl-7-hydroxycoumarin）	372	470	LT社
CellTracker™ Violet BMQC（2,3,6,7-tetrahydro-9-bromomethyl-1H,5H-quinolizino（9,1-gh）coumarin）	415	516	LT社
CellTracker™ Green CMFDA（5-chloromethylfluorescein diacetate）	492	517	LT社
CellTracker™ Green BODIPY（8-chloromethyl-4,4-difluoro-1,3,5,7-tetramethyl-4-bora-3a,4a-diaza-s-indacene）	522	529	LT社
CellTracker™ Orange CMTMR（5-（and-6）-（（（4-chloromethyl）benzoyl）amino）tetramethylrhodamine）	541	565	LT社
CellTracker™ Orange CMRA	548	576	LT社
CellTracker™ Red CMTPX	577	602	LT社
Qtracker® 525 Cell Labeling Kit	405〜485	525	LT社
Qtracker® 565 Cell Labeling Kit	405〜525	565	LT社
Qtracker® 585 Cell Labeling Kit	405〜545	585	LT社
Qtracker® 605 Cell Labeling Kit	405〜565	605	LT社
Qtracker® 625 Cell Labeling Kit	405〜585	625	LT社
Qtracker® 655 Cell Labeling Kit	405〜615	655	LT社
Qtracker® 705 Cell Labeling Kit	405〜665	705	LT社
Qtracker® 800 Cell Labeling Kit	405〜760	800	LT社
DiI；DiIC18（3）	549	565	LT社
CM-DiI	553	570	LT社
DiO；DiOC18（3）	484	501	LT社
SP-DiOC18（3）	497	513	LT社
DiD；DiIC18（5）	644	665	LT社
Quin 2	339	492	D社
Fura 2	340/380	510	D社
Fluo 3	508	527	D社
Indo 1	330	Ca free：485 nm Ca bind：410 nm	D社
Rhod 2	553	576	D社
Fluo 4	495	518	D社
CFSE	496	516	D社
SNARF®-1 acetate, SE	576	635	LT社

S社：シグマ アルドリッチ社，W社：和光純薬工業社，LT社：ライフテクノロジーズ社，D社 同仁化学研究所

実践編

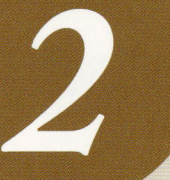

2 ２光子励起顕微鏡によるリンパ節の *in vivo* イメージング

鈴木一博

> リンパ節における免疫細胞のありのままの動態が，２光子励起顕微鏡を用いた *in vivo* イメージングによってはじめて明らかにされ，免疫学に一大センセーションを巻き起こしたのは2002年のことである[1)~3)]．それから10年の間に，リンパ組織から皮膚や腸管に至るまで免疫応答のさまざまな局面が可視化されてきた．本稿では，２光子励起顕微鏡による免疫イメージングのプロトタイプとも言えるリンパ節のイメージングについて，実際に即した形で解説する．

はじめに

　２光子励起顕微鏡を用いた *in vivo* イメージングの手法が免疫学の領域に導入されて以来，生体組織における免疫細胞の動態を時間軸に沿って解析することが可能となり，免疫応答の成り立ちに関する理解が飛躍的に進んだ．特にリンパ節は，さまざまな免疫細胞間の相互作用に基づいて盛んに情報交換が行われる免疫応答の要所であることから，免疫系において最も精力的に *in vivo* イメージングが行われてきた臓器である．

　リンパ節のイメージングにおいては，細胞の血中からの進入やリンパ液中への脱出など，外部環境とのかかわりの中でイメージングを行う場合にはintravitalでのイメージングが必須となるが，リンパ節の内部で完結する細胞の移動，あるいは細胞間の相互作用をイメージングする限りでは，explantでもintravitalとほぼ同等のデータが得られる（実践編Aも参照）．また本書の主旨が，これから *in vivo* イメージングを自分達の研究に取り入れようとしている方々の背中を押すことにあることを考慮し，intravitalイメージングのプロトコールは他の総説に譲るとして[4)~6)]，本稿ではより「取っ付きやすい」正立型２光子励起顕微鏡を用いたリンパ節explantのイメージングに的を絞り，実際にイメージングを行ううえでのコツを含めて解説する．

準備

　リンパ節のイメージングに用いる機器，器具類を以下にあげる（図1，2も参照）．われわれの研究室では，筆者が米国で使用していたシステムをそのまま導入しているが，日本で実験系を組み上げる際には国内他社から同等品を導入した方が安価で納期も早いかもしれない．

・電動XYステージ（Prior Scientific社）つきの正立型２光子励起顕微鏡

- プラスチック製カバースリップ　22 mm × 22 mm，12-547，Fisher Scientific社．
- 組織用接着剤　Vetbond™，3M社．
- 培地　われわれはRPMI1640を使用している．
- 真空用グリース　カバースリップの圧着用．
- 微小手術用ハサミ　RS-5604，Roboz社．
- 微小手術用ピンセット　RS-4978，Roboz社．
- ステージアダプター[*1]　顕微鏡のステージに下記のフローチャンバーを設置するため．SA-20PL，Warner Instruments社．

  > *1　各メーカーのステージに適合するステージアダプターが用意されている．

- フローチャンバー　シリーズ20プラットフォームPH-1とチャンバーJG-23W/HPを組合わせて作製する．ともにWarner Instruments社．
- 吸引ノズル　ST-1R，Warner Instruments社．
- マグネットクランプ　フローチャンバーにTYGONチューブを設置するため．MAG-7，Warner Instruments社．
- ヒーターコントローラー　TC344B，Warner Instruments社．
- インターフェースケーブル　CC-28，Warner Instruments社．
- インラインヒーター　SF-28，Warner Instruments社．
- TYGON® チューブ 細　流路系の接続用．内径1.59 mm，外径3.18 mm，肉厚0.80 mm，Saint-Gobain社．
- TYGON® チューブ 太　流路系の接続用．内径2.38 mm，外径3.97 mm，肉厚0.80 mm，Saint-Gobain社．
- ウォーターバス
- ペリスタポンプ
- 混合ガス　95 % O_2，5 % CO_2．
- 混合ガス用レギュレーター
- 混合ガス通気用エアーストーン　観賞魚水槽用．
- 真空ポンプ
- 吸引びん

プロトコール

　　リンパ節explantのイメージングは培地を灌流しながら行う．まず2光子励起顕微鏡のセットアップを行った後，流路系を組み上げ，灌流速度および温度を十分に安定化させる．その上でリンパ節のプレパレーションを行い，イメージングを開始する．

1. 2光子励起顕微鏡のセットアップ（実践編AおよびBを参照）

2. 流路系のセットアップ（図1）

❶ 事前にTYGON® チューブでペリスタポンプとインラインヒーターを接続し，流路を作製しておく．また，ヒーターコントローラーの2つのチャンネルに，それぞれインラインヒーターからのケーブルとインターフェースケーブルを接続しておく．

❷ ウォーターバスの温度を39℃に設定し，500 mLの培地（RPMI1640，添加物なし）のボトルを入れて加温する*2．

> *2 フローチャンバーに到達するまでに温度が低下することを考慮して，温度は高めに設定する．

❸ エアーストーンを通して培地に混合ガスの通気を開始する．これによって培地を酸素化すると同時に，CO_2の溶け込みによってpHの上昇を防ぐ．イメージング中は通気を続けることになるため，開始前に混合ガスの残量を確認しておく．

❹ ペリスタポンプを介してインラインヒーターに接続しているTYGON® チューブを，その先端が培地のボトルの底部に届くように留置し，ペリスタポンプを作動させる．流路内が培地で完全に置換されたことを確認したら，ペリスタポンプは一時停止しておく．

❺ 電動XYステージ（Prior Scientific社）にステージアダプターを嵌め込み，フローチャンバーを設置する（図2 A）．

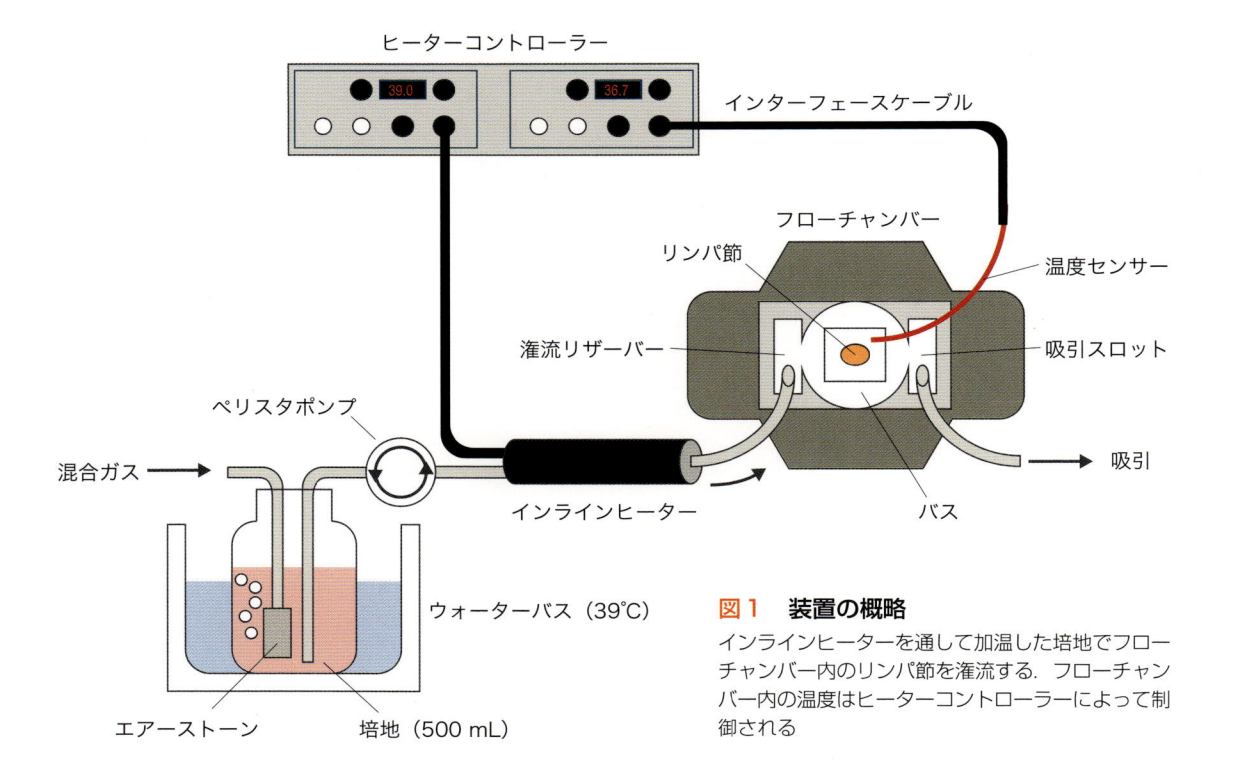

図1 装置の概略
インラインヒーターを通して加温した培地でフローチャンバー内のリンパ節を灌流する．フローチャンバー内の温度はヒーターコントローラーによって制御される

❻ フローチャンバーにインターフェースケーブルからの端子を接続し，温度センサーを設置する．

❼ フローチャンバーの潅流リザーバーに，インラインヒーターからのチューブの先端をマグネットクランプを用いて設置する．また，フローチャンバーの吸引スロットに真空ポンプからの吸引ノズルを設置する．

❽ ペリスタポンプを再度作動させ，培地の潅流を開始し，フローチャンバー内のバスが培地で満たされたら，水浸対物レンズを下降させてレンズ下に液柱を形成させる（図2B）．

❾ 真空ポンプを作動させて吸引を開始する．培地の流入量と吸引量のバランスがとれ，対物レンズ下の液柱の大きさが一定に保たれるように，流入量と吸引量を調節する*3．

> *3 吸引量の調節は，吸引ノズルの位置と角度を調整することで行うのが便利である．慣れないうちはここで時間が取られることが多い．

❿ ヒーターコントローラーの電源を入れる．インラインヒーターを制御するチャンネルの温度を39.0℃に設定する（イメージング中は39.0℃で固定）*2．フローチャンバーの温度を制御するチャンネル（インターフェースケーブルが接続されているチャンネル）の温度は，フローチャンバーの温度に応じて調節する必要があるが，ひとまず38℃に設定しておく．

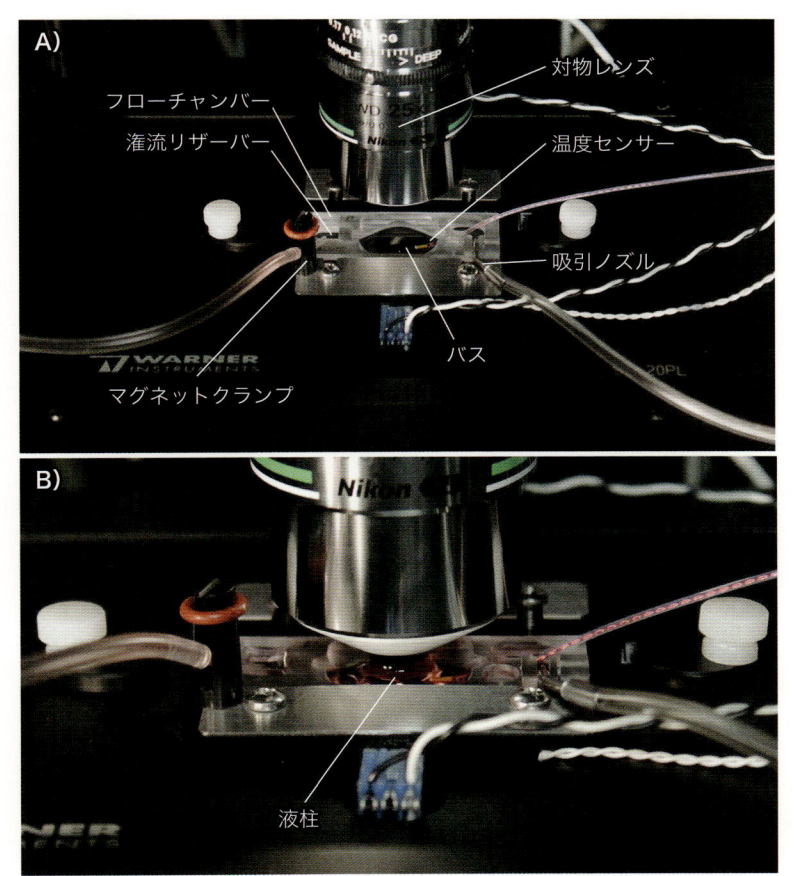

図2　フローチャンバーのセットアップ

A) インラインヒーターからのチューブは，マグネットクランプで固定されている．培地はこのチューブから潅流リザーバーに注入し，バスを潅流した後，吸引スロットに設置された吸引ノズルを介して排出される．温度センサーの先端は，できるだけ対物レンズの下，リンパ節の近傍に設置する．**B)** 対物レンズの下に液柱を形成させたところ．液柱の大きさは写真に示した程度が適当である

2）2光子励起顕微鏡によるリンパ節の in vivo イメージング

⓫ フローチャンバーに設置した温度センサーで測定される対物レンズ下の温度が，最終的に36.7〜37.2℃の範囲に収まるように*4，フローチャンバーの温度を制御するチャンネルの設定温度を調節する（多くの場合39.0〜40.0℃）．

*4 他の臓器にも言えることであるが，in vivoイメージングにおいて観察対象の温度管理はきわめて重要である．リンパ節の場合，36.0℃を下回ると細胞の運動性が顕著に低下する．逆に温度が高すぎても細胞のviabilityが急速に悪化する．筆者は，リンパ節のexplantのイメージングを行う際には，サンプルを少しでも長もちさせたいという願いも込めて，36.7℃〜36.8℃という低めのレンジを好む．

⓬ この状態で対物レンズ下の液柱の大きさとフローチャンバーの温度が安定していることを確認する*5．

*5 ここでどれぐらいの時間待てば「安定化した」と考えるかは人それぞれであるが，筆者の場合，いつもこの時点でコーヒーを飲みに部屋に戻る．コーヒーを一杯飲み終えて顕微鏡室に帰った時に，液柱の大きさと温度に変化がなければ，リンパ節のプレパレーションに取り掛かる．

3. リンパ節のプレパレーション*6

*6 一口にリンパ節と言っても，リンパ節はマウスの体内のさまざまな部位に存在し，その形態も部位によって異なる．皮下に存在する表在リンパ節だけでも，膝窩，鼠径，腋窩，腕頭，頸部と何種類か存在するが，そのなかでも筆者は，免疫しやすいこと，個体間で形態的な差異が少ないこと，皮質側と髄質側の判別がしやすいことなどから鼠径リンパ節を好んで用いる．

❶ 目的の細胞を蛍光標識したマウスを所定の方法で安楽死させた後，イメージングしたいリンパ節を採取し，少なくとも室温まで加温した培地（RPMI1640，添加物なし）を張った60 mm細胞培養ディッシュに移す*7．

*7 リンパ節は通常脂肪組織に埋没している．筆者は実体顕微鏡を使用せずに肉眼的にリンパ節を採取しているが，リンパ節を傷つけることを避けるために，ある程度周辺の脂肪組織が付着したままの状態で取り出すようにしている．マウスのリンパ節は通常1〜3 mm程度の大きさである．

❷ 微小手術用のハサミとピンセットを用いて，実体顕微鏡下で細胞培養ディッシュ中のリンパ節のクリーンアップを行う*8．リンパ節を傷つけることがないように細心の注意を払いながら，リンパ節に付着している脂肪組織などを完全に除去する．

*8 ハサミとピンセットの先端は，できるだけ鋭利に保つ必要がある．さもないと細かな組織片を除去することが困難になり，そうこうしているうちにリンパ節を傷つけてしまう．特に微小手術用の器具は，手元から実験台の上に落としただけでも先端が鈍になるため，注意を要する．

❸ プラスチック製カバースリップを約8 mm×8 mmの大きさにハサミで切り取り，その中心部にVetbondを少量塗布する*9．

*9 Vetbondは水に触れることで重合する組織用接着剤である．ここで過剰量のVetbondを塗布すると，リンパ節を接着する際にリンパ節表面にVetbondが付着してしまう．固化したVetbondは強い自家蛍光を発するため，使用量は最小限に抑える．筆者の場合，イエローチップに0.5 μL程度Vetbondを吸い上げ，そのチップの先端をカバースリップの中央に軽く触れさせ，Vetbondを付着させる程度である．

❹ クリーンアップしたリンパ節を培地から引き揚げ，ペーパータオルの上に置いて余分な培地を除く．

❺ リンパ節の観察したい側を上にして[*10]，カバースリップに塗布したVetbondの上に乗せ，リンパ節をカバースリップ上に接着する．

> [*10] B細胞の存在するリンパ濾胞を観察する場合には皮質側，T細胞領域を観察する場合には髄質側から観察するのが一般的である．

❻ リンパ節の接着したカバースリップを，新しく培地を張った60 mm細胞培養ディッシュに移し，実体顕微鏡下でリンパ節とカバースリップの間に入り込んだ気泡とリンパ節の表面に付着している気泡を取り除く．固化したVetbondの小片がリンパ節の表面に付着している場合にはそれも除去する．

❼ 1.5 mLチューブに1 mL程度培地を入れ，リンパ節の接着したカバースリップを入れる（リンパ節が完全に培地に浸るように）．これでリンパ節のプレパレーションは完了である．この状態で室温に置いておけば，6時間程度はリンパ球のviabilityを損なうことなく観察可能である．

4. イメージング

❶ 対物レンズ下の液柱の大きさと温度が保たれていることを確認する．

❷ リンパ節を1.5 mLチューブから取出し，カバースリップ下面の培地を除くため，ペーパータオルの上に乗せる．

❸ イエローチップの先端に真空用グリースを少量取り，カバースリップの下面に真空用グリースを塗布する（2カ所にスポットする程度で十分）．

❹ 対物レンズをフローチャンバーから引き揚げ，フローチャンバーのバス底面のガラスの中央部分にカバースリップの真空用グリースを塗布した面を圧着し，リンパ節をフローチャンバーに固定する．

❺ 対物レンズを下降させ，リンパ節の上に再び液柱を形成させる．培地の流入量と吸引量のバランスが保たれていれば，液柱とフローチャンバーの温度はそのまま安定化するはずである（しかし，実際には再調整を迫られることもある）．

❻ 可視光照明を用いて目視でリンパ節表面に大まかに焦点を合わせる[*11]．

> [*11] 筆者の使用している顕微鏡には可視光照明が付いていないため，側方から懐中電灯で照らして光を得ている．この操作をしておくことで，2光子励起で観察する際にリンパ節の同定に手間取らずに済む．特に初心者にはお勧めである．

❼ 2光子励起での観察を開始する．リンパ節の被膜から返ってくる二次高調波（second harmonic generation）をもとにリンパ節のオリエンテーションを把握し，観察しうる範囲をひと通りスキャンする．

❽ 目的とする領域を見つけたら，至適な蛍光シグナルが得られるようにレーザーの出力と検出器のPMTゲインの調整を行う[*12]．

> *12　レーザーの出力を上げすぎると光毒性（phototoxicity）が顕著になり，細胞の運動に悪影響を及ぼす．筆者は光毒性を避けるために，観察するのに必要な蛍光シグナルが得られる範囲で，できる限りレーザーの出力を下げてイメージングを行うようにしている．

❾ Z方向のスキャン範囲（Z-stack）を設定する．観察対象の蛍光強度にもよるが，リンパ節表面から300μm程度の深さまで観察可能である．筆者は通常，100〜150μmの範囲を3〜5μmの間隔で撮影している．

❿ タイムラプス条件を設定する．リンパ節におけるリンパ球の平均移動速度は，T細胞で約9μm/min，B細胞で約6μm/minである．このことを考慮して，筆者が単純にT細胞あるいはB細胞の動きを解析する場合には，それぞれ20秒間隔および30秒間隔で撮影を行っている*13．1回の撮影時間は通常1〜2時間である．

> *13　大きなZ-stackをイメージングしようと思うと，そのZ-stackをスキャンするのにそれだけ時間を要するため，タイムラプスの間隔を広げる必要がある．逆にタイムラプスの間隔を短くしようとすると，大きなZ-stackを撮影することができない．大きな領域にわたって細胞集団の動きを観察したいのか，あるいは比較的短時間で起こるイベントを追跡したいのか，その実験で何を知りたいのかによって，スキャン範囲とタイムラプス条件の間でtrade-offを行う必要がある．

⓫ 撮影条件が決定したら，液柱の大きさと温度が安定化しているか，灌流する培地が十分量残っているかを確認して，画像の取得を開始する．はじめの数分間は，目的のZ-stackが下から上まで取得できているか，そのZ-stackが設定したタイムラプスの間隔内で撮影できているかを確認するため，イメージングの進行状況を見守っていた方が無難である．撮影の最中も，特に温度には注意を払っておく．温度が至適範囲を逸脱した場合には，適宜ヒーターコントローラーの設定温度を調節する．

⓬ 撮影が終了したら，また同じリンパ節の異なる領域を撮影するか，別のリンパ節を対物レンズの下に設置して目的の視野を探す．

5. イメージング後

　2光子励起顕微鏡は所定の方法に従ってシャットダウンする．流路系はまず水で，その後70％エタノールを流して洗浄する．フローチャンバーは水洗いし，水を拭き取っておく（特に電極は腐食しやすいので注意）．バス底面に付着した真空用グリースはイソプロパノールで拭き取っておく．インターフェースケーブルの温度センサーの先端は非常に脆いので，水と70％エタノールでリンスした後，キムワイプで軽く水気を取る程度にする．

　イメージングし終えたリンパ節をそのまま捨ててしまうのは非常にもったいない．筆者は多くの場合において，イメージング後のリンパ節をフローサイトメトリーで解析するようにしている．このようにすることで，そのリンパ節に蛍光標識した細胞がどれだけ含まれていたのか，また観察しようとしていた現象（例えば細胞の活性化）が実際に起こっていたのかなど，イメージングデータを検証するうえで有用な情報が得られる．

実験例

　リンパ節のイメージングの例として，筆者が行った濾胞樹状細胞（follicular dendritic cell：FDC）上でのB細胞による抗原認識の可視化を紹介する[7]．ウサギ抗Phycoerythrin（PE）ポリクローナル抗体をマウスに投与した後，モデル抗原としてHen egg lysozyme（HEL）と赤色蛍光を有するPEを結合させたHEL-PEをマウスの皮下に免疫することによって，所属リンパ節（鼠径リンパ節）のFDCにHEL-PEと抗PE抗体から成る免疫複合体を沈着させる．このようにすることで，PEの蛍光を利用して抗原そのものでFDCを可視化することができる．そこにCFSE（緑色の蛍光色素）で標識したHEL特異的なB細胞受容体を発現するMD4 B細胞と，CFPを発現するポリクローナルなB細胞をともに移入し，リンパ節におけるB細胞とFDCの相互作用を2光子励起顕微鏡で観察した（図3）．その結果，MD4 B細胞がFDCから抗原を獲得する瞬間を捉えることに成功した．実際の撮影では，135 μmのZ-stackを3 μmおきに30秒間隔で1時間30分撮影した．図3で示しているのは，その内7枚のZ-planeの画像を重ね合わせてmaximal intensity projection（MIP）表示したものである．

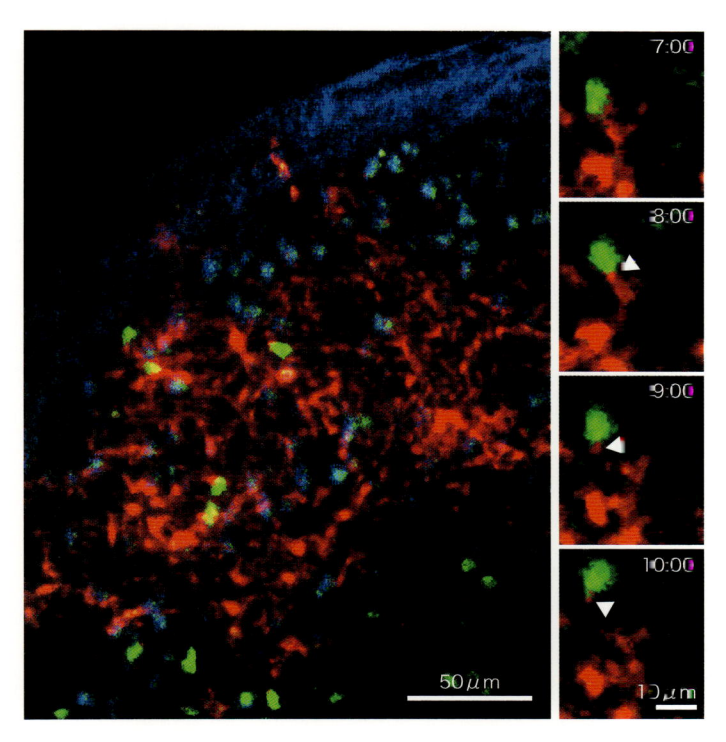

図3　2光子励起顕微鏡によるリンパ節のイメージング
抗原を沈着したFDC（赤）の突起の中を抗原特異的なMD4 B細胞（緑）とポリクローナルなB細胞（水色）が動き回っている．右側の連続写真は，MD4 B細胞がFDCから抗原（▷）を獲得する様子を捉えたもの．各パネル右上の数字は時間（mm：ss）．
（文献7より転載）

おわりに

　以上，筆者が用いている実験系に基づいてリンパ節explantのイメージング法を解説したが，必ずしも読んですぐに見たい画像が撮れるというわけではなく，多少なりともトレーニングが必要であることは心に留めていただきたい．筆者もUCSFのJason Cyster博士の研究室でイメージングに取り組みはじめてから，満足のいく画像が得られるまでに数カ月を要した．そもそもこの実験系は，Cyster研究室において岡田峰陽博士（現 理化学研究所）が中心となって立ち上げ，その後Cyster研究室で綿々と受け継がれているものである[8]．筆者のようにすでに完成された実験系を用いてもかなりの試行錯誤を強いられたが，それを一から立ち上げるためにはどれだけの時間と労力が必要だったのだろうか．岡田博士にはこの場を借りて敬意と感謝を表したい．

◆ 文献

1) Bousso, P. et al.：Science, 296：1876-1880, 2002
2) Miller, M. J. et al.：Science, 296：1869-1873, 2002
3) Stoll, S. et al.：Science, 296：1873-1876, 2002
4) Celli, S. & Bousso, P.：Methods Mol. Biol. 380：355-363, 2007
5) Celli, S. et al.：Methods Mol. Biol. 415：119-126, 2008
6) Park, C. et al.：Methods Mol. Biol. 571：199-207, 2009
7) Suzuki, K. et al.：J. Exp. Med., 206：1485-1493, 2009
8) Okada, T. et al.：PLoS Biol., 3：e150, 2005

実践編

3 骨髄の*in vivo*イメージング
正立型2光子励起顕微鏡を用いて

金子 雄，菊田順一

> 骨組織には，リモデリングにかかわる破骨細胞や骨芽細胞，骨髄内で分化・成熟を遂げる単球・顆粒球・リンパ球，その他の間葉系細胞や造血幹細胞など，多種多様な細胞が存在する．硬い石灰質に囲まれた骨組織の内部は，従来，生きたままでの観察がきわめて困難であると考えられていたが，われわれは，組織深部の観察が可能な「2光子励起顕微鏡」を駆使して，マウスを生かしたままで骨組織内の細胞の生きた動きをリアルタイムで観察するイメージング方法を確立した．本稿では，われわれが開発した"骨髄の*in vivo*イメージング"の方法論やその応用について，実際の画像を紹介しながら概説する．

はじめに

　骨組織は，常に新しく生まれ変わるダイナミックな臓器である．古い骨を吸収する破骨細胞，新しい骨を形成する骨芽細胞，およびこれが終末分化した骨細胞によって，骨代謝の恒常性が維持されている．また，骨組織は，造血幹細胞から多種多様な血液系細胞が生成される造血の場であり，さらに免疫システム構築の場でもある．

　石灰質に囲まれた骨組織は，生体で最も「硬い」組織であるため，従来，生きたままでの観察がきわめて困難であると考えられていた．実際にこれまでの骨や骨髄の研究では，固定して摘出した骨を切片にして観察していたため，骨組織内の細胞の「形態」を見たり，免疫染色により「分子発現」を解析することはできたが，骨髄腔内を流れる豊富な循環血流を保ったまま，そこで流出入する細胞の「動き」や細胞同士の「相互作用」を捉えることはできなかった．

　そこでわれわれは，低侵襲で深部まで高い時空間解像度で生きた組織の観察が可能な「2光子励起顕微鏡」を駆使して，マウスを生かしたままで骨組織内（骨髄）の細胞動態をリアルタイムで解析する生体イメージングに挑戦した．しかし，骨基質に含まれるリン酸カルシウム結晶は励起光を容易に散乱させるため，2光子励起に用いる近赤外線レーザーを用いても深部まで到達させることは難しい．実際，現在の近赤外線レーザーでは軟部組織であれば表面から$800\sim1,000\,\mu$mまで到達が可能とされているが，骨組織の場合では$150\sim200\,\mu$mが限界である．このため，われわれは，骨基質が比較的薄く骨表面から骨髄腔まで約$80\sim120\,\mu$mで到達できるマウスの頭頂骨を用いることで，これまで観察が困難とされてきた生きた骨組織内部を非侵襲的に高解像度で観察できる実験系を世界に先駆けて確立した[1]〜[3]．本稿では，その手技の詳細を解説する．

準備

骨髄の in vivo イメージングには，正立型と倒立型顕微鏡での2通りの観察方法がある．本稿では正立型顕微鏡を用いたプロトコールについて紹介する．

・2光子励起顕微鏡のセットアップ（図1）

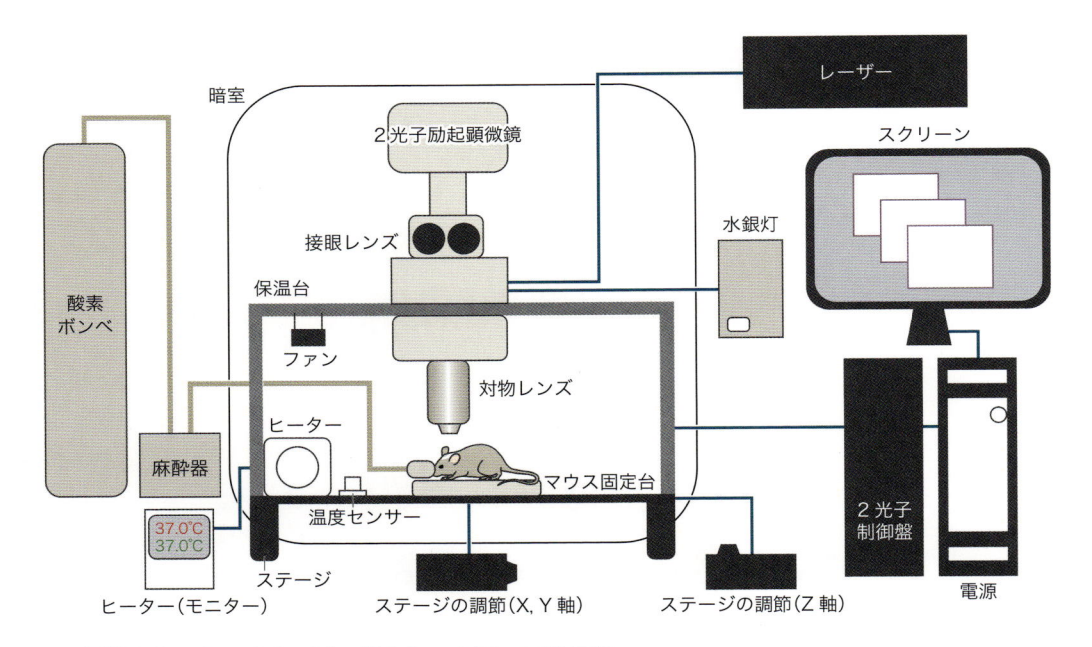

骨髄の in vivo イメージングに適した2光子励起顕微鏡を用いて観察を行う．骨髄の in vivo イメージングにおいては，微弱な蛍光シグナルを十分な時間をかけてスキャンする必要があるため，ガルバノミラーによるスキャンを用いて観察を行うことが多く，レゾナンススキャナーを用いることは少ない．

対物レンズ：対物レンズは，組織深部の観察が可能な，開口数（NA）が大きく，作動距離（WD）が長いものを使用する．観察を行う前に，レンズクリーナーを用いて対物レンズを綺麗な状態に保つ．

顕微鏡ステージ：骨髄の in vivo イメージングでは，麻酔下で生かしたマウスを顕微鏡ステージに設置して観察を行う．このため，対物レンズとマウス固定台の間には，マウスをセットできるだけの十分なスペース（高さにして5 cm程）が必要である．われわれの研究室では，通常の組織切片や摘出組織の観察のための顕微鏡ステージを取り外し，自作のステージを設置している．

フェムト秒パルス近赤外線レーザー：2光子励起顕微鏡の観察に必要となるレーザー（Ti：Sapphireレーザーなど）を準備する．詳細は基本編3も参照．

図1　骨髄の in vivo イメージングのセットアップ全体像

当研究室における2光子励起顕微鏡のセットアップの実際を示す．マウスに観察前の処置を行った後，麻酔下にてステージ上にセットする．暗室は外部からの光を遮断するのみならず，マウスの保温にも重要である．当研究室ではさらに特注した保温台も設置している

2光子励起用検出器：2光子励起用検出器（non descan detector：NDD）のチャンネル数が多いほど，よりマルチカラーでのイメージングが可能となる．骨組織中にはコラーゲン線維が豊富に含まれており，このような組織では二次高調波発生（SHG：second harmonic generation）とよばれる一種の「自家蛍光」を発生する．SHGシグナルは，照射した「励起光」のちょうど半分の波長となっており，2光子励起のために近赤外線（780〜900 nm）を励起光源として用いる場合，SHGはちょうど青色域の可視光（390〜450 nm）に含まれる．このため適当なフィルターを設置することでSHGを青色で検出することが可能となる[*1]．

> [*1] 骨髄の in vivo イメージングでは，骨梁や骨表面がSHGにより青色で検出される．これには染色は必要ない．

・マウス

可視化したい細胞に特異的に蛍光分子を発現させたマウスを用いることが多い．例えば，顆粒球のイメージングには，顆粒球において比較的優勢に発現する lysozyme M（LysM）のプロモーターの下流に緑色蛍光タンパク質（enhanced green fluorescent protein：EGFP）遺伝子を組み入れたLysM-EGFPマウスを用いる．また，破骨前駆細胞を含む単球系細胞のイメージングには，単球系細胞において比較的優勢に発現する CX_3C chemokine receptor 1（CX_3CR1：CX_3CL1/フラクタルカインの受容体）のプロモーターの下流に緑色蛍光タンパク質（EGFP）遺伝子を組み入れた CX_3CR1-EGFPマウスを用いる．

・血管染色用の蛍光色素

骨髄の in vivo イメージングでは，血管を蛍光色素にて染色することが多い．観察したい細胞の色などを考慮して，実験計画に応じて蛍光色素を決定する．例えば，緑色（GFPなど）で標識された細胞を観察したい場合では，血管を赤色で標識するため，dextran conjugated-Texas Red®〔70,000 MW, lysine fixable, 10 mg（ライフテクノロジーズ社，カタログ番号：D1863）をPBSで2 mg/mLに溶解し，マウス1匹あたり100 μLずつ使用〕を選択する．また，赤色で標識された細胞を観察したい場合には，緑色のdextran conjugated-FITCを用いる[*2]．

> [*2] 赤色と緑色の細胞をともに観察するような場合には，Qdot® 655（ライフテクノロジーズ社 Q21021MP），eFluor® 650NC（eBioscience社 95-6374-33）などをPBSで100倍希釈し血管標識に用いることも可能である．ただし，650 nmを検出する検出器を備えている必要がある．

・マウス用麻酔器

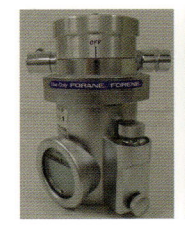

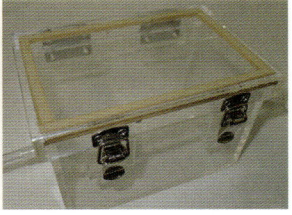

図2 気化器（左）と麻酔箱（右）

骨組織の in vivo イメージングを行うにあたり，マウスは麻酔下にて手術や撮影を行う．

当研究室では麻酔の調節が容易な吸入麻酔薬のエスカイン®（イソフルラン）を使用している．気化器にてイソフルランを気化させ，空気または酸素と混合してマウスに投与する[*3]．麻酔をかける際にマウスを眠らせるための麻酔箱[*4]もあわせて用意する（図2）．

3）骨髄の in vivo イメージング　129

> *3 麻酔を投与する際には，マウス用のマスクが必要となる．当研究室では，適当な長さのチューブに15 mLピペットの先端を切り取って括り付け，マウス処置用のマスクとして使用している．
>
> *4 10 cm×15 cm×10 cm程度のプラスチック製の箱．気化させたエスカイン®をチューブを通して接続している．麻酔をかけるときは，麻酔箱の中にマウスを入れ，箱を密封させて全身麻酔を行う．

・マウスを固定する台

　　in vivoイメージングでは，生きたままのマウスを観察するため，マウスをいかにして固定するかが重要となる．マウスは生きているので，心臓の拍動や呼吸が存在する．これらの動きは肉眼上では微々たる動きであるが，イメージングの視野上ではその動きが非常に大きな問題となる*5．当研究室では，骨髄のin vivoイメージングを行うに当たり，神経生理学実験などで使用されている頭部定位固定装置（stereotactic holder）を参考にして自作した固定台を使用している．当研究室で使用している台では，前方をマウスの歯を利用して金具に掛け，さらに両耳を金具で固定する3点固定法により頭部の固定を図っている（図3）*6．

> *5 細胞の動態を観察するうえでは，個体自身の動きがないこと，もしくはあったとしても微弱なものであることが大前提であり，いかにしてマウスを固定するかは，骨髄にかかわらずin vivoイメージングの実験において重要な点となる．
>
> *6 マウスの大きさに応じて適宜長さ，幅，高さを調節する必要があるため，固定具の微調整が可能である方が利便性がよい．

・シェーバー，脱毛クリーム

　　毛が観察視野に混入すると，強い自家蛍光の原因となる．マウスを準備する際に，極力毛が混入しないように，頭皮の毛剃り・脱毛を行う．頭皮の毛剃りには動物用シェーバー（一般用のバリカンも使用可）を用いる．その後の脱毛には，市販の脱毛クリーム（一般の薬局などで

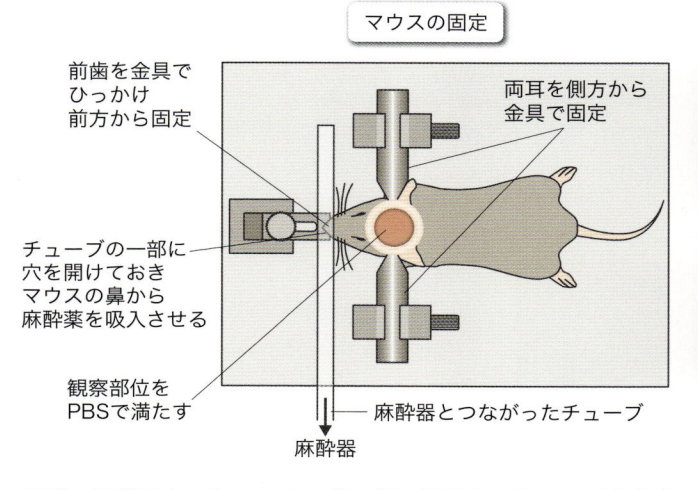

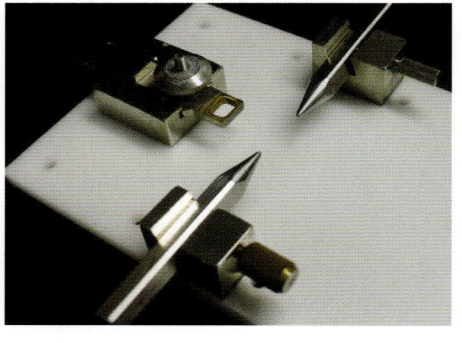

図3　骨髄のin vivoイメージングにおけるマウスの固定方法
当研究室で行っている骨髄のin vivoイメージングにおけるマウスの固定方法を示す．マウス固定台は自作であり，前方をマウスの歯を利用して金具に掛け，両耳を金具で固定する3点固定の方法を取っている

販売している人間用のもの）を使用している．

・O-ring

　頭蓋骨と2光子顕微鏡の対物レンズとの間には，対物レンズが作動できるだけの距離が必要である．また観察に用いる顕微鏡のレンズは水侵レンズであるため，観察を行う際には骨組織とレンズの間をPBSなどで満たす必要がある．このため，頭頂骨の視野を確保し，PBSを加えて観察を行うためにも丸いリングを頭頂骨に固定して視野を確保し観察する必要がある．当研究室ではO-ringとして1.5 mLのマイクロチューブを適当な厚さに切断して作製したものと，直径1 cm程度の金属性のO-ringを併用している[*7]．

> [*7] 頭皮の切開部はできるだけ小さい方が侵襲も少なく，PBSの量も維持されやすいため，切開部の大きさにあった適切な大きさのリングを用いることが重要である．

・PBS

　対物レンズは水侵レンズのため，頭頂骨と対物レンズの間にPBSを満たす必要がある．PBSはあらかじめ37℃程度に加温しておくことが望ましい[*8]．

> [*8] 観察中もPBSの量が適切に保たれていないと，視野全体が暗くなることがあるため，PBSが適切な量に保たれているかについては常に注意を払う．必要であればシリンジポンプを使用して持続的にO-ring内にPBSを流す．

・接着剤（アロンアルフア®など），ワセリン

　O-ringと頭皮のわずかな隙間からPBSが漏れていくのを防ぐために，市販の接着剤（アロンアルフア®など）で固定し，必要に応じてワセリンなどでコーティングを施す．接着剤も観察視野に混入すると強い自家蛍光の原因となるため，極力少量で固定するようにする．

・ヒーター

　撮影中，動物の体温低下を防ぐために，観察ステージの温度を36〜37℃に保温する必要がある．特に長時間の観察を行う場合に観察ステージの温度を保つことが重要となる．マウスのような小動物では外気温の低下により体温が影響を受けやすいため，できるだけ体温に近い環境を維持して観察を行うことが望ましい[*9]．

> [*9] 長時間の観察を行うと，フェムト秒パルス近赤外線レーザーは熱を帯びてくるため，室温は低温に保つ必要があるが，動物の体温は36〜37℃に保たなければならない．当研究室では暗室内にサーモスタット機能を備えた温風ヒーターを，各顕微鏡に対してオーダーメードで特注して設置し，適切な温度で長時間の観察も行えるように調整している．

プロトコール

❶ 顕微鏡のセットアップ

　レーザーパワーの安定には，しばらく時間を要することが多い．このためマウスの処置を行う前に，2光子励起顕微鏡のセットアップを行うようにする．セットアップの詳細に関しては，**実践編B**や機器付属のマニュアルを参照していただきたい．同時にヒーターの電源も付けておく．

❷ 血管の蛍光標識
　蛍光色素の投与は処置開始直前に眼静脈または尾静脈より，静脈注射にて行う．色素は通常，腎臓から自然に排出され，3〜4時間が経過すると消失していく[*10]．

> [*10] ある薬剤に対する細胞の動態を解析したい場合，マウスの尾静脈にルートを留置しておく．視野を確保した後にルートから薬剤を全身投与することで，血流を通してすみやかに観察部位に到達させることができる．このように，本手法では循環血流が維持されていることを活かし，薬剤に対する細胞動態の評価を生きた個体内でリアルタイムに行うことができ，大きなメリットとなっている．

❸ マウスの固定
　イソフルランにてマウスを麻酔する．通常，2％程度のイソフルラン混合にて麻酔を開始する．処置中に後肢先端に刺激を与え疼痛の程度を確認し，イソフルランの濃度を適宜調節する．準備したマウス処置用マスクでマウスを麻酔下状態に保ち作業台上にて以後の処置を行う．

① O-ringの装着
　頭皮の毛をシェーバーで剃る．その後，脱毛クリームで観察領域を綺麗に保つ[*11]．エタノールで軽く頭皮を消毒し，切子で頭皮に縦に小さな皮切を入れる．そして，ピンセットを用いてO-ringを皮切から頭頂骨の上に滑り込ませ（図4），接着剤を用いてO-ringを頭部に固定する．この操作は慣れるまでに多少の経験を必要とする．また，PBSの漏出が生じないように，O-ring周囲の皮膚も接着剤で固定しておいた方がよい．O-ringの固定が完了したら，その周囲に軽くワセリンを塗りPBSで満たす[*12]．

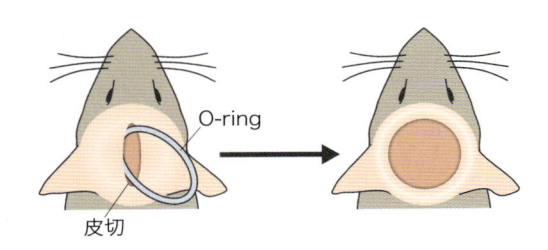

図4　O-ringの装着

> [*11] この時，観察領域よりもやや広めに脱毛処置を行っておくと，観察中にPBSが視野から漏れでた際にも，毛が濡れることによるマウスの体温低下を未然に防げてよい．
>
> [*12] この時，PBSが接着剤などによって濁っていると，綺麗な画像が撮れないため，洗浄をかね観察部位でPBSを数回ピペッティングし，綺麗な状態に保たれていることを確認する．

② 固定台への固定
　①の処置を終えた後，マウスを自作のマウス固定台へと移動させる．歯を金具に引っ掛けるように前方に固定し，次に両耳に金具を押し付け，頭部をしっかり固定する（図3参照）．固定が不十分だと呼吸，心拍動による視野のドリフトが生じ，適切なイメージング画像が取得できないので，十分な注意を要する．マウスの固定が完了したら，台ごとマウスを2光子顕微鏡に移動させる．

❹ 観察

① 視野の選定
　顕微鏡下でマウスの観察を行うにあたり，目的とする対象に応じて励起波長を決定する．Ti：Sapphireレーザーでは780〜880 nmの波長を使用することが多い．次に，蛍光顕微鏡下で視野の確保を行う．例えば，骨髄でGFP陽性細胞を観察する場合には，水銀

灯下でGFP陽性細胞を手掛かりにZ軸フォーカスを合わせる．また血管をdextranで描出している場合は，血管を手掛かりにZ軸を合わせてもいい．この時点で，視野が動いている場合には適切なイメージング画像が得られないので，マウスを顕微鏡のステージから取り外し，再度固定をやり直す．

② 視野の確保
視野の確保は，*in vivo* イメージングをはじめて行う場合，重要なステップとなる．観察に適する視野としては，視野全体が明るくて，目的としている細胞や血管がきれいに観察できる箇所を選ぶ．この時に固定が上手くいっているか（視野のドリフトがないか）も併せて確認する．どの視野を選ぶかは，実験者の経験によるものであり熟練が必要である．あまり長時間かけて視野を選んでいても，生きたマウスを観察している以上，マウスの状態が悪くなることもある．きちんと固定された視野のなかで最適な部位を選びたい[*13]．

> [*13] ①の蛍光顕微鏡下で観察を行っている時点で視野が暗いようであれば，2光子励起させて観察を行っても満足できる画像は得られない．O-ring中のPBSは綺麗に適切な量が維持されているか？対物レンズは綺麗に保たれているか？より明るい視野が他にないか？などを考慮しながら，試行錯誤を繰り返す．

③ 視野の調整
目的となる細胞を観察しやすいように，視野の明るさ・コントラストの最適化を行う．その後，撮影を行うZ軸の範囲，撮影間隔，撮影時間を設定し，撮影を開始する[*14]．一定間隔で撮影して画像を取得し，時間軸に沿って並べることで1つの動画となる．動画の作成手順などの詳細は**研究発表編1**参照．

> [*14] 一般的に，単球系やリンパ球など血球系細胞の「動き」を観察する場合，Z軸の範囲：3～5μm間隔で4～5枚，撮影間隔：1分，撮影時間：20～30分で設定する．もし，動きの遅い細胞を観察する場合や，細胞の「動き」ではなく細胞の「分化」を観察する場合は，撮影間隔を長くし（例えば5～10分），数時間～半日撮影することもある．

❺ データ解析
研究発表編1を参照．

実験例

われわれは，この2光子励起顕微鏡を用いて生きたマウスの骨髄内を観察するイメージング手法により，顆粒球がEGFPで標識されたLysM-EGFPマウスを用いて，骨組織内の生体2光子励起イメージングを行った（**図5**）．骨髄内の血管はdextran conjugated-Texas Red® を静脈注射することで赤色に標識している．図のように，骨髄内の比較的大きな血管を流れる細胞，骨髄内から血管へ出て行く細胞や，逆に骨髄内へ入っていく細胞などさまざまな細胞動態を観察することができる．

骨髄のイメージングを，他の臓器のイメージングと比較すると，骨髄腔内に非常に多くの血球系細胞が存在し，縦横無尽に走行する骨髄腔内血管への出入りが盛んであることが特徴的である．骨のリモデリングに重要な破骨細胞や骨芽細胞を観察する場合は，骨表面近くを視野に

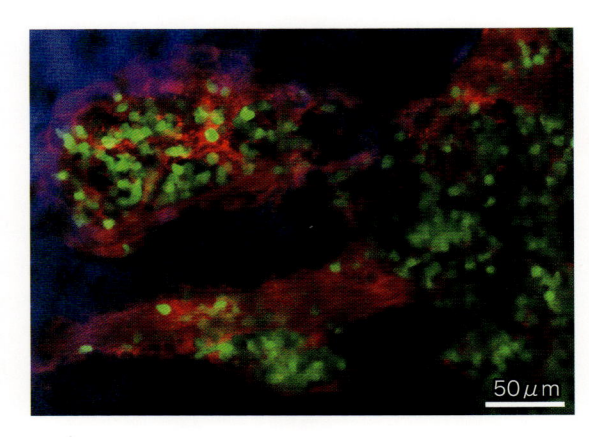

図5 骨組織内での生体2光子励起イメージング

顆粒球を緑色にラベルしたマウス（LysM-EGFPマウス）の骨髄腔の生体2光子励起イメージング．骨髄腔内の血管構造は，赤色蛍光（Texas Red®）を結合させた高分子dextranを静脈注射して可視化している．実際の実験ではこれを一定時間間隔で撮影し，動画を作成する

選ぶ．また成熟分化した血球系細胞が骨髄腔から骨髄腔内血管に入り全身へと供給される様子を観察する場合には，シヌソイド領域とよばれる細動静脈が密集している箇所をイメージングの視野に選ぶとよい．

おわりに

　骨組織は，破骨細胞や骨芽細胞による骨代謝制御の場であるばかりでなく，Bリンパ球をはじめとした種々の血液系細胞の発生や機能分化にとって非常に重要な部位である．骨髄腔内での各細胞の挙動・位置決めとその分化制御や，造血幹細胞が多能性を維持する特殊な環境（ニッチ）の同定，さらにはがんの骨転移のように本来骨にいない細胞がいかにして骨に到達するのかなど，骨組織・骨髄腔に関しては解明されるべき課題が数多く存在する．本稿で紹介した2光子励起顕微鏡を用いた骨組織の生体イメージングの方法論は，骨組織内のさまざまな細胞の生きた動きをリアルタイムで観察することができるため，医学・生命科学研究において強力な手段になると考えられる．

◆ 文献

1）Ishii, M. et al.：Nature, 458：524-528, 2009
2）Ishii, M. et al.：J. Exp. Med., 207：2793-2798, 2010
3）島津 裕 他：実験医学, Vol.28-No.13：2147-2153, 2010

実践編

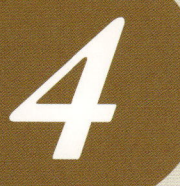

4 皮膚の in vivo イメージング
2光子励起顕微鏡を用いて

江川形平, 椛島健治

> 皮膚は，外界と体内とを隔てる臓器であり，活発な免疫活動の場である．①観察・操作のしやすさ，②多種多様な免疫細胞の関与，③多彩な免疫反応プロトコールの存在から，生体イメージングを利用した研究とも相性がよい．本稿では，Ⅳ型アレルギーの古典的モデルであるマウスの接触過敏反応を対象として，皮膚におけるT細胞の動態を観察する方法を解説した．皮膚の生体イメージングを行うにあたっては，メラニンや毛包の存在といった皮膚特有の問題点を理解し，適切な観察対象を選択することが重要である．

はじめに

　皮膚は外界と接する臓器であり，肺，腸管と並んで生体防御の最前線である．そこではランゲルハンス細胞をはじめとした皮膚樹状細胞，T細胞，顆粒球，肥満細胞といったさまざまな細胞が入り交じり，多彩な免疫応答を織りなす．また，非侵襲的に観察・操作を行うことが容易であるという解剖学的特性は，生体イメージングを行ううえでは大きなアドバンテージとなる．実際，従来の固定標本では評価できなかった皮膚免疫応答のダイナミクスが近年の生体イメージングを用いた研究で次々と明らかにされつつある．本稿では，Ⅳ型アレルギーの古典的モデルであるマウスの接触過敏反応を対象として，皮膚におけるT細胞の動態を観察する方法を述べる．

　接触過敏反応（いわゆるかぶれ反応）の概略を図1に示す．生体内に侵入した外来異物を捕捉・記憶する「感作相」と，再び同じ異物の侵入に対して迅速に炎症を起こしてこれを取り除く「惹起相」とに分けられる．感作相においては所属リンパ節が免疫活動の中心であり，皮膚で活発な免疫活動が観察されるのは惹起相である．惹起相において，抗原は抗原提示細胞（ランゲルハンス細胞などの樹状細胞）により捕捉され，その場で，巡回してきたT細胞に提示されると考えられている．抗原提示によりT細胞が活性化されると，IFN-γをはじめとするサイトカインが産生され，それに伴い周辺の細胞がさまざまなケモカインを産生し，抗原特異的な炎症が誘導される．

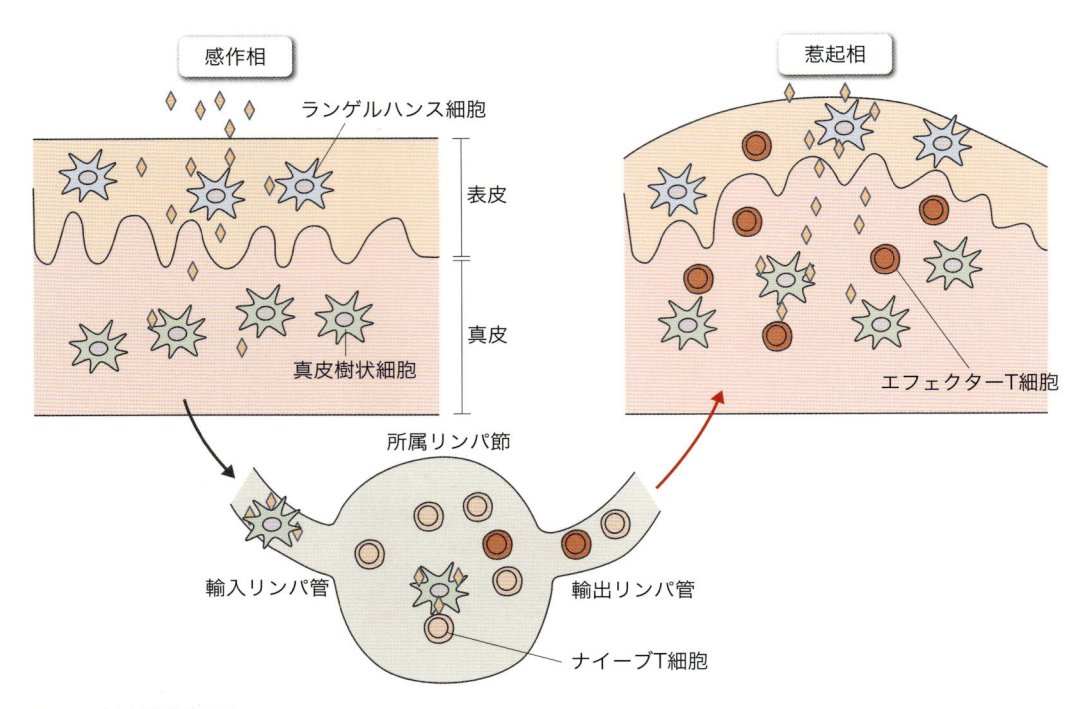

図1 接触過敏反応のシェーマ
抗原（◆）を取り込んだ真皮樹状細胞が所属リンパ節でナイーブT細胞に抗原を提示する（感作相）．エフェクターT細胞が皮膚に遊走し，再度の抗原進入に際し炎症を惹起する（惹起相）

準備

- **マウス** 接触過敏反応を誘導するにあたっては，適切なマウスを選択することが最も重要である．系統によって反応が大きく変化しうることに留意する必要がある．一般的に黒毛マウス（C57BL/6マウスなど）に比較して，白毛（アルビノ）マウス（BALB/cマウスなど）の方が強い反応が誘導される傾向がある．また，生体イメージングにはアルビノマウスが適する[*1]．毛周期によっても反応の程度が異なることが知られており，成長期に感作を行うと反応が減弱することが報告されている．マウスではおよそ3週齢から第2毛周期が開始され，6週齢から休止期に入る．第3毛周期からは毛周期がばらつくため，感作を行うマウスは全毛包が休止期にある8週齢前後が最も適する．

  > [*1] 皮膚の観察では，色素細胞の産生するメラニン顆粒がレーザーを乱反射するため観察の大きな障害となる．チロシナーゼを欠損するアルビノマウスではメラニンが合成されないため生体イメージングに適している．黒毛マウスは，チロシナーゼ欠損マウス（アルビノマウス）と交配するなどの工夫が必要となることがある．

- **2光子励起顕微鏡のセットアップ** 皮膚のイメージングには，固定，長時間撮影が容易な倒立型顕微鏡が適する．
- **ステージヒーター**

- 小動物用バリカン　夏目製作所.
- 細胞ラベリング試薬　詳細は**実践編1**も参照のこと．われわれはCFSE，CMTMR，CMTPXを主に用いている．
- 磁気細胞分離機〔auto MACS（ミルテニーバイオテク社）〕，磁気標識ビーズ　本稿ではT細胞の分離に用いる〔Pan T cell isolation kit（ミルテニーバイオテク社，カタログ番号130-095-130）〕．種々の細胞系列に対するキットが市販されている．
- ハプテン溶液　接触過敏反応では，ハプテン[*2]の選択もマウスの選択と並んで重要である．ハプテンの種類によって誘導される反応が異なるとされ，例えばDNFBはTh1型反応を，FITCはTh2型反応を誘導しやすいことが知られる．また，ハプテンの濃度が濃すぎる，もしくは薄すぎると接触過敏反応は誘導されない．過去に感作，惹起時の至適濃度，溶媒が詳細に検討されており，表に代表的なハプテンの調整方法を示す．

> [*2] ハプテンとは分子量500以下程度の低分子化合物の総称．ハプテン単独では抗原提示細胞のMHCに乗らないためT細胞に提示されることはないが，生体内のタンパク質と結合することでこれを修飾し，抗原性を獲得する．

- 麻酔薬ペントバルビタール（商品名ソムノペンチル，共立製薬社）
- 培地　RPMI培地にFCSを加え2％溶液として使用．本稿では2％RPMI溶液と呼称する．

表　代表的なハプテンの至適濃度と溶媒

	感作溶液			惹起溶液		
	濃度	溶媒	塗布量	濃度	溶媒	塗布量
DNFB	0.5％	4:1 アセトン／オリーブ油	25μL	0.3％	4:1 アセトン／オリーブ油	20μL
TNCB	7％	4:1 アセトン／オリーブ油	100μL	1％	9:1 アセトン／オリーブ油	20μL
Oxazolone	3％	100％エタノール	150μL	1％	100％エタノール	20μL
FITC	0.5％	1:1 アセトン／ジブチルフタル酸	400μL	0.5％	1:1 アセトン／ジブチルフタル酸	20μL

プロトコール

　前述のとおり，皮膚で活発な免疫活動が観察されるのは惹起相である．ここで重要なことは，皮膚に存在するT細胞はすべてエフェクターT細胞[*3]である，ということである．すなわち，リンパ節や脾臓といった二次リンパ組織から分離したT細胞（ナイーブT細胞[*4]が主体）をそのままラベルして別のマウスへ移植し皮膚炎を誘導しても，皮膚ではほとんど観察されない．そのため，in vitro，もしくは生体内でエフェクターT細胞へ分化させた後に移植を行う必要がある．本稿ではハプテンを用いて生体内でT細胞の分化を誘導する方法を紹介する．

> [*3] リンパ節内で特異抗原の提示を受け，活性化したT細胞．末梢組織を巡回する．
> [*4] いまだ特異抗原の提示を受けていないT細胞．二次リンパ組織を巡回し，末梢組織には出ていかない．

❶ マウスの感作
　マウスを10匹程度準備する．腹部をバリカンで剃毛し，ハプテン溶液を10円玉程度の範囲に塗布する（図2）．そのまま5〜6日間飼育する．レシピエント用に未感作のマウスも1匹準備しておくこと．

❷ リンパ節の採取
　マウスをsacrificeし，それぞれの両側の腋窩，および鼠径リンパ節を5 mLの2％RPMI溶液に採取する．40 μmのセルストレーナー（BD Falcon™，カタログ番号REF352340）に採取したリンパ節を入れ，2 mLシリンジ内筒のゴムの部分ですりつぶし，懸濁液とする．

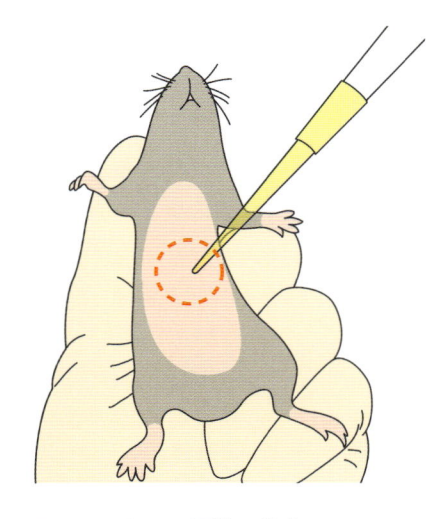

図2　マウスの把持の仕方
剃毛した腹部の中央にハプテンを塗布する

❸ T細胞の分離
　メーカーのプロトコールに従ってPan T cell isolation kitを用いてT細胞を分離する*5．各群とも1×10^7個以上の細胞数が得られていることが望ましい．

＊5　CD90.2ビーズ（ミルテニーバイオテク社，カタログ番号120-000-295）などを用いて分離することも可能であるが，上記のPan T cell isolation kitを用いてT細胞以外を標識して取り除くdepletionモードで分離するほうがよい．

❹ T細胞の標識
　T細胞を2％RPMI溶液1 mLに懸濁し，最終濃度10 μMとなるようCFSEやCMTMRをそれぞれ加え，37℃で15分間インキュベートする．2％RPMI溶液で2回洗う．

❺ T細胞の移植
　各群の細胞数を合わせて混合し，500 μLの2％RPMI溶液に懸濁する．尾静脈からレシピエントマウスへ移入する*6．

＊6　27ゲージなどの細目の注射針を用いる．

❻ 接触過敏反応の惹起
　ハプテン溶液をレシピエントマウス耳介の裏おもてに塗布する．移入したT細胞の耳介への浸潤は，およそハプテンを塗布した6時間後から観察される．

❼ 観察時のマウス前処置
　麻酔薬ペントバルビタールをPBSで10倍希釈し，体重あたり10 μL/gの量で腹腔内注射する．耳介に除毛クリームを適量塗布し，除毛する*7．耳介の腹側にグリースなどでカバーガラスを付着させる．

＊7　毛は強い自家蛍光を生じるため，除毛した方が観察はしやすい．われわれは市販のヒト用除毛クリームを用いている．ただし除毛処理自体が皮膚炎を誘導しうるので，観察の対象によっては注意が必要である．

図3　耳介観察時のマウスの固定法
カバーガラスで挟んだ耳介をステージに固定する．

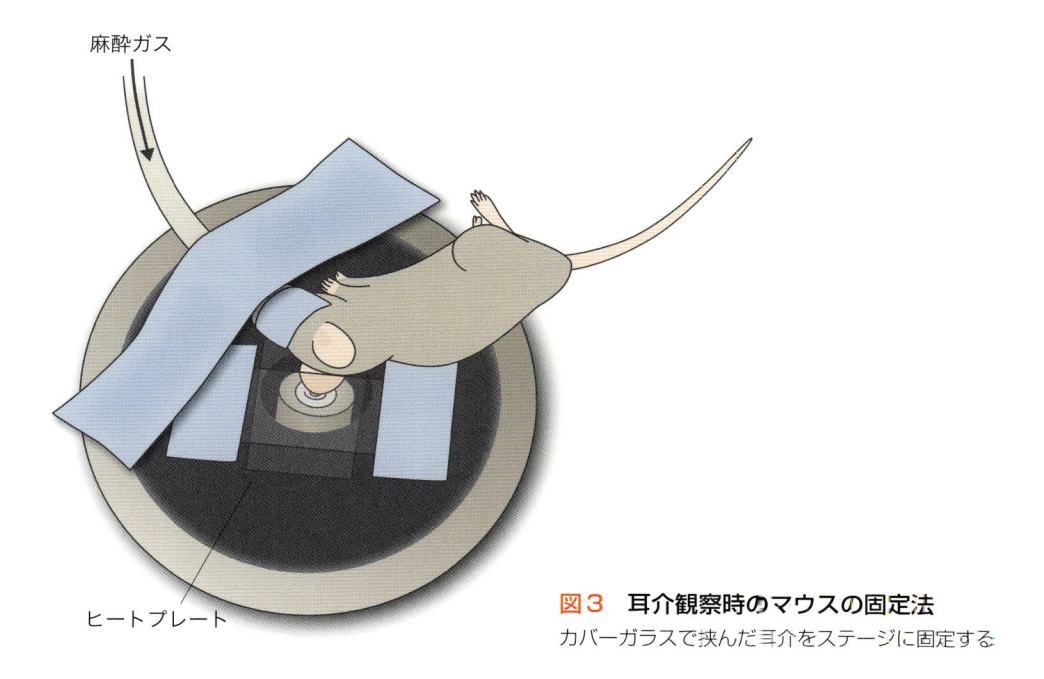

❽ 観察環境のセットアップ
　耳介をカバーグラスで抑えながらマウスをヒートプレート上に固定する（図3）．麻酔器のアダプターをマウスに装着する．

❾ 観察
　皮膚では毛幹，メラニン顆粒が蛍光を生じ観察の障害となりうる．真皮の膠原線維はSHG（second harmonic generation）により可視化される．われわれはT細胞の撮影間隔は1分間に1回，樹状細胞の観察は3〜5分に1回程度で行っている．

実験例

　われわれは特異抗原の有無でT細胞動態に変化が生じるかを調べるために，2種類のハプテンを用いて接触過敏反応を誘導し，2光子励起顕微鏡での観察を行った[1]．
　8週齢，雌のBALB/cマウスを2群，10匹ずつ準備し，それぞれの群の腹部にDNFB，あるいはTNCBのハプテン溶液を塗布した．この系では，DNFB感作群ではDNFBに特異的なT細胞がエフェクター細胞へ分化・増殖し，一方，TNCB感作群ではTNCBに特異的なT細胞がエフェクター細胞へ分化・増殖することになる．6日後，両群の腋窩，鼠径リンパ節を採取し，すりつぶして懸濁液としたのち，磁気標識法にてT細胞を分離した．いずれの群からも2×10⁷のT細胞が得られ，それぞれをCFSE，およびCMTPXでラベルした．両群の細胞を混合し，観察用のBALB/cマウスに尾静脈から注入した．直後に耳介の一方にDNFBを，もう一方にはTNCBを塗布し，24時間後に観察した．撮影は1分おきに60分間行い，細胞のトラッキングおよび移動速度の計算には解析ソフトImaris（アンドール社）を用いた．

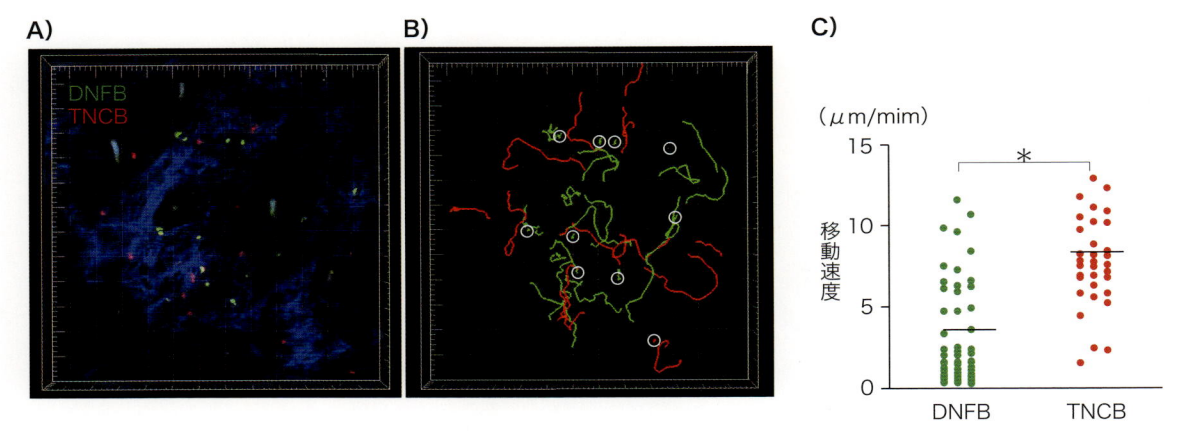

図4 接触過敏反応モデルにおけるT細胞の _in vivo_ イメージング例
A) 皮膚に浸潤したT細胞．DNFB感作群のT細胞（緑）とTNCB感作群のT細胞（赤）の両方が皮膚へ浸潤してきている．B) DNFB塗布後の細胞の動きをトラッキングしたもの．〇は停止している細胞を示す．C) 細胞移動速度のプロット．特異抗原（この場合DNFB）の存在下では平均移動速度の低下を認める（文献1よりA，Bは転載，Cは引用）

　ハプテン塗付24時間後には，塗布したハプテンの種類によらず，両群のT細胞が多数皮膚に浸潤している様子が観察された（図4 A）．このことは，ハプテンを用いた接触過敏反応においては，抗原特異性に関係なくポリクローナルなT細胞が皮膚に浸潤してくることを示している．Imarisで細胞をトラッキングし，移動速度の解析を行ったところ，T細胞の抗原特異性によって動態に差を認めた（図4 B）．すなわち，DNFBを塗布した側ではDNFB感作群のT細胞の一部が長期間移動を停止している像が観察され，一方のTNCB感作群のT細胞はほとんど停止することなく活発に動き回っていた．またこれとは逆に，TNCBを耳介に塗布した側ではTNCB感作群T細胞の停止，DNFB感作群T細胞の自由な移動を観察した．これにより，特異抗原の存在下ではT細胞の平均移動速度が低下することが明らかとなった（図4 C）．この結果は，①皮膚内に遊走したT細胞は抗原に出会うまで活発に動き回っていること，②特異抗原と出会うと移動を停止すること，すなわち皮膚内での抗原提示を受けていることを示唆するものである．

　さらに各種のレポーターマウスを用いることで，より直接的に皮内の樹状細胞によるT細胞への抗原提示を可視化することが可能である．前述のとおり，皮膚には表皮内にランゲルハンス細胞が，真皮内には真皮樹状細胞が存在するが（図1），それぞれの細胞に特異的な遺伝子プロモーター下に蛍光タンパク質を挿入したLangerin-EGFPマウス，CD11c-YFPマウスなどを用いることできれいに可視化することが可能である．図5では本稿で示したプロトコールでT細胞を感作後にラベルし，Langerin-EGFPマウスに移入，接触過敏反応を誘導した．T細胞が真皮内のみならず，表皮内にも入り込み，ランゲルハンス細胞から抗原提示を受けている様子を観察することができる．

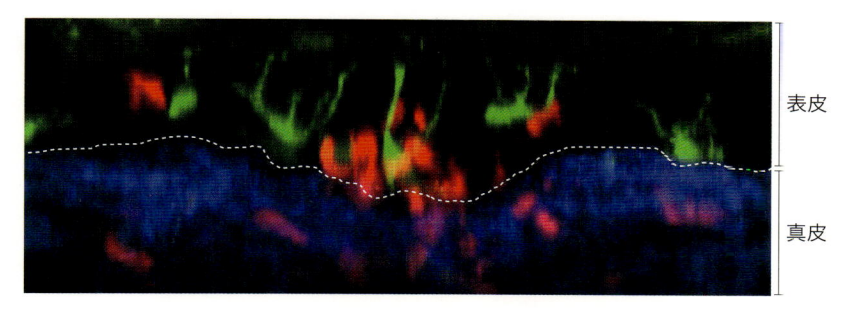

図5　レポーターマウスを用いた皮膚樹状細胞による抗原提示の可視化
Langerin-EGFPマウスにラベルしたT細胞を移植した．図はマウス耳介皮膚の天地断であり，上側が表皮にあたる．表皮，真皮の境界部を破線で示す．表皮内のランゲルハンス細胞（緑）の周りにT細胞（赤）が集まっている様子が観察される．青はSHGで可視化された真皮の膠原線維

おわりに

　本稿では接触過敏反応を観察対象として主にT細胞の皮内動態の解析法を紹介したが，皮膚には他にもさまざまな免疫細胞が存在している．接触過敏反応もT細胞と樹状細胞のみで誘導されているわけではない．すでに細胞特異的にラベルされたさまざまなレポーターマウスが開発されており，樹状細胞のみならず好中球[2]，γδT細胞[3]，肥満細胞[4]などの皮膚でのライブイメージングが報告されている（基本編4も参照）．また細胞のみならず，血管やリンパ管が蛍光標識されたマウス[5]や蛍光デキストランや抗体などを用いてそれら皮内構造物を標識することで，細胞がどのようにコンパートメント間を移動してくのかを可視化する試みも行われている[6]．さらに，皮膚では接触過敏反応といったアレルギーのモデルのみならず，細菌・ウイルス・真菌の感染症モデル，発がんモデル，自己免疫モデルなど，先人が蓄積したありとあらゆるプロトコールが存在する．このように，①観察・操作のしやすさ，②多種多様な免疫細胞の関与，③多彩な免疫反応プロトコールの存在から，皮膚は生体イメージングを利用した研究ととても相性のよい臓器といえる．生体イメージングを用いた皮膚免疫の研究が今後の免疫学の発展に大きく貢献できるものとわれわれは信じている．

◆ 文献

1）Egawa, G. et al.：J. Invest. Dermatol., 131：977–979, 2011
2）Peters, N. C. et al.：Science, 321：970–974, 2008
3）Chodaczek, G. et al.：Nat. Immunol., 13：271–283, 2012
4）Dudeck, A. et al.：Immunity, 34：973–984, 2011
5）Choi, I. et al.：Blood, 117：362–365, 2011
6）Tal, O. et al.：J. Exp. Med., 208：2141–2153, 2011

◆ 参考図書

『ファーストステップ皮膚免疫学』（戸倉新樹／編），中外医学社，2010
『免疫疾患—疾患モデルの作製と利用』（岩倉洋一郎／編），エル・アイ・シー，2011

実践編 5

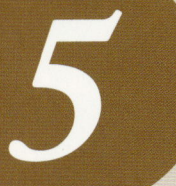

2光子励起顕微鏡を用いた肝臓のin vivoイメージング

賀川義規,前田 栄,内藤 敦,石井 優

　肝臓の生体in vivoイメージングは,免疫,感染症,がんなどさまざまな分野で応用されようとしている.呼吸・循環動態を維持した状態での観察が醍醐味である生体イメージングは,今後の肝臓研究の強力なツールになることが期待される.しかし,呼吸・循環を維持するがゆえに,呼吸性変動や心拍の影響を抑え視野を固定することが必要になってくる.生体イメージングの技術も現在,着実に進歩しており,より長時間,安定して観察する努力がされている.肝臓イメージングにより,これまでわかっていない生体内の現象が明らかにされると考える.

はじめに

　肝臓の生体イメージングは 免疫[1],感染症[2],がん[3]といったさまざまな分野の研究で注目されている[4].肝臓は血流が豊富な臓器である.循環動態を維持して観察できる生体イメージングは病態解明の強力なツールになる.本稿では,われわれが行っている肝臓イメージングの方法を紹介する.

準備

1. 自作ステージの素材

　　下記は特にメーカーなど問わない.
- アクリル板（厚さ5 mm）　ホームセンターなどで購入.
- カバーガラス（厚さ0.12〜0.17 mm）　松浪硝子工業社製のものなど.
- シリコングリース　ダイキン工業社のダイフロイルグリース.
- テープ

2. 観察対象（モデル）の調製に必要なもの

- マウス
- マウス用麻酔器　ムラコメディカル社,FORAWICK.
- バリカン

- 観察用のステージ（**1.** の素材で自作したもの）
- テープ
- 手術器具（ハサミ，ピンセット，止血用電気メス）
- 実体顕微鏡
- 血管標識用試薬など　基本編5参照．
- PBS

3. 2光子励起顕微鏡のセットアップ

われわれは倒立型顕微鏡で観察している（実践編A参照）．

4. データ解析ソフトなど

- 解析用のパソコンと動画解析用のソフト　Imaris（アンドール社），Volocity（パーキンエルマー社），MetaMorph（Molecular Devices社），など．

プロトコール

1. ステージの準備

❶ アクリル板を顕微鏡のステージにあうように設計し加工する[*1]．

> [*1]　それぞれのメーカーの顕微鏡に付属するステージ寸法を参考に設計する．

❷ 中心部分を日曜大工用のドリルを用いて直径15 mmほど削り，サンプルを見るためのステージを作製する（図1）．

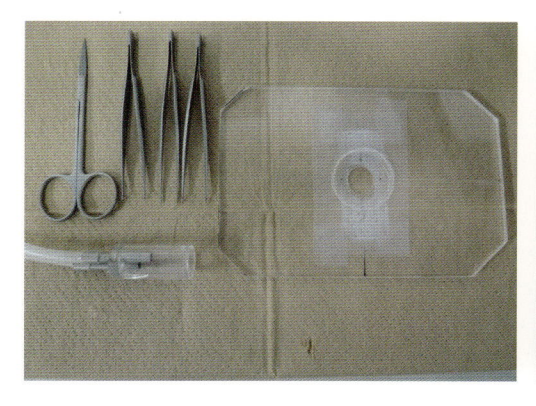

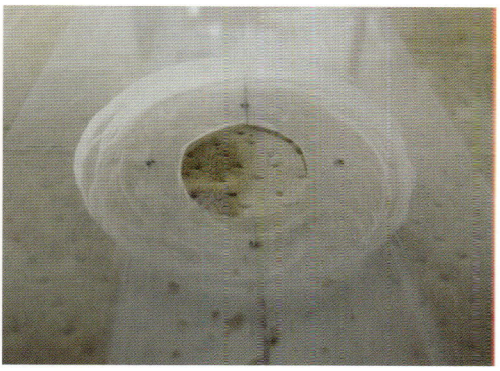

図1　ステージのセッティング
アクリル板を削ってステージを作製．真ん中に観察窓を作製し，防水のため観察窓の周囲にシリコングリースを塗ったうえでカバーガラスを貼り付けている

❸ カバーガラスを観察窓に貼り付ける前に，PBSや組織液が漏れないように観察窓の周囲にはシリコングリースを塗り防水対策をしておく．

❹ カバーガラスをアクリルのステージに貼付し，テープでしっかりと固定する．

2. 観察対象の準備

❶ 細かい作業が多い場合は，実体顕微鏡を使って準備する．

❷ 観察するマウスに全身麻酔（イソフルラン，2％，2L/分）をかけ，仰向けにテープなどで固定する．

❸ バリカンでマウスの前胸部，上腹部の毛を短くする．

❹ ハサミを使って上腹部正中の皮膚を剣状突起から腹部中心付近まで切開する．

❺ 続いて，筋肉と腹膜を切開し開腹する．正中で切開すると出血することはほとんどない．切開時の出血は，電気メスを用いて止血する（図2）．

❻ 開腹創直下に肝臓が観察できる．肝鎌状間膜を可及的に切開する．

❼ この状態で，マウスの背中をつまんで，肝臓を押し出すようにすると肝臓が体外に押し出される．肝臓をピンセットで持ち引っぱり出そうとすると出血したり，把持した部分がうっ血したりする．出血した場合は，しっかりと止血し，腹腔内はPBSで洗浄し，できるだけ血液が残らないようにする．血液が残っていると，観察が難しくなる．

❽ 体外に露出した肝臓の一部に接着剤（Vetbond™，3M社）をほんの少しだけつけ[*2]，用意しておいたステージのカバーガラスに貼り付ける．乾燥を防ぐためにPBSをステージに満たしておく．

*2 爪楊枝の先端につける程度．

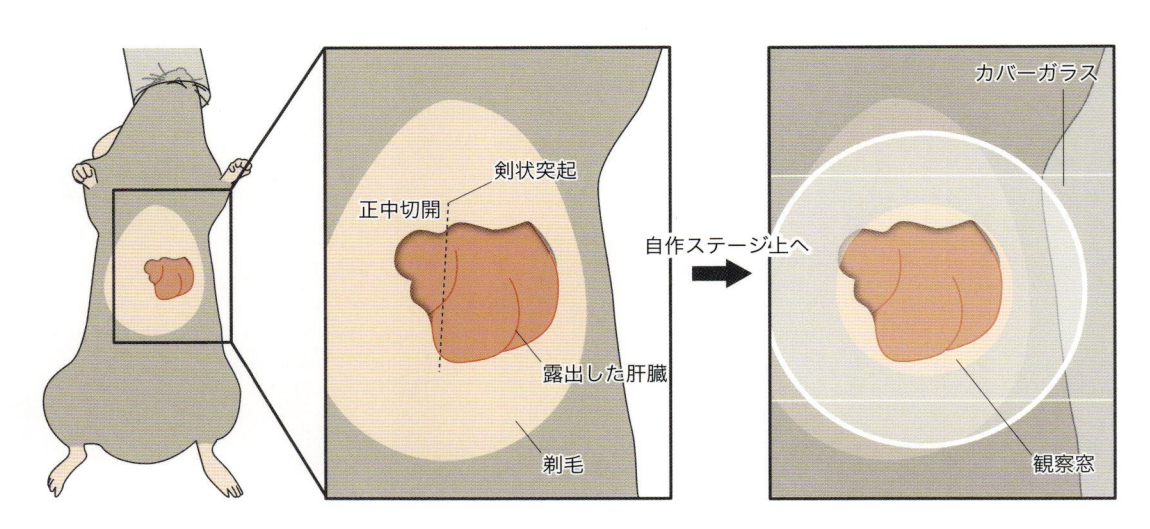

図2 肝臓のセッティング
マウスの毛を剃り，上腹部に正中切開を加え開腹する．肝臓を体外に露出し，ステージに固定する

❾ マウスをテープでステージに貼り付ける[*3].

> *3 肝臓の十分な露出と適宜な圧迫が動きを極力おさえるコツである.

❿ 全身麻酔のセットをしたまま, 顕微鏡のステージに向う.

3. 2光子励起顕微鏡による観察

❶ 対物レンズは20倍または40倍の水浸レンズを使用.

❷ 水銀灯を用いて目視で観察対象の観察したい部位を確認する. このとき, 呼吸性変動や拍動による視野の動きがあれば, 固定からやり直した方がいい.

❸ 2光子励起顕微鏡を用いた観察を行う.

① 目的とする観察対象が見つかれば, 2光子励起顕微鏡を用いた観察を開始する. レーザー波長は蛍光色素によるが880〜960 nmを用いる.

② 焦点をあわせる.

③ 励起波長とレーザーパワーを決める. 励起波長と蛍光フィルターによって, 検出できる蛍光シグナル強度は大きく変わる.

④ Z軸を決める. 通常5μmずつ10ステップで観察している. 実験目的に応じて設定する.

⑤ 撮影時間を決める. 何分おきに何時間撮影するかを決定する.

⑥ 撮影開始.

⑦ 撮影中の確認. 撮影と撮影の間にマウスが生きているか呼吸運動を観察して確認する必要がある.

⑧ 撮影終了.

❹ 解析
Imarisなどの動画解析ソフトを使って解析する(詳細は**研究発表編1**を参照).

実験例

1. LysM-EGFPマウスの肝臓を観察 (図3)

　　LysM-EGFPマウスでは, Lys-M (Lysozyme M) を発現する肝臓の顆粒球の細胞がEGFPで標識されている. 対物レンズは20倍を用い, 肝細胞の核を染色するために, Hoechst33342を使用した. サンプルをステージに設置した後, 乾燥を防ぐためのPESの中にHoechst33342を添加したもので肝臓のまわりを満たし, 約20分間静置したのち観察した. 励起波長は840 nm, Z軸5μmおきに5枚, 撮影は2分に1枚で合計1時間観察している. 肝臓の中の好中球系の細胞のダイナミックな動きを観察することができた.

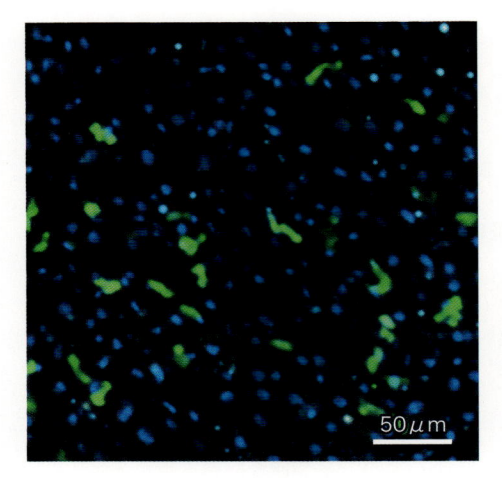

図3 肝臓での顆粒球のダイナミクス
顆粒球（LysM-EGFP発現マウス）を2光子励起顕微鏡で観察した．肝臓内の顆粒球（緑）が肝細胞の間を動き回っている．肝細胞の核をHoechst33342を使って青色に標識している

2. がん細胞を門脈から注入し観察（図4）

マウスを開腹して，まずFucci[5]*4を遺伝子導入した大腸がん細胞株（HCT116）を門脈から$1×10^6$注入し，ステージに肝臓を固定して観察した．励起波長は940 nm，Z軸3μmおきに5枚，撮影は5分に1枚で合計1時間観察した．青は，二次高調派発生を利用してコラーゲンを描出している．緑はFucciのmAG（S/G2/M期を示す），赤はmKO2（G1期）を表している．肝臓が黄色く見えているのは，肝臓の自家蛍光を利用している．

> *4　Fucciは細胞周期を可視化する蛍光プローブ．緑色蛍光タンパク質mAGを有するS/G2/M期特異的プローブと，赤色蛍光タンパク質mKO2を有するG1期特異的プローブの2つから構成される．

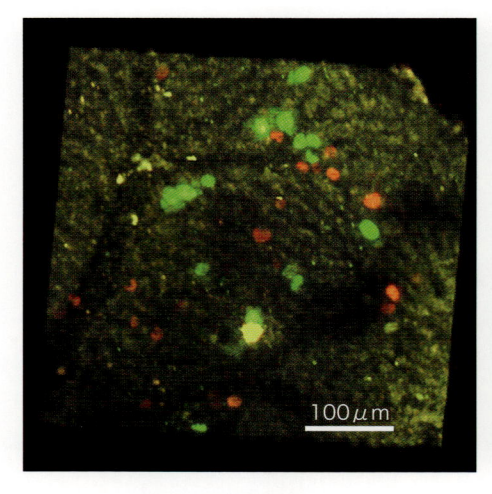

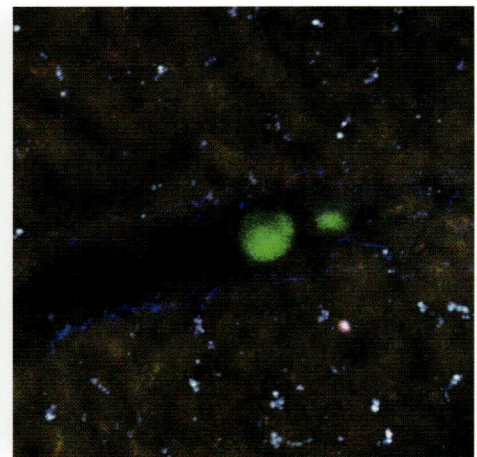

図4 がん細胞を門脈注射した肝臓
Fucciを遺伝子導入した大腸がん細胞（HCT116）を門脈から注入した．緑がS/G2/M期の細胞，赤がG1期の細胞．類洞（黄色に見える肝細胞のなかを走る毛細血管＝無蛍光領域）内に腫瘍が入っているところが観察できた（右）

*in vivo*イメージング実験プロトコール

正立型顕微鏡を用いた肝臓イメージングの紹介

本稿で紹介した手法では倒立型顕微鏡を用いたが，田中ら[6)7)]は正立型の顕微鏡を使い肝臓のイメージングに成功している．田中らの方法では同一マウスで撮影日を変えて肝臓を観察している．肝臓を腹腔外に露出し，リングを肝臓に貼り付け腹壁から離れるように固定して，心肺の動きの影響を受けないように工夫されている．

おわりに

肝臓の生体イメージングの技術は発展途上である．生命維持に必要な呼吸と心拍の影響をいかに抑え安定した視野で見ていくかが鍵になるであろう．血流が維持された肝臓を観察することは，肝臓の研究において大きな進歩であり，肝臓に存在する細胞の動態や現象を解析することで新しい知見が得られることが期待される．

◆ 文献

1) Keeble, J. et al.: Intravital Multiphoton Imaging of Immune Cells. Advances in Bio-Imaging: From Physics to Signal Understanding Issues (Loménie, N. et al. ed.), pp.3-16, Springer, 2012
2) Choong, F. X. et al.: Methods Enzymol., 506: 35-61, 2012
3) Hidalgo-Carcedo, C. & Sahai, E.: 4 Intravital Microscopy to Visualize Invasion and Metastasis. Cancer Metastasis (Lyden, D. et al. ed.), pp.40-54, Cambridge University Press, 2011
4) Pittet, M. J. & Weissleder, R.: Cell, 147: 983-991, 2011
5) Sakaue-Sawano, A. et al.: Cell, 132: 487-498, 2008
6) Tanaka, K. et al.: Microsc. Res. Tech., 75: 305-315, 2011
7) Koji, T. et al.: J. Oncol., 2012: 265487, 2012

実践編 6

腸管の in vivo イメージング
正立型2光子励起顕微鏡を用いて

久保厚子

腸は食物の消化・吸収とともに，生体防御にかかわる免疫機構において重要な働きを担っているため体内で最大の免疫器官と言われ，免疫細胞も多く存在する場所である．従来，腸管の形態観察には切片標本を用いた方法が多く行われてきた．しかし腸の構造は，内壁には輪状ひだが存在し，この輪状ひだは多数の絨毛で覆われ，さらに，絨毛の表面には微絨毛が存在するという複雑な立体構造をしている．このため，腸の三次元的な位置関係を切片標本から捉えることは困難である．一方，拡張と収縮を繰り返す蠕動運動を行う腸管は，生きたままでのイメージングの対象としては適当でなく，これまで2光子励起イメージングを用いた研究報告もいくつか散見されるほどである[1)2)]．しかし，いまだ謎が多い腸管免疫のメカニズム解明のため，生体イメージングを用いた解析法の開発が強く期待される分野である．本稿では，その実際について概説する．

はじめに

　腸は体内で最大の免疫器官と言われ，腸管の免疫システム解明のため，個体が生きたままの状態で観察できる2光子励起顕微鏡での解析法の開発が強く望まれる分野である．しかし，拡張と収縮を繰り返す蠕動運動を行う腸管において，これまでミクロ単位で観察を行う2光子励起顕微鏡を用いたイメージング法の開発は困難であった．われわれは，組織観察を行いやすいように自作した，マウスおよび腸の固定ができるマウス観察用の台を使用することで，蠕動運動による画像のぶれは起こらなくなり，生きたままの個体を用いたリアルタイムでの腸管の免疫細胞可視化に成功した．さらに，マウスへの負担を軽減するために切開部位を最小限に留めることで長時間観察することができ，タイムラプス撮影も可能になった．この解析法を確立させることで医療面への応用など今後の発展が期待できる．

　本稿では，このわれわれが開発に取り組んでいる腸管の2光子励起イメージングの方法について概説する．

準備

・**2光子励起顕微鏡システム**　本稿の腸管のイメージングは正立型顕微鏡での方法を紹介する．

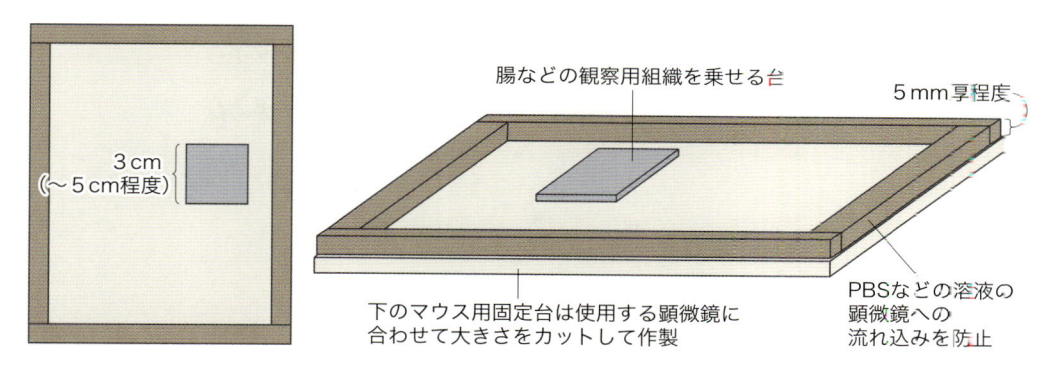

図1　腸管観察用の自作マウス固定台
アクリル板を必要な大きさにカット（今回は，5 mm厚と3 mm厚のアクリル板を使用）

（図中ラベル：3 cm（〜5 cm程度），腸などの観察用組織を乗せる台，5 mm厚程度，下のマウス用固定台は使用する顕微鏡に合わせて大きさをカットして作製，PBSなどの溶液の顕微鏡への流れ込みを防止）

- **麻酔薬**　イソフルラン（マイラン製薬社）と吸入麻酔器（バクスター社 SurgiVet®）．吸入麻酔薬（イソフルラン）を吸入麻酔器で気化し酸素と混合（イソフルラン濃度：2％）してマウスに投与する．

- **マウス観察用の台の準備**　われわれの研究室では，組織を観察しやすいようにマウスを固定する台を，それぞれの用途に合わせて自作している．腸管の観察には，腸を乗せる3 cm角ほどの台を観察用の台に固定したものを使用した（図1）．

- **O-ring**　本稿の手法で使用する正立顕微鏡には水浸対物レンズ（20×，NA 1.0，WD 2.0 mm）が搭載されている．作動距離を保てPBSをプールできるような高さのあるO-ringを使用している．O-ringはマウス観察用に固定した3 cm台に固定する．

- **マウス用術具**　下腹部の切開用ハサミ，腸を引き出すためのピンセット，小腸を切開するための焼灼メスキット（簡易式電気メス）GEMINI™（アズワン社 品番：1-1861-01）

- **接着剤**　O-ringや腸の固定に使用する．O-ringの固定にはアロンアルファ®，腸の固定には3M社 Vetbond™を使用している．必要であれば，PBSがO-ringから漏出しないようあらかじめワセリンなどでO-ringをコーティングする．

プロトコール

❶ マウスに吸入麻酔（2％イソフルラン）を行う．

以下の操作はすべて麻酔下で行う．

❷ バリカンまたは除毛クリームなどで除毛したマウスの下腹部を5 mmほどハサミで切開し，ピンセットで腸を引き出す（図2A，B）[*1]．

　　*1　個体へのダメージを軽減するため，切開する幅をなるべく小さくする．

❸ マウスを観察用台に移し，小腸の観察したい部位を，3 cm台に固定したO-ring内に入るように乗せる．腸間膜を伸ばすように輪状に広げる（図2C）[*2]．

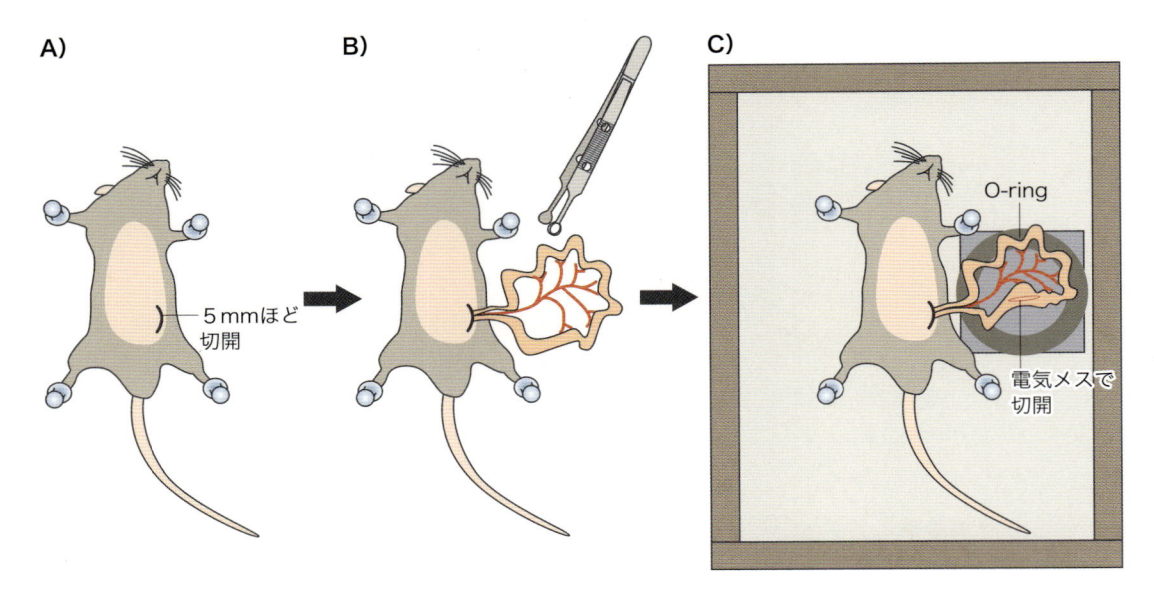

図2　マウスの観察台への固定
A）腹部を5mmほど切開する．B）ピンセットで優しく腸を引き出す．C）O-ringを固定した組織を乗せる台に，観察部位が中央にくるように腸を乗せ，観察部位を切開後，すぐにO-ring内をPBSで満たす

> ＊2　腸管，腸管膜には多数の血管が走っているため，これら血管を傷つけないよう注意する．

❹ 電気メスなどを使用して小腸の観察部位を5mm〜1cm程度切開し，O-ring内の小腸をPBSで浸す＊3．

> ＊3　腸内に糞がある場合は綿棒やPBSなどで優しく糞を流し取り除く．

❺ 血管および細胞を蛍光標識する．
　本稿の蛍光標識は文献1を参考に行った．細胞標識に20μM SNARF（C1271：ライフテクノロジーズ社），核染色にHoechst33342（H3570：ライフテクノロジーズ社），血管の標識にはdextran conjugated-Texas Red®（70,000 MW lysine fixable：ライフテクノロジーズ社）2 mg/mLをPBSで至適濃度に希釈しそれぞれ蛍光標識を行った．

❻ 2光子励起顕微鏡による観察．
　標的細胞により異なるが，動きの速い細胞を見る際はinterval timeは1分以内に設定．

実験例

　われわれは，顆粒球系細胞がGFPで認識されているLysM-EGFPマウスを用いて，小腸の生体2光子励起イメージングを行った．組織内の細胞および血管は前述の通り，それぞれ細胞標識に20μM SNARF，核染色にHoechst33342，血管の標識にはdextran conjugated-Texas Red®（70,000MW）を用いて標識している．図3のように，組織内の細胞および血管がそれ

新シリーズ創刊!!

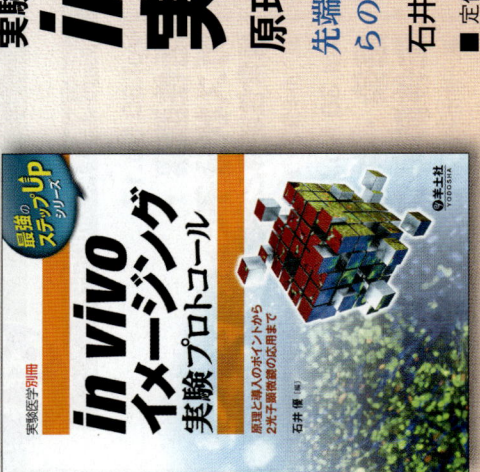

in vivo イメージング実験プロトコール

実験医学別冊 最強のステップUPシリーズ

原理と導入のポイントから2光子顕微鏡の応用まで

先端研究が身近になる実験書シリーズが新登場。第1弾の本書ではこれから医科学研究に必須の生体内イメージングを"見たいもの"別に詳説。

石井 優／編

■定価（本体6,200円＋税）　■B5判　■251頁　■ISBN978-4-7581-0185-1

感染・共生・生体防御システム

実験医学増刊 Vol.30 No.20

ウイルス・共生細菌・細菌と宿主のクロストークからワクチン開発を始めとする予防戦略まで

宿主・病原微生物の攻防から治療戦略に迫る最新レビュー集。マイクロバイオーム、腸内フローラなど注目の研究が満載！

笹川千尋, 柳 雄介, 大野博司, 石井 健／編

■定価（本体5,400円＋税）　■B5判　■222頁　■ISBN978-4-7581-0327-5

実験医学ラインナップ (医学書の取扱いも御座います)

月刊 毎月1日発行 B5判 定価(本体 2,000円+税)

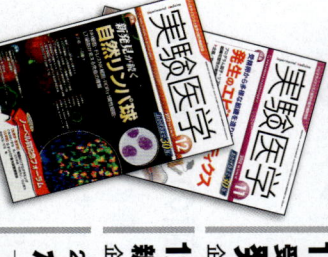

11月号
企画／竹内 純
受精卵から多様な組織を造り出す
発生のエピジェネティクス

12月号
企画／小安重夫
新発見が続く**自然リンパ球**

2013年 1月号
企画／藤田恭之, 佐谷秀行
がんのheterogeneity
—その解明と攻略への次なる一手

定期購読のご案内
- 月刊のみ (12冊/年) ⇒ 24,000円＋税
- 月刊＋増刊 (12冊＋8冊/年) ⇒ 67,200円＋税

増刊 年8冊発行 B5判 定価(本体 5,400円+税)

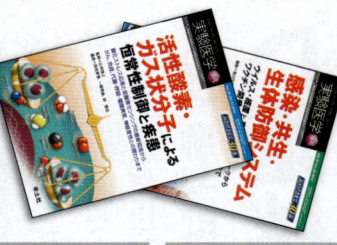

Vol.30 No.17
監／山本雅之
編／赤池孝章, 一條秀憲, 森 泰生
活性酸素・ガス状分子による恒常性制御と疾患

Vol.30 No.20
編／笹川千尋, 柳 雄介, 大野博司, 石井 健
感染・共生・生体防御システム

Vol.31 No.2 (2013年1月21日発行予定)
細胞周期による高次生命現象の制御と疾患 (仮)

ご注文は最寄りの書店・大学生協, または小社営業部まで

発行 **羊土社** http://www.yodosha.co.jp/
〒101-0052 東京都千代田区神田小川町2-5-1
TEL：03 (5282) 1211 FAX：03 (5282) 1212
E-mail：eigyo@yodosha.co.jp

2012.11

<取扱店>

フリガナ
お名前

ご送付先 〒

TEL： ( )

E-mail

ご注文書籍名　　　　　　　冊数

羊土社 2012年冬 新刊のご案内

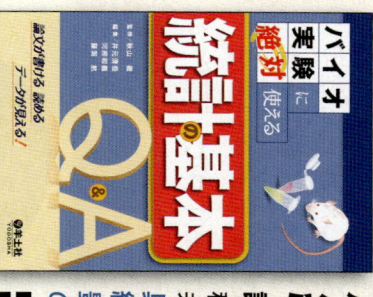

統計の基本Q&A
バイオ実験に絶対使える
論文が書ける 読める データが見える！

秋山 徹、河府和義、藤渕 航／編
井元清哉／監

具体例を元にした、実験で役立つ統計の解説書！
豊富なケーススタディでデータ処理の考え方とプロセスがわかる！

■ 定価（本体4,200円＋税） ■ B5判
■ 254頁 ■ ISBN978-4-7581-2034-0

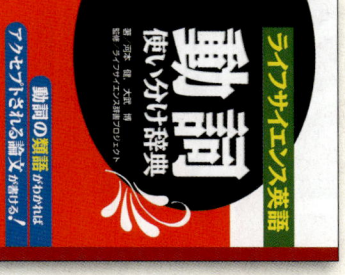

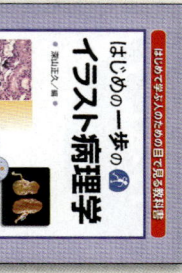

はじめの一歩の イラスト病理学
はじめて学ぶ人のための目で見る教科書

深山正久／編

病理学の総論に重点をおいた内容構成だから、はじめて読む教科書として最適！オールカラー。

■ 定価（本体2,900円＋税） ■ B5判
■ 262頁 ■ ISBN978-4-7581-2036-4

ライフサイエンス英語 動詞使い分け辞典
動詞の類語がわかれば アクセプトされる論文が書ける！

河本 健、大武 博／著
ライフサイエンス辞書プロジェクト／監

意味が似ている動詞の使い分けと、動詞と一緒によく使われる単語の組合せが一目でわかる！

■ 定価（本体5,600円＋税） ■ B6判
■ 733頁 ■ ISBN978-4-7581-0843-0

基礎から学ぶ 遺伝子工学
田村隆明／著

古典的な遺伝子工学操作から、昨今の技術進展もカバーした教科書。オールカラー。

■ 定価（本体3,400円＋税） ■ B5判
■ 253頁 ■ ISBN978-4-7581-2035-7

2012年冬

◎羊土社 バイオサイエンス書籍
新刊のご案内

基礎から見なおして研究を進めたい方から、最先端の研究を始めたい方まで、研究者がいま必要な書籍を一挙紹介いたします。

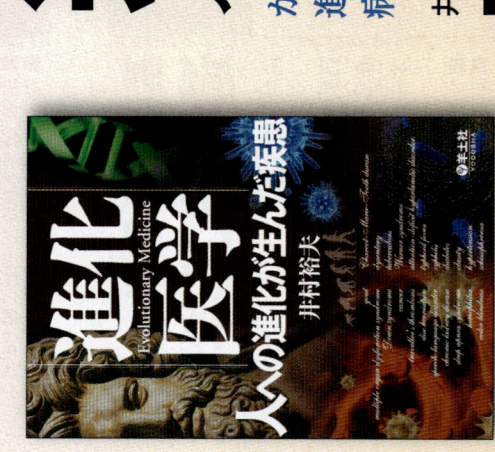

「実験医学」誌 人気連載が 単行本に！

進化医学
人への進化が生んだ疾患

がん、肥満、うつ病…人はなぜ病気になるのか？
進化に刻まれた分子記憶から病気のメカニズムに迫る！
病気がより深く理解できる一冊。

井村裕夫／著

■ 定価（本体4,200円＋税）　■ B5判　■ 239頁　■ ISBN978-4-7581-2038-8

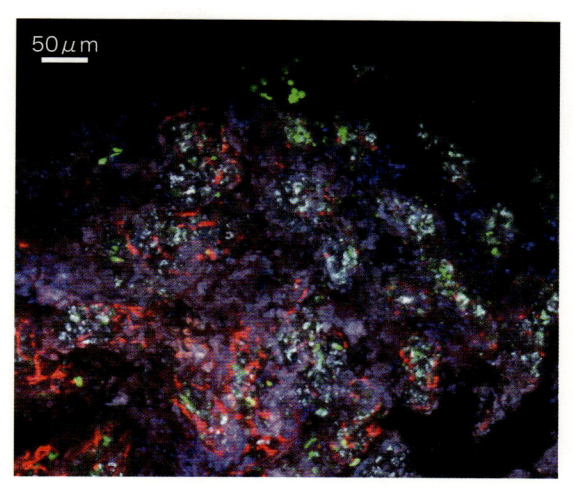

図3　腸管のイメージングの一例
腸管上皮細胞の核をHoechst（紫色）で，毛細血管をTexas Red®（赤色）で，好中球をGFP（緑色）で，それぞれマーキングしてある

ぞれ蛍光標識され，絨毛内を移動している緑色に標識された顆粒球細胞が同定できた．このように，この生体イメージング法により，生きたままの個体で腸管に存在する免疫細胞を可視化することが可能になった．

　複雑な構造をしている腸管の観察において，三次元的な位置関係を切片標本から捉えることは困難である．一方，2光子励起顕微鏡を用いた方法では共焦点レーザー顕微鏡と比較して組織内の深部までレーザーが届く．さらに，組織へのダメージも少なく，生きたままの血流が保たれた状態で観察することが可能である．このため，腸管のような立体構造をした組織であってもより深い領域まで観察できる．

　今後，この方法を用いることで免疫細胞動態の解析が発展すると期待する．なお，本稿の方法とは別の方法で，腸管を切開せず漿膜面から腸管の粘膜を観察する観察方法も開発中である．

おわりに

　2光子励起顕微鏡は，個体が生きたままの状態で観察できる特徴をもっている．当研究室ではこれまでさまざまな組織における免疫細胞の動態をreal timeで観察する方法の開発を試みてきた[3)4)]．しかし，心拍および呼吸性変動や腸蠕動による影響を完全に抑えることは困難であり，また，各組織により注意を払う点が異なるため，実験系に応じて観察方法を開発する必要がある．本稿では腸管のイメージングをご紹介したが，2光子励起顕微鏡を用いた観察を行う場合は，それぞれの実験系にあわせた実験手技を取得する必要がある．

◆ 文献

1) Chieppa, M. et al.：J. Exp. Med., 203：2841-2852, 2006
2) McDole, J. R. et al.：Nature, 483：345-349, 2012
3) Klauschen, F. et al.：Nat. Protoc., 4：1305-1311, 2009
4) 菊田順一 他：実験医学，Vol.29-No.16：2602-2606, 2011

実践編

7 肺の in vivo イメージング
倒立型2光子励起顕微鏡を用いて

久保厚子，久原華子

> 生体内の細胞が生きていくためには絶えずガス交換を必要としており，このために肺が果たす役割は大きい．肺は脊椎動物が陸に上がる進化の過程で獲得した器官の1つであり，ここで取り込まれた酸素は毛細血管を通じて細胞に供給される．また，細胞から発生した二酸化炭素は，再び毛細血管を通じて肺胞気へと拡散する．このガス交換は呼吸とよばれ，呼吸器系のなかでも肺は重要な器官である．
> また呼吸時には空気中に存在する病原体などの異物も吸入される．気道や肺胞は空気を介して外界に接しているため，これらの異物除去や感染防御の役割も担っている．したがって肺は免疫機構が活発に働く場でもあり，血流もきわめて豊富である．
> このように生体肺を観察することは，感染免疫やアレルギー分野においても大変興味深く，2光子励起顕微鏡を用いた解析法の開発が期待されている．

はじめに

これまでにいくつかの方法で肺のイメージングが挑戦されているが[1)～3)]，実験動物が生きている（≒呼吸する）限り続く呼吸変動および心拍を抑えることは，かなり困難な課題といえる．また，肺およびその周囲には無数の毛細血管が取り囲んでおり，術中の出血には十分な留意が必要である．われわれは，人工呼吸器を装着したマウスを開胸し，2光子励起顕微鏡を用いて肺の細胞を可視化することに成功しつつある．本稿では，われわれが，より長い時間イメージングできるように改良に取り組んでいる肺のイメージング方法の現在について概説する．文献上，正立[2)]および倒立[3)]顕微鏡を用いた2方法があるが，本稿では倒立顕微鏡を用いた方法を紹介する．

準備

- **2光子励起顕微鏡** 本稿では，倒立型2光子励起顕微鏡を用いた方法を紹介する．
- **麻酔薬（イソフルラン，マイラン製薬社）と吸入麻酔器（SurgiVet®，バクスター社）**
  吸入麻酔薬を用い麻酔下で観察を実施．
- **dextran conjugated-Texas Red®（70,000 MW lysine fixable，ライフテクノロジーズ社）** 血管の蛍光標識用．

- 静脈注射用1ccシリンジと注射針（テルモ社）
- 人工呼吸器 MiniVent Mouse Ventilator TYPE845（Harvard Apparatus社）
  24Gサーフローフラッシュ（テルモ社）
- マウス用固定台　真中に観察用の穴が開いたものを自作した（図1）[*1].

  > *1　カバーガラスをこの穴の上にかぶせて固定し，顕微鏡の対物レンズが直接カバーガラスに接するようにする．

- 肺固定用の糊（3M社 Vetbond™）
- 電気メス〔焼灼メスキット（簡易式電気メス）GEMINI™（アズワン社 品番：1-1861-01）〕

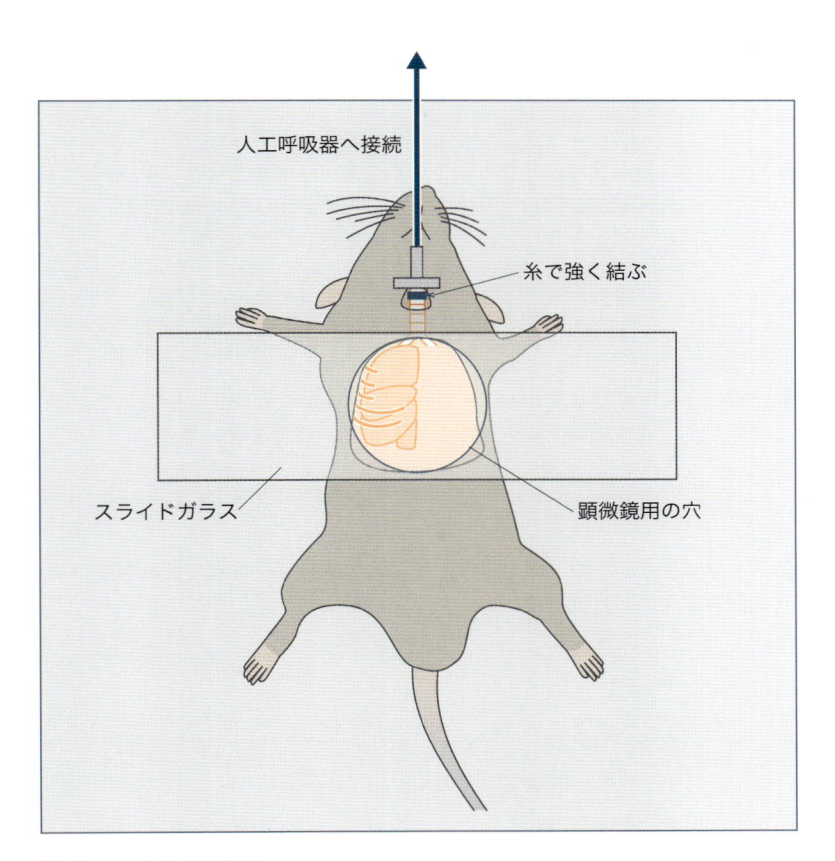

図1　マウスの固定
下から見た様子を示す．固定用の台に，肺が観察できるように，顕微鏡用の穴をあける．穴の上にスライドガラスを置いて肺組織を顕微鏡で確認できるようにマウスを固定台の上に置く

プロトコール（図1参照）

❶ マウスに吸入麻酔（2％イソフルラン）を行う．

❷ 麻酔の効果が確認できれば血管蛍光標識用のTexas Red® 2 mg/mLをPBSで至適濃度に希釈し静脈注射する．

❸ マウスを処置台へと移動させ背臥位にして気管切開を行う．気管内に，人工呼吸器の先端〔われわれは先端にさらに24Gのサーフローフラッシュ（留置針）の先端を付着させ使用〕を挿入し，気管の上から糸でしばり固定する*2．

> *2　サーフロフラッシュの先端が外れないように強く結ぶ．

❹ 人工呼吸器での補助換気を開始する．

❺ 正中切開にて開胸し，右肋骨を2～3本切除する*3．

> *3　血管を傷つけないように細心の注意を要する．また出血の際は，電気メスなどで止血する．

❻ マウス固定台のスライドグラス上に接着剤（生体糊3M社 Vetbond™）を約5μL垂らす．マウスの両側背部を摘んで，❹で切除した肋間から肺を露出させ，スライドガラス上に観察部位が付着するように，仰臥位にマウスを台にのせる*4．

> *4　肺にしわが寄らないように注意深くスライドガラス上に乗せる．一度台に接着した肺をはがすことはできないため，はじめに可能な限り工夫して肺を広範囲に露出する．

❼ 水銀灯下にて観察を開始する．蛍光標識細胞にz軸のフォーカスを合わせる．次に，z軸の撮影範囲，撮影間隔，撮影時間を設定し*5，撮影を開始する．

> *5　z軸は5～10μm間隔で50～70μm幅，撮影間隔は30秒～1分で30分間ほど撮影する．

❽ データ解析を行う．呼吸および心拍による変動は，解析である程度の補正が可能である（研究発表編1のドリフト補正参照）．

実験例

われわれは，顆粒球系血液細胞がEGFPで認識されているLysM-EGFPマウスを用いて，肺の生体2光子励起イメージングを行った．血管をdextran conjugated-Texas Red®により，コラーゲン線維を二次高調波発生（SHG：second harmonic generation）により確認でき，また肺内を移動する緑色に標識されたLysM-EGFP陽性細胞を同定できた（図2）．

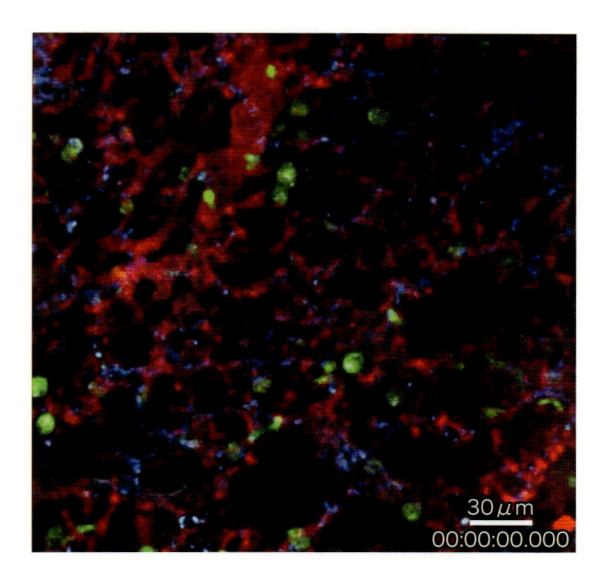

図2 肺のイメージングの一例
肺組織のコラーゲン線維を二次高調波発生（紫色）で，毛細血管をTexas Red®（赤色）で，顆粒球（特にこの場合は好中球）をEGFP（緑色）で，それぞれマーキングしてある

おわりに

　本稿での方法の利点としては，マウスを仰臥位にすることにより，また，肺を生体糊で固定することにより，心拍および呼吸性変動をある程度まで抑えることができる．また欠点としては，撮影時のマウスの体位，および生体糊（3M社 Vetbond™）での固定による肺への圧迫などにより，マウスの循環および呼吸動態に負荷がかかり，死期を早めてしまうことがあげられる．さらに，顕微鏡の撮影条件が悪くなることを防ぐために，生体糊の量は最低限に抑えるべきである．以上の撮影条件を常に一定に保つためには，かなりの熟練（手術および撮影時ともに）を要する．

◆ 文献
1) Kreisel, D. et al.：Proc. Natl. Acad. Sci. USA, 107：18073-18078, 2010
2) Looney, M. R. et al.：Nat. Methods, 8：91-96, 2010

実践編

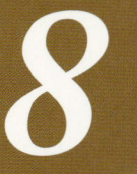

8 2光子励起顕微鏡による がんの *in vivo* イメージング

前田 栄, 賀川義規, 内藤 敦, 石井 優

近年, がんの浸潤・転移の研究にはがん細胞を取り巻く周囲環境の理解が重要とされるようになってきている. 生体2光子励起顕微鏡を用いたがんのライブイメージングは, 生体内 (*in vivo*) のがん細胞の動きと周囲環境とを同じプラットフォームで多元的かつ時空間的に解析することができる. がん細胞の挙動を周囲環境とともに理解し, その関連分子から病態を解明する試みが行われている. 本稿では生体2光子励起顕微鏡による, マウスの皮下腫瘍モデル, ならびにextravasationモデルを用いたがんの生体イメージングの実際について紹介する.

はじめに

がん研究分野において, 分子レベルや細胞レベルでの生物学的特徴に迫る研究は, 分子生物学や細胞生物学の発展に伴い目覚しい発展を遂げている. その結果, がんは均一な集団ではなく, 自己複製能をもち半永久的に子孫をつくり続けるがん細胞とその子孫からなる不均一な集団であることが明らかになってきた[1]. さらに血管や間質といった微小環境が不均一ながん細胞を支える重要な組織となっている[2]. このため, 生体内におけるがんの生物学的特徴をさらに理解するには, 周囲環境とがん細胞を試験官の中で研究するのではなく, 1つのプラットフォーム上で多元的かつ時空間的にその動態を捉える手段の必要性が出てきた[3]. 一方, 2光子励起顕微鏡を用いた蛍光イメージング技術の発展は目覚ましく, 生体内での細胞の動きを捉えるだけでなく, さまざまな分子プローブを駆使することで生体内での分子の役割を理解することができると考えられる[4]. 本稿では, このような2光子励起顕微鏡を駆使したがん細胞の時空間的イメージングの実際を解説する.

準備

がん細胞の生体イメージングには, 発がんモデルを用いた方法と免疫不全マウスにがん細胞を移植したモデルを用いる方法がある. 本稿では後者のなかでも, 皮下腫瘍モデルと前腹壁静脈を用いたextravasation (血管外遊出) モデルを用いたイメージングを紹介する.

1. モデルの準備

・免疫不全マウス (NOD/SCID, ヌードマウス)

- **蛍光標識されたがん細胞**　標識方法：Fucci, GFPなどの遺伝子導入．用いるがん細胞：HeLa細胞，HCT116細胞など．
- **マウス用麻酔器**
- **手術器具**
- **実体顕微鏡**
- **固定台（ゴム板）**
- **固定用のピン**
- **29Gもしくは30G注射器**

2. 生体イメージング

- **顕微鏡**　われわれはがん細胞のイメージングには，観察対象をスライドガラスに密着させることができ，対象の乾燥を防ぐことで長時間の観察が可能であることから倒立型の2光子励起顕微鏡を用いている．
- **フェムト秒パルス近赤外線レーザー**　2光子励起用のレーザー．
- **2光子励起用検出器**
- **マウス用麻酔器**
- **ステージ**　われわれの研究室では径15 mmの開窓をもつ自作ステージを使用している（図1）．

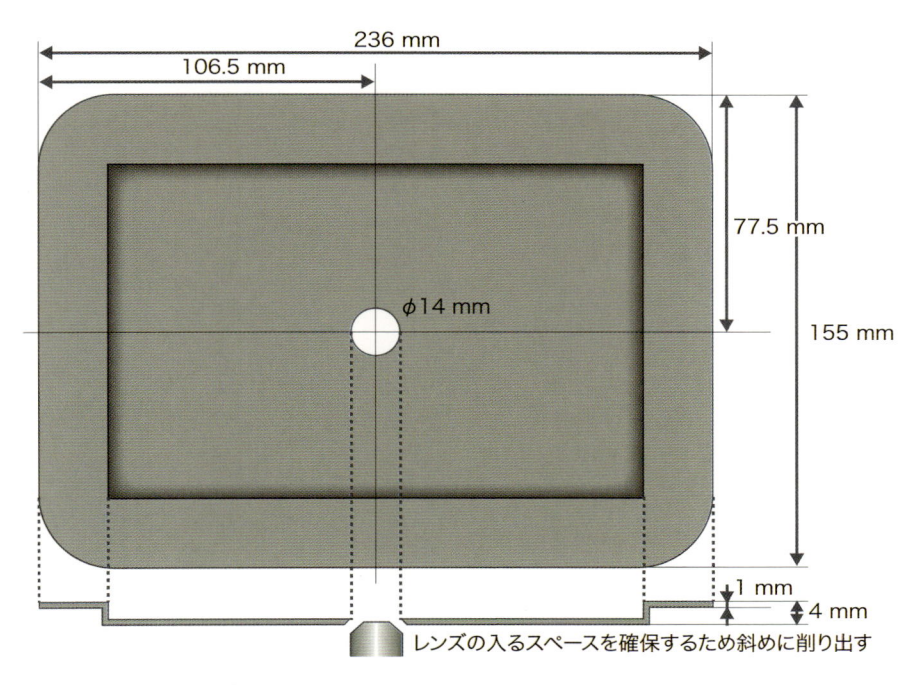

図1　自作ステージ
材質はアルミで，黒アルマイト処理を施す

- 厚さ0.012〜0.017 mm，直径35 nmのカバーガラス
- **血管標識用試薬** 2光子励起顕微鏡では実体顕微鏡と違い血流そのものを観察することはできない．したがって，血管とがん細胞との関連を観察するためには血管を蛍光色素にて染色する必要がある[5]．実験計画に応じて蛍光色素を決定するが，観察対象の細胞が緑色（GFPなど）で標識されている場合は，dextran conjugated–Texas Red®〔70,000MW, lysine fixable（ライフテクノロジーズ社，カタログ番号：D1863）10 mgをPBSで2 mg/mLに溶解し，マウス1匹あたり100 μLずつ使用〕を選択する．観察対象が赤色であればdextran conjugated-FITCを用いる．なお，far redの検出が可能な検出器を備えている場合はQtracker® 655 Vascular Labels（ライフテクノロジーズ社，カタログ番号：Q21021MP）などにより血管標識を行うことが可能である[6]．

プロトコール

1-A. 観察対象の準備 ＜皮下腫瘍モデル＞

❶ 蛍光標識されたがん細胞 1×10^6 個をPBS 100 μLに懸濁させマウスの皮下（やや背側）に注射する．通常2週目以降に腫瘍の形成が確認される．

❷ 全身麻酔下に皮下腫瘍を含む皮弁を作製する（図2）[*1]．

> ＊1　マウスの本体からなるべく腫瘍が離れるように皮弁を作製することと，腫瘍の栄養血管を傷つけないこと，また観察部の出血は観察上大きなアーチファクトとなるので，出血をさせないような注意が必要である．

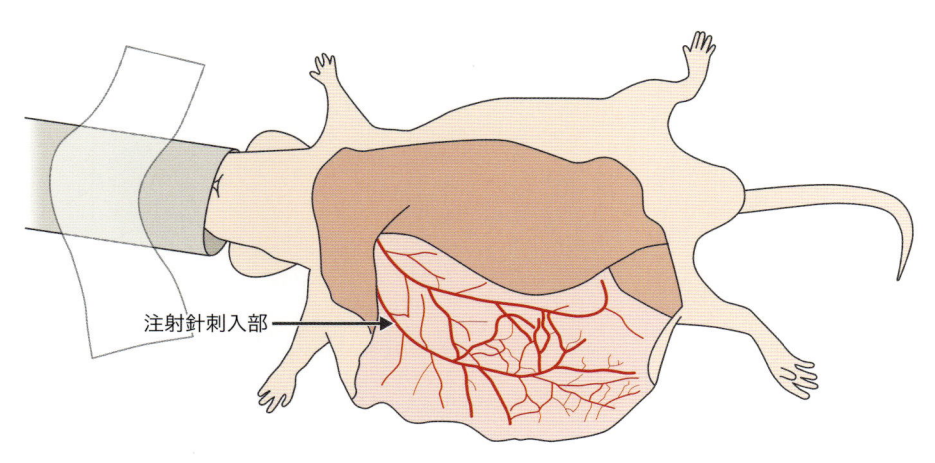

注射針刺入部

図2　皮弁の作製と前腹壁静脈の位置
ここではextravasationモデルを例に示すが，皮下腫瘍モデルでも手技は共通である．正中切開し弓の字型の皮弁を作製してピンで固定する．皮弁の剥離時には愛護的な操作により無用な出血は避ける．前腹壁静脈の中枢側から末梢に向かってがん細胞を注射する

1-B. 観察対象の準備 ＜前腹壁静脈を用いた extravasation モデル＞

❶ 蛍光標識されたがん細胞 $1×10^6$ 個を PBS 100 μL に懸濁し 1 mL シリンジに充填させておく．

❷ 全身麻酔下に図2のように皮弁を作製し，前腹壁静脈を露出させる．この際，剥離をなるべく背側まで行い，ピンにより皮弁に緊張をもたせて固定する．

❸ 実体顕微鏡下にて分岐部よりやや末梢側を刺入部として血管内に注射針を挿入し，末梢側の血管を満たすまでがん細胞を注射する．

❹ 観察まで長時間を要するときはいったん皮弁を縫合し，観察時に再度，皮弁を剥離し観察を行う．

2. 検鏡直前の準備

ここではニコン社の A1R MP（倒立型）を用いたセットアップを紹介する．

❶ ステージのセットアップ．

① スライドガラスをステージの窓に貼り付ける．

②-A ＜皮下腫瘍モデル＞ 全身麻酔下でマウスをステージに乗せ，展開した皮下腫瘍をスライドガラスに密着させて固定する（図3）．

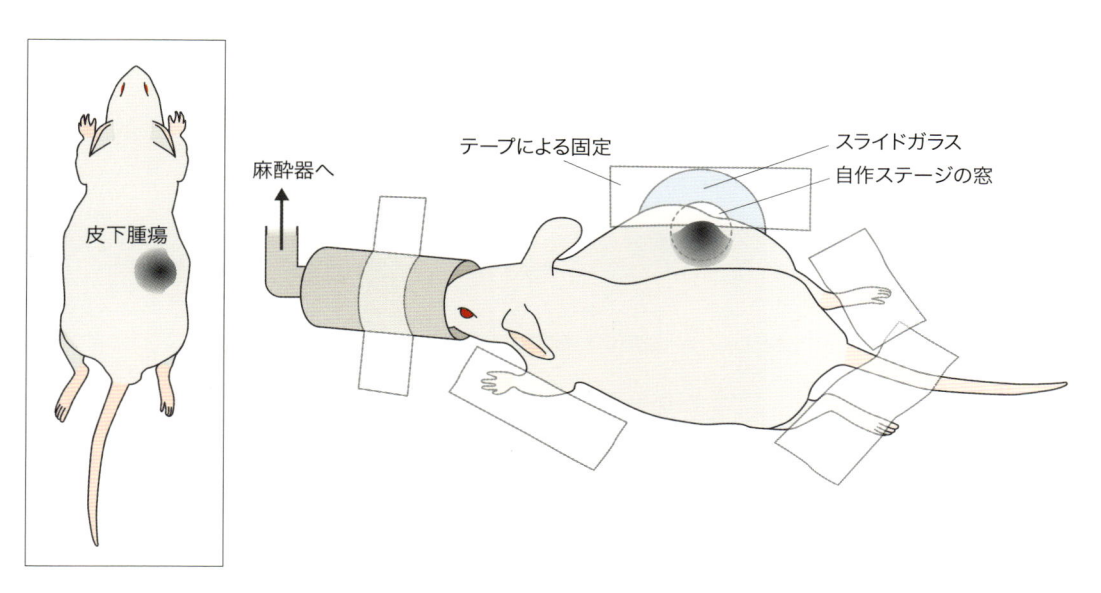

図3 皮下腫瘍の固定
皮下腫瘍はやや背側につくる．自作のステージ上の開窓部にスライドガラスを固定し，その上に展開した皮下腫瘍を密着させてテープ（手術用のもの）で固定している

8）2光子励起顕微鏡によるがんの in vivo イメージング

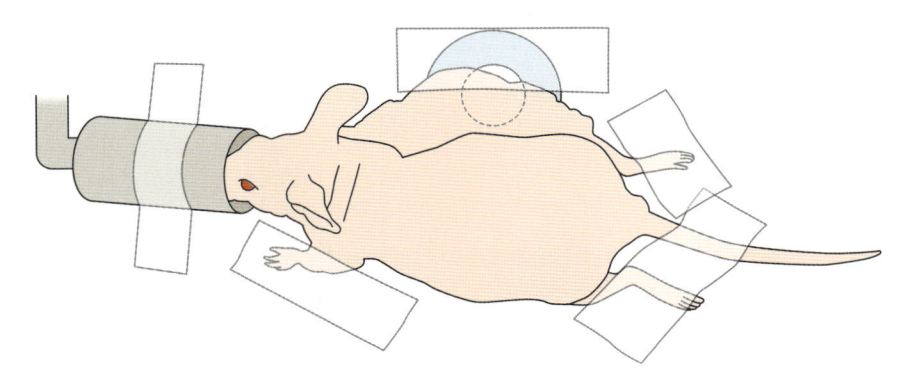

図4 マウスの皮弁の固定
図3と同様にスライドガラスに皮弁を密着させテープで固定する

②-B ＜extravasationモデル＞ 全身麻酔下で皮弁の剥離面がスライドガラスに密着するように図のごとくマウスを固定する（図4）.

❷ 血管の蛍光標識*2.

> *2　色素は投与後3〜4時間で腎臓より自然排泄され褪色するため，観察直前に眼静脈もしくは尾静脈よりPBSで50倍希釈とした色素を20〜30 μL投与する．

3. 2光子励起顕微鏡による観察

❶ 対物レンズは20倍〜40倍の水浸レンズを使用．

❷ 水銀灯を用いて目視で観察対象を確認する*3.

> *3　Extravasationモデルの場合，がん細胞を注射した血管本幹より末梢の血管を観察していくが，10倍の対物レンズを用いて全体的なスクリーニングを行うと効率的である．

❸ 2光子励起レーザーを用いた観察を行う*4.

> *4　目的とする観察対象が見つかれば倍率を上げて2光子励起レーザーを用いた観察を開始する．レーザー波長は目的とする蛍光色素によって異なり，Fucciでは940 nm，GFPでは880 nm，dsRedでは940 nmを用いる．

❹ Z軸の設定*5.

> *5　2光子励起顕微鏡の特徴として組織深部までの観察が可能であることがあげられる．生体内でのがん細胞はXY方向のみでなくZ方向にも移動するために，Z軸を設定することで奥行きのある動画が撮れる．Z軸を細かく設定すればより明瞭な画像が撮れるが，細胞へのダメージも多くなり，実際は5 μm前後に設定する．

❺ 時間軸の設定*6.

> *6 観察対象，目的に応じて撮影間隔を設定する．がん細胞の浸潤などの動きの少ないものは5〜30分間隔としている．

❻ 撮影開始．

❼ 撮影中の確認*7．

> *7 皮弁の乾燥などで，観察中に観察対象がずれることがあれば，再度視野を変更する．

❽ 観察終了．

❾ 画像の確認，解析*8．

> *8 静止画を時系列に解析することで細胞の動きなどを確認できるが，詳細は研究発表編22を参照されたい．

実験例

1. 皮下腫瘍モデル（図5）

NOD/SCIDマウスに細胞周期を可視化することができる蛍光プローブであるFucci（Fluorescent Ubiquitination-based Cell Cycle Indicator；G_1期の細胞は赤く，S-G_2-M期の細胞は緑に標識される）導入後のがん細胞株を皮下注射し，形成された皮下腫瘍を4週間後に2光子励起顕微鏡で観察した．腫瘍内に入り込む間質のコラーゲン成分は青い自家蛍光をもつ．

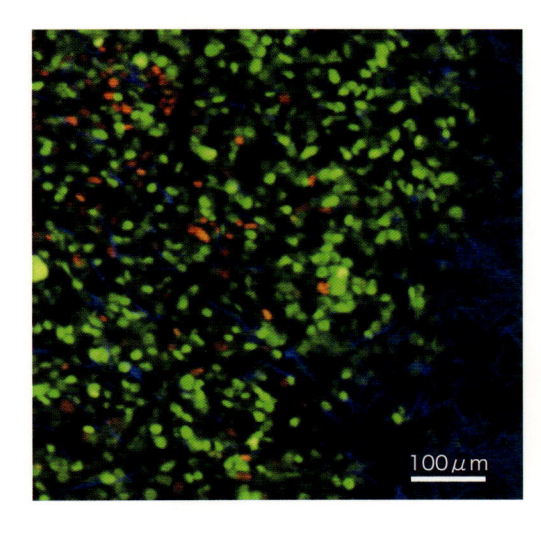

図5　皮下腫瘍の生体イメージング
Fucci導入後のHCT116により形成された皮下腫瘍を撮影したもの．Fucciの赤，緑に蛍光を発するがん細胞と，青く自家蛍光を発する間質成分がみられる

2. Extravasation モデル[7]（図6）

われわれは、Fucciを導入したHeLa細胞[8]をヌードマウスの前腹壁静脈内に注入し、2日後に2光子励起顕微鏡による観察を行った。血管は前述のとおりQtracker® 655 Vascular Labelsを眼静脈注射することで紫色に描出している。図のように血管内に留まる赤・緑のがん細胞と、血管外に浸潤し血管壁に寄り添うようにして存在するがん細胞の存在が確認された。

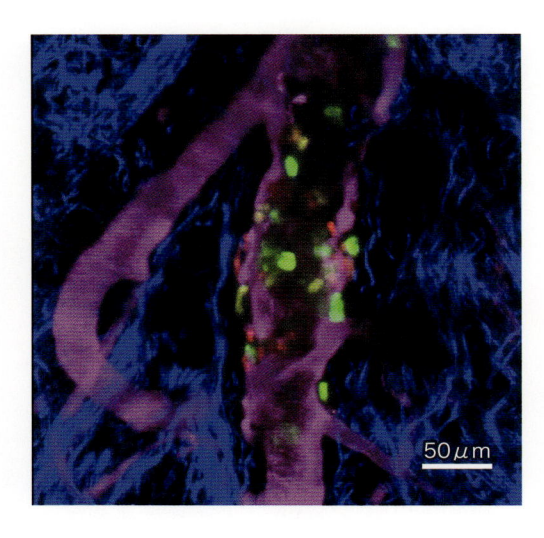

図6 血管外に浸潤したがん細胞の生体イメージング

Fucciを導入したHeLa細胞を前腹壁静脈に注射後2日目に2光子励起顕微鏡で撮影を行った。血管内に存在するがん細胞と血管外に存在するがん細胞がみられる

おわりに

がんの浸潤などをイメージングにより観察するためには免疫細胞などと比べて長い時間軸を必要とする。このため、長時間にわたり観察対象のズレを予防することや、乾燥を防ぐことが重要となる。その観点から倒立型顕微鏡はがんのイメージングに適していると考える。目的に応じてステージの形状の工夫や、固定法の改良をすることで、今まで観察できなかった生体内のがん細胞の動態が明らかになることが期待される。

◆ 文献

1) Clarke, M. F. et al.：Cancer Res., 66：9339-9344, 2006
2) Gupta, P.B. et al.：Nat. Med., 15：1010-1012, 2009
3) 賀川義規 他：日本外科学会雑誌, Vol.113-No.2：171-176, 2012
4) 賀川義規 他：実験医学増刊号, Vol.29-No.20：3269-3274, 2011
5) 小谷真奈斗 他：Surgery Frontier, Vol.18-No. 1：44-49, 2011
6) 菊田順一 他：実験医学, Vol.29-No.16：2602-2606, 2011
7) Yamauchi, K. et al.：Cancer Res., 66：4208-4214, 2006
8) Sakaue-Sawano, A. et al.：Cell, 132：487-498, 2008

実践編

9 *in vivo* イメージングシステムによる腫瘍イメージング

内藤 敦, 賀川義規, 前田 栄, 石井 優

> がん細胞は生体内において，周囲への浸潤や増殖，遠隔転移を起こす．このようながんのメカニズムを解明するためには生きたままの *in vivo* イメージングが効果を発揮する[1]．本稿では，発光・蛍光イメージングにX線イメージングを重ね合わせた *in vivo* イメージングシステムについて紹介する．

はじめに

　がん研究においてジェネティクスやエピジェネティクスの分野が急速に進むなかで，がん組織は均一な細胞集団ではなく，不均一な細胞集団であることが明らかになってきた．そして，そのがん組織を支える周囲環境の重要性もわかってきた．このため，均一化，単純化された試験管内ではなく，がんを生体内で観察し解析する必要性がでてきた．その方法として，生体内の細胞動態を可視化する *in vivo* イメージングが現在注目されている．このイメージング法には，酵素発光（ルシフェラーゼ）による発光を利用するもの，蛍光（GFPなどの蛍光タンパク質やFITCやCy5.5などの蛍光トレーサー）を用いるもの[2]〜[4]，放射線・核医学技術（CT，MRI，PET）を利用するものなどがある[5][6]．本書他稿では顕微鏡を用いた手法が多く紹介されているが，本稿では一般に「*in vivo* イメージングシステム」とよばれる機器の実際について述べる．これは，発光・蛍光イメージングと放射線・核医学イメージングの同時取得が可能なものである．
　まず，本稿で扱うそれぞれのイメージングについて概説したい．

1. 発光イメージング

　ホタルなどの発光生物はルシフェラーゼという酵素の働きでルシフェリンという基質を酸化して自ら発光する．ルシフェリンが酸化されてできるオキシルシフェリンの高いエネルギー状態（励起状態）から低いエネルギー状態（基底状態）に遷移する過程で放出されるエネルギーの一部が光となるためである．
　このルシフェラーゼを生体内で細胞に発現させルシフェリンを投与すれば，個体を全身スキャンし，目的とする細胞の局在を発光で確認できる．基質を加えるのみで観察できるため個体への侵襲は少なく，何回も基質を加えることで長期の経時変化を捉えることができる．がん細胞にルシフェラーゼを恒常発現するように遺伝子導入しておきマウス生体に移植することで，生体内のがんの局在や転移を経時的にイメージングすることに利用されている．

2. 蛍光イメージング

　1962年に下村 脩博士によりオワンクラゲから分子量26 kDaの蛍光タンパク質が精製された[7]. その後, さまざまな蛍光タンパク質だけでなく, 化合物を用いた蛍光色素の開発が進んだ. 最近では細胞周期を可視化することができる蛍光プローブ (Fucci) も開発されている[8]. これら蛍光タンパク質/蛍光色素に適当な波長の光を外部から当てることにより, 励起状態を誘発し, これが基底状態に戻る際に放出されるエネルギーの一部が光となる. 蛍光タンパク質を遺伝子導入したトランスジェニックマウスや蛍光タンパク質を遺伝子導入したがん細胞を用いて, 細胞レベルの挙動を追跡する研究が行われている.

　ここで, 発光・蛍光イメージングの模式図を示す (図1).

3. 放射線・核医学イメージング

　がん研究における放射線・核医学を利用したイメージングには, 一般的な医療に導入されているX線, CT (コンピューター断像撮影), MRI (磁気共鳴画像), PET (陽電子放出断層撮影法) を用いて可視化する方法がある.

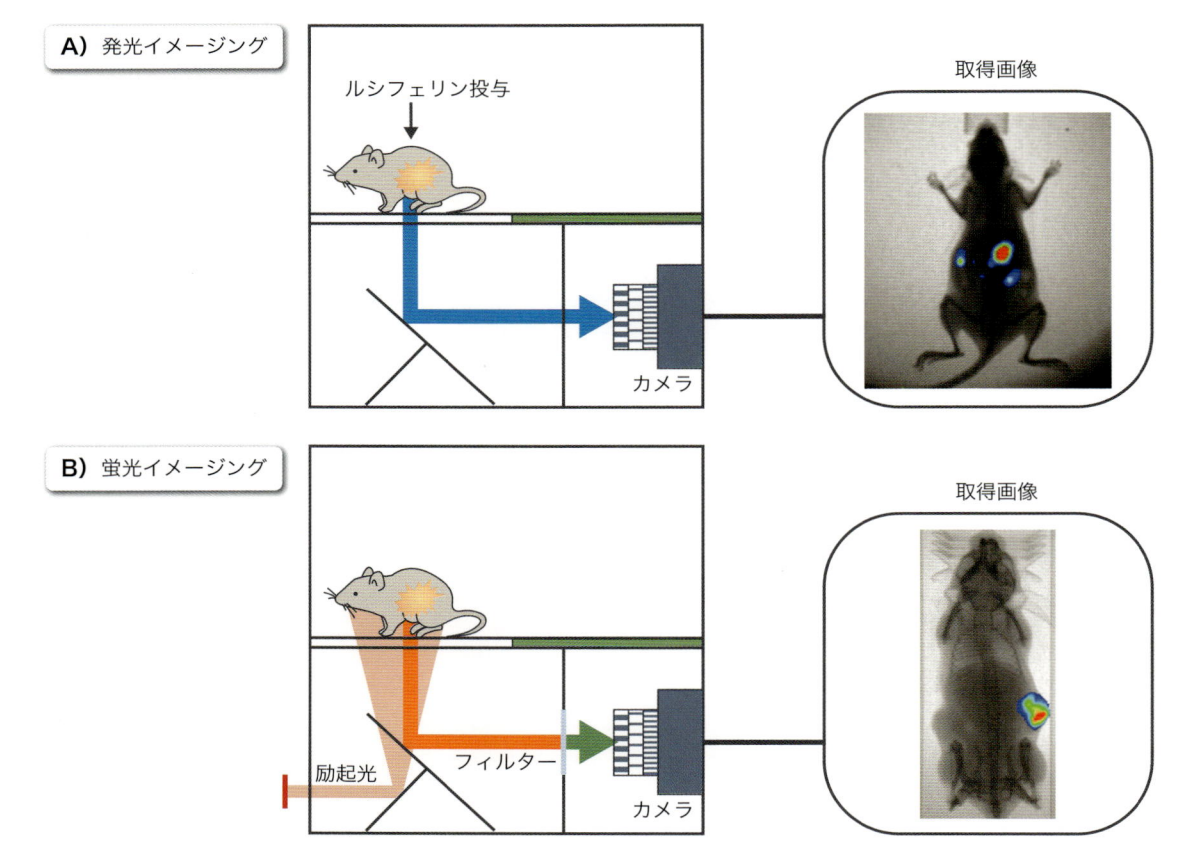

図1　in vivo イメージングシステムを用いた発光・蛍光イメージング
A) ルシフェラーゼ発現マウスにルシフェリンを投与し, 生じた発光シグナルをカメラで撮影する. B) 蛍光タンパク質導入マウスに下方から励起光を照射し, フィルターを通し, カメラで蛍光を撮影する

準備

・*in vivo* イメージングシステム

　IVIS® Imaging System（Caliper社），Optix MX3（ART社），FX PRO（Carestream Health社），Lumazone FA（日本ローパー社），FMT（VisEn Medical社）などがあるが，当研究室ではFX PRO（図2）を使用しており，本稿ではこれを中心に説明する．

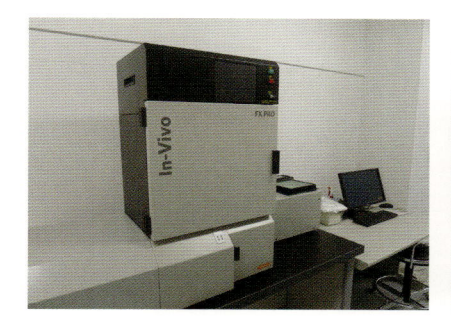

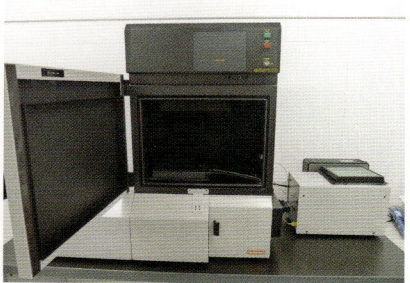

図2　FX PRO

・マルチモード動物回転システム（Carestream Health社）

　ローターにマウスを置くことで，360°撮影が可能になるオプション．

・マウス

発光イメージングの場合：ルシフェラーゼを遺伝子導入したがん細胞[*1]をヌードマウスなどの免疫不全マウス[*2]に移植し，一般に2〜4週間後に観察を行う．

蛍光イメージングの場合：蛍光タンパク質を遺伝子導入したがん細胞をヌードマウスなどの免疫不全マウスに移植し，一般に2〜4週間後に観察を行う．

　または，蛍光タンパク質を遺伝子導入したトランスジェニックマウス（基本編4参照）を用いる．

　*1　解析に適したがん細胞の例：HeLa細胞，HCT116細胞．
　*2　解析に適したマウスの例：NOD/SCIDマウス，ヌードマウス．

・麻酔器

プロトコール

　われわれの研究室でのスタンダードな方法をご紹介する．

❶ FX PRO本体，PCの電源を入れる．

❷ FX PROの制御ソフトウェアであるCarestream MI Softwareを起動する．

❸ 画面左上のSelect Digital CameraからIn-Vivo FXを選択．

❹ Setting（図3）．

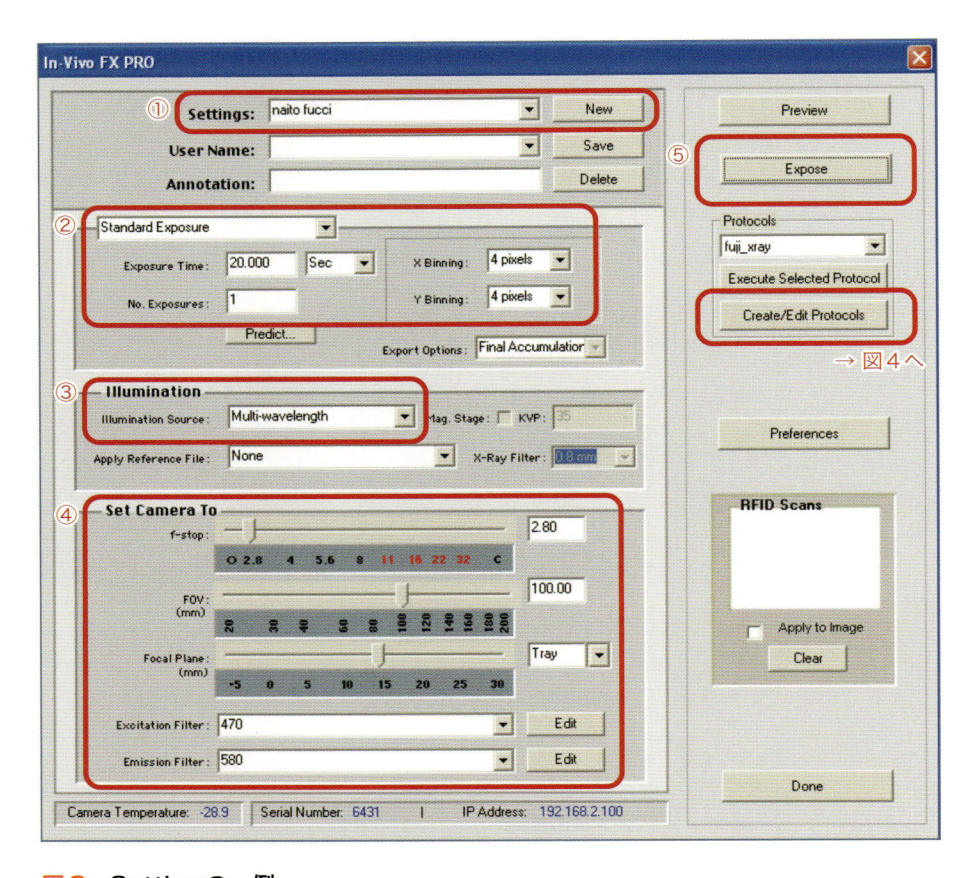

図3 Settingの一例

① 〈NEW〉をクリックしSettingに名前をつける（図3では"naito fucci"）．

② Standard Exposure：単一撮影を行う．基本的にはこのまま選択．

　Exposure Time：1ショットの撮影時間．長いほど感度が上がる．初回推奨は発光1分，蛍光30秒，X線10秒．

　No. Exposures：撮影枚数．通常1枚．

　Binning：増感処理．感度を上げるほど，解像度は悪くなる．

③ Illumination Source：撮影モードの設定．

　Illumination Sourceは蛍光→Multi-Wavelength，発光→Luminescence，X線→X-Rayを選択．

④ Set Camera To：カメラの設定．

　f-stop：レンズ解放値（小さい＝明るい，大きい＝暗い）．蛍光：2.8．発光：0．

　FOV：2次元方向の撮影範囲．

　Excitation Filter：蛍光撮影用の光源側の光学フィルター．

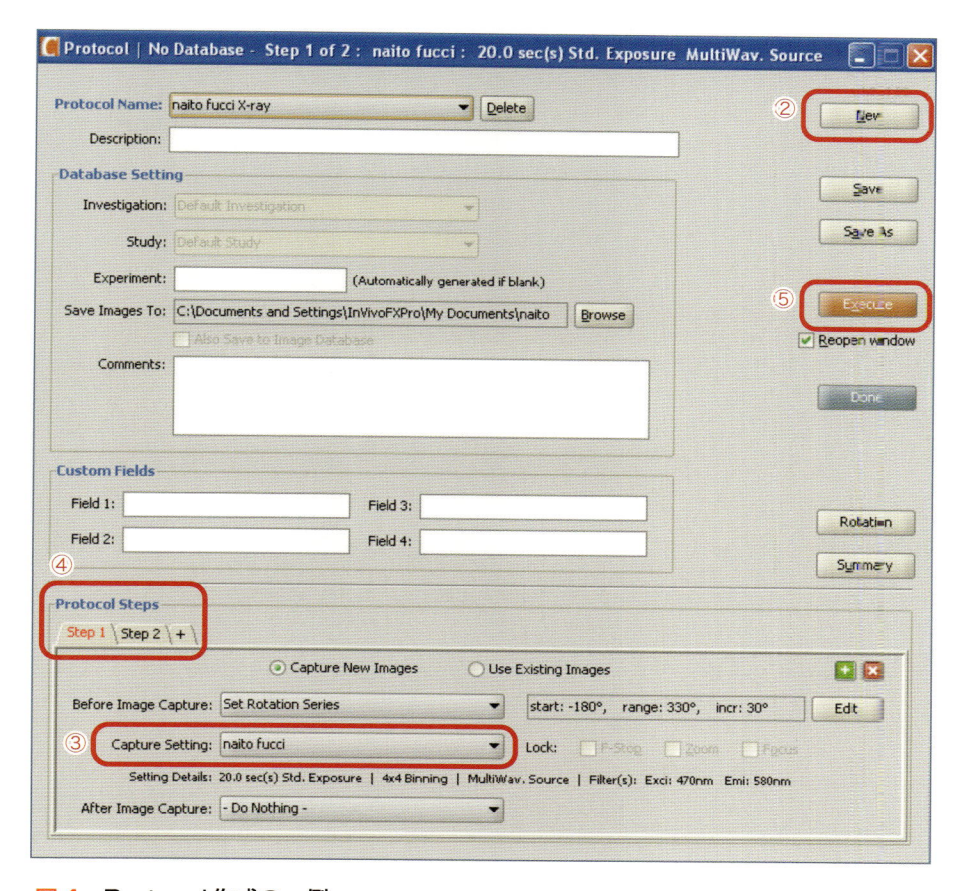

図4　Protocol作成の一例

　　Emission Filter：蛍光撮影用のカメラ側の光学フィルター．この範囲の波長の蛍光色素を観察可能．

　④〈Expose〉：画像を撮影．

❺ Protocolの作成．

　複数のsettingを組合わせたもので，連続して複数モードの撮影を自動実行することができる．Multispectral解析を行うには，protocolを使用する必要がある．

　① Carestream MI Softwareのsetting画面（図3）で〈Create/Edit Protocols〉をクリックすると，新しいウインドウが立ち上がる（図4）．

　② 画面右上の〈New〉をクリックする．

　③ 画面下のProtocol StepsのCapture Settingで❹で作成したSettingを選択する．

　④ Step 1の横の〈+〉を押しStep 2も同様にCapture Settingを選択する．ここでの選択で蛍光＋X-Ray，発光＋X-Rayなどの選択ができる．

　⑤〈Execute〉：画像を撮影．

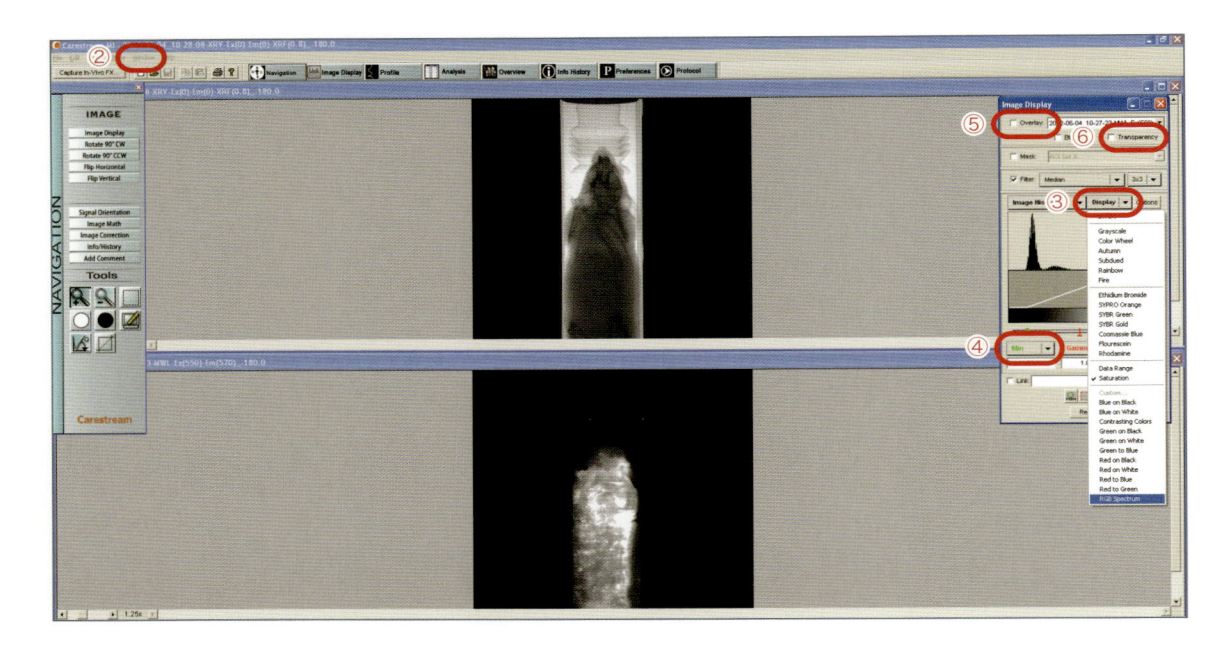

図5　画像解析の一例

❻ 画像解析（図5）．

① Protocolで撮影した画像（上記のようにStepが1，2とあれば2画像）を開く．

② メニューバーからWindow→Tileと選択すると，2画面が上下に現れる．

③ Image Displayのウインドウを開き，〈Display〉のなかから蛍光表示の種類を選ぶ．例：RGB Spectrum．

④ 蛍光表示の範囲を選択．

　画面右の〈MIN〉をクリック：その状態で画像をクリックすると，クリックした部位よりシグナルの弱い部分が消える．

　画面右の〈MAX〉をクリック：画面のクリックした部分がシグナルの最高点となるように再構築される．

⑤ X線の画像をクリックし，〈Overlay〉をクリック．

⑥ 〈Transparency〉をクリックしX線と蛍光の重なり像が完成する．

⑦ メニューバーのEdit→Select Allから画像をコピー．Paintなど，他の画像変換ソフトに貼り付け保存する．

実験例

1. 発光イメージング

ルシフェラーゼを遺伝子導入した大腸がん株HCT116をマウスの盲腸に移植し，4週間後にルシフェリンを腹膜に注射し，撮影する．

・発光撮影の設定

　　Standard Exposure ＞ Exposure Time：40s，
　　　No. Exposures：1，Binning：2×2
　　Illumination Source ＞ Luminescence
　　f-stop：0，FOV：100

・X線撮影の設定

　　Standard Exposure ＞ Exposure Time：10s，
　　　No. Exposures：1，Binning：1×1
　　Illumination Source ＞ X-Ray
　　f-stop：2.8，FOV：100
　　上記設定にて撮影した画像を示す（図6）．

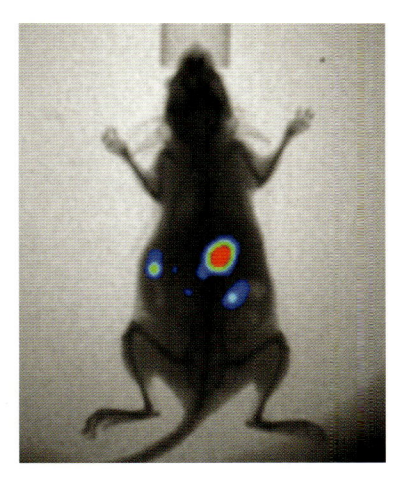

図6　がん細胞転移の発光イメージング
ルシフェリン6 mgを投与．肝臓よりの発光を認め，盲腸に移植したがん細胞が肝転移していることがわかる

2. 蛍光イメージング

Fucciを遺伝子導入した大腸がん株HCT116をマウスの皮下に注射し，4週間後の状態を示す
観察の際のオプションとして，Carestream Health社のマルチモード動物回転システムを使用した．このシステムはマウスを360°回転させることによってさまざまな角度からの撮影が可能であり，利点として，①発光強度/蛍光強度の強い最適な角度での撮影が可能，②経日観察時に同じ角度での再現性のよい撮影が可能，③体位の微調整が難しい位置での撮影が可能，ということがあげられる．

マウスに麻酔をかけ，ローターの中央に仰臥位で置く．撮影範囲の角度を設定しプロトコールに沿って装置を起動させ，まず撮影条件の設定をする．その後，蛍光撮影，X線撮影後，画像の重ね合わせを行う．

・撮影範囲の設定

　　0°～400°の範囲で40°おき．

・蛍光撮影の設定

　　Standard Exposure ＞ Exposure Time：20s，No. Exposures：1，Binning：1×1
　　Illumination Source：Multi-Wavelength
　　f-stop：2.8，FOV：100，Excitation Filter：550，Emission Filter：600

・X線撮影の設定

　　Standard Exposure ＞ Exposure Time：10s，No. Exposures：1，Binning：1×1
　　Illumination Source ＞ X-Ray
　　f-stop：2.8，FOV：100
　　上記設定にて撮影した画像を示す（図7）．

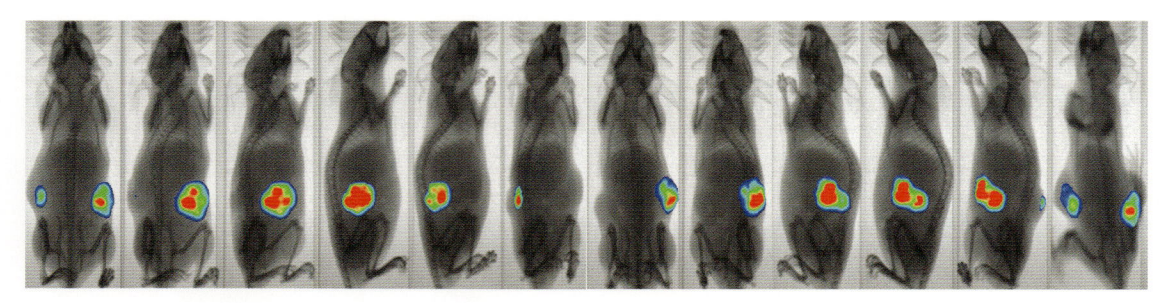

図7　360°からのがん細胞の蛍光イメージング
皮下に注入したがん細胞中の蛍光タンパク質を360°回転させ観察

おわりに

　当研究室における，実験方法の一例を示した．本文では触れなかったが，IVIS® を用いて蛍光シグナルの定量も行われており，腫瘍増殖の経時的変化の測定も可能である．

　日本人の3人に1人はがんで亡くなっており，がんに対する新規治療の開発は急務である．従来の研究法に加え，イメージングを通して生体内での動向を探るさまざまなツールができている．これらの組合わせによってがん根治にむけての新たな知見が明らかになることが期待される．

◆ 文献
1) 今村建志 他：実験医学, Vol.29-No.16：2590-2594, 2011
2) Zhang, E. et al.：Drug Discov. Today, 16：140-146, 2011
3) Yang, X. et al.：Clin. Cancer Res., 16：2833-2844, 2010
4) Zeng, Y. et al.：Cancer Res., 66：9566-9575, 2006
5) 賀川義規 他：医薬ジャーナル, Vol.47-No.11：2729-2734, 2011
6) 賀川義規 他：大腸がん FRONTIER, Vol.4-N0.1：91-95, 2011
7) Shimomura, O, et al.：J. Cell. Comp. Physiol., 59：223-239, 1962
8) Sakaue-Sawano, A. et al.：Cell, 132：487-498, 2008

実践編

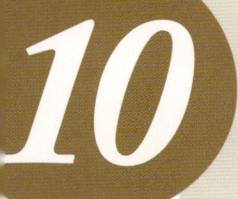

10 中枢神経系の２光子励起 *in vivo* イメージング

稲田浩之，加藤　剛，江藤　圭，鍋倉淳一

通常の蛍光顕微鏡法では，励起光による背景光の混入や蛍光シグナルの組織内での散乱のため，組織深部の微細構造変化をサブミクロンの解像度で観察することは難しい．この問題に対応する革新的な手法として，２光子励起過程を利用したレーザー蛍光顕微鏡法は生体内中枢神経系細胞の形態，機能観察において強力な威力を発揮してきた．本稿ではこの２光子励起顕微鏡法によるイメージングを行うために必須となる open skull 法を含むさまざまな手術法と，それを利用した神経活動のイメージング法に焦点を当てて紹介する．

はじめに

近年，神経科学分野における細胞イメージング手法として２光子励起顕微鏡法が注目されている．特に 2000 年初頭以降，２光子励起顕微鏡法による *in vivo* イメージングは飛躍的な広がりを見せている．現在では脳機能の成熟過程，環境変化への適応あるいは障害時の回復期において，神経細胞・回路の微細構造や活動のダイナミックな変化を生体内で直接観察することが可能となっている[1)2)]．

成体マウス大脳皮質の *in vivo* イメージング

大脳皮質における神経構造を２光子励起顕微鏡で観察するためには，観察領域上部の頭蓋骨を薄く削る（thin skull 法）か，あるいは頭蓋骨を取り除く（open skull 法）必要がある．前者は脳表面の組織に対して与えるダメージを低減できるという利点をもつ一方で，より深部の観察や薬剤投与，ガラス電極挿入などの脳への直接的なアクセスが制限される（図１A）．

一方，open skull 法では頭蓋骨に開けた小孔部をカバーガラスで置換する（図１B）．薬物投与や記録電極の挿入などを行う際には，一部硬膜表面が露出するようにカバーガラスを設置する（図１C）．Open skull 法では組織深部の観察や脳への物理的アクセスを併用する場合には適当である一方で，手術の習熟度によるものの，脳表面組織にダメージに与える可能性がある．実験の目的に応じてこれらの手法を使い分ける必要がある．

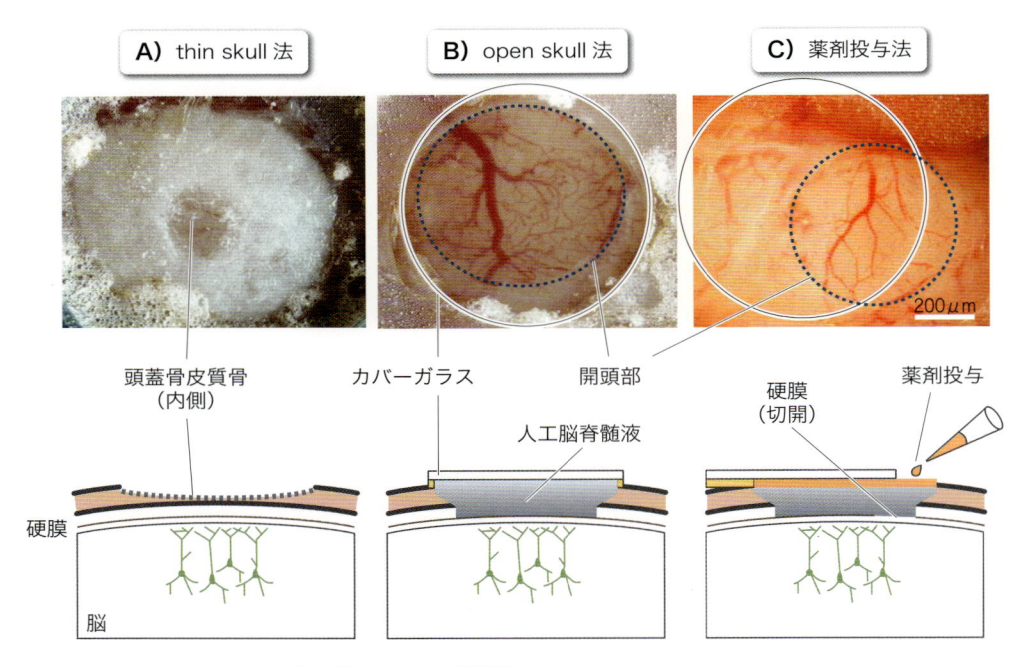

図1　in vivoイメージングのための手術法

A) thin skull法．内側の皮質骨を残存させ外側皮質骨および海綿骨はドリルで切削する．**B)** open skull法．カバーガラスと硬膜の間は人工脳脊髄液を充填する．**C)** 薬剤を投与するためのアレンジ．観察領域上のみカバーガラスを設置する．硬膜は薬剤浸透を促すため一部切開する

Open skull法について

本稿では，汎用されているopen skull法を用いた in vivo イメージングの具体的手順を紹介する．この方法では，急性期にはスパインのターンオーバー率の亢進やミクログリアの活性化が認められるなど，多少の障害に伴う変化が生じることが報告されている[3]．そのため長期繰り返し観察を行う場合は，当研究室では，開頭部（window）作製から観察開始まで約1カ月間の経過観察（回復）期間を設定している．本法を用いることで，同一動物において，シナプス・細胞・血管などの同一構造を，長期的（数日～数カ月以上）に繰り返して観察することが可能である（図2）．

Open skull法の準備

・マウス　蛍光タンパク質の遺伝子導入マウスを用いる（基本編4参照）．
・消毒用70％エタノール
・麻酔薬〔ケタミン・キシラジン混合液（130 mg/kg・10 mg/kg）〕，注射器
・手術器具（はさみ，鉗子，湾曲ピンセット）

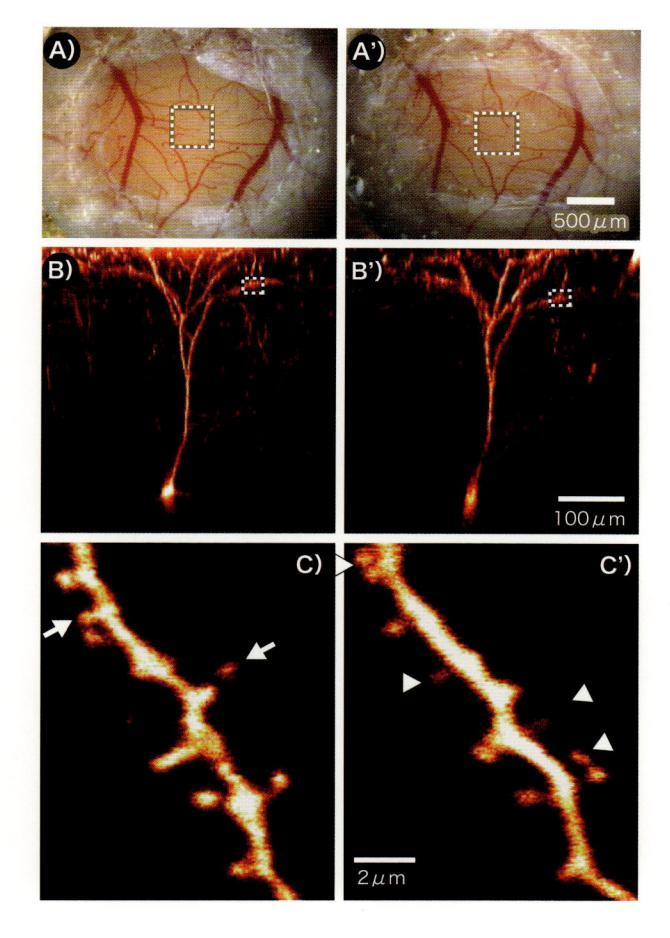

図2　神経細胞の長期的観察例

ここでは生後8週齢のThy-1 GFPマウス（大脳皮質第5層の錐体細胞がGFP標識されている）にopen skull法を適用した例を示している．**A, A'）** 頭蓋骨を取り除いてから1カ月後（A）と2カ月後（A'）の脳表の経時的観察．**B, B'）** AおよびA'の点線で囲まれた領域のX-Z平面への投影図．大脳皮質5層錐体細胞の細胞体および樹状突起構造が経時的に観察できている．**C, C'）** BおよびB'の点線で囲まれた領域のX-Y平面への投影図．尖端樹状突起のスパインが経時的に観察できている．⇨：消失したスパイン．▷：新生したスパイン

- 使い捨てカミソリ（FA-10，フェザー社）
- ステレオタキシス（SR-5N，NARISHIGE社）　イヤーバーの付属したマウス固定装置．
- ドリル（Carbon Steel Burrs，19007-05，FST社），小型ドリル用制御装置（SD-101，NARISHIGE社）
- フック（Micro Points，10065-15，FST社）
- 生体組織用接着剤（Vetbond™ Tissue Adhesive 1469SB，3M社）
- 歯科用セメント（クイックレジンO，松風社）
- 頭部固定具〔真鍮製，自作（図3）〕
- カバーガラス（φ2.7 mm，厚さ No.1，松浪硝子工業社）
- サージカルテープ
- 2光子励起顕微鏡　正立顕微鏡を用いる．システムのセットアップや顕微鏡操作の詳細は実践編A，B参照．

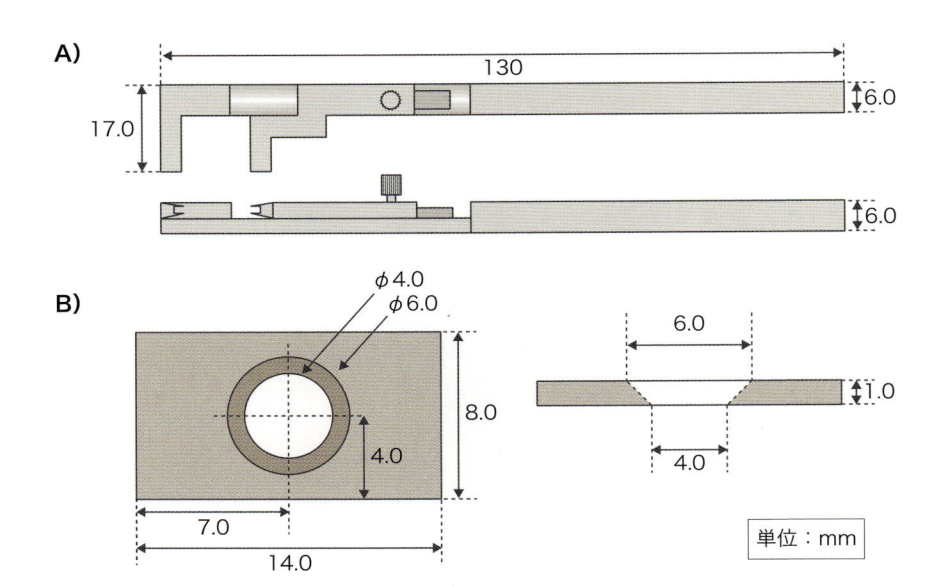

図3 マウス大脳皮質 in vivo イメージングのためのホルダーと固定具
A) ホルダー．上段：上から見た図，下段：横から見た図．B) 固定具．左：上から見た図，右：横から見た図．すり鉢状に穴をあけている．装着の様子は図5参照

Open skull法のプロトコール

1. ステップⅠ（事前準備～頭皮の切開まで）

❶ 実験台を70％エタノールで消毒する．

❷ 手術器具を煮沸消毒する．

❸ ケタミン・キシラジン混合液の腹腔内投与で8週齢のマウスを全身麻酔する．

❹ 使い捨てカミソリを幅0.5 cm程度に割り，鉗子に挟んで頭毛を剃る．

❺ ステレオタキシスでマウスの頭部を固定する．

❻ 綿棒に70％エタノールをつけて露出した皮膚を消毒する．

❼ 正中線上かつ両耳の間の位置にハサミで切れ目を入れ，吻側に向かって0.5～1.0 cm程度切開する（ラムダからブレグマまで露出させる）．ブレグマが露出したらハサミの角度を90°変え，内側から外側に向かって0.5 cm程度切開する（外側部は側頭筋付着部が露出する直前まで切開する）．同様にラムダの位置から外側に向かって切開する．最後に外側部で繋がっている頭皮を尾側から吻側に向かって切開し，長辺0.5～1.0 cm，短辺0.5 cm程度の長方形状に頭蓋骨を露出させる（図4）．

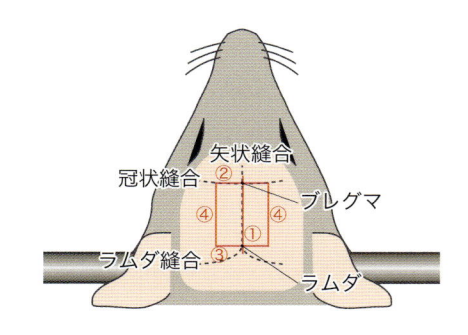

図4 頭皮の切開

2. ステップⅡ（固定具の装着〜頭蓋骨除去まで）

❶ 固定具[*1]の穴の縁に生体組織用接着剤を塗布し頭蓋骨の上に載せる（固定具の穴の中心に観察領域の中心が来るように載せること）．

> [*1] 実際に2光子励起顕微鏡下でスパインなどの微小構造を観察する際には，イヤーバーによる固定では心拍や呼吸などによる振動が抑えきれない場合がある．そのため各研究室で固定具を自作していることがある[4]．筆者は自作した真鍮製の固定具を用いている（図4）．

❷ 10〜20分ほど置いて接着剤が固まるのを待つ．

❸ 観察領域真上の頭蓋骨に油性マジックで点をつけマークをする．

❹ 小型ドリル用制御装置にドリルを装着する．中速〜高速程度で，マークした部位を中心にφ3.0 mm程度の円を描くように，手動で骨を削る[*2]．

> [*2] 切削中に出る骨粉はピペットなどで空気を吹きつけることでこまめに除く．頭蓋骨に対して力を加えすぎると陥没するので常に一定効率で骨粉が出るように加える力を調節する．目安として，われわれはおよそ15〜30分程度かけてこの過程を行う．

❺ 切削部位直下の脳表を走っている血管が透けて見えてきたら，湾曲ピンセットで円の中心（切削していない部位）を軽く押してみる．このとき頭蓋骨が沈めば十分頭蓋が薄くなっているので次の過程に進む．

❻ フックの先端を切削部位に引っ掛け，上にもち上げることで頭蓋骨を引き剥がす．

3. ステップⅢ（カバーガラスへの置換〜施術終了まで）

❶ ピンセットでカバーガラスを硬膜にのせ，頭蓋骨とカバーガラスの間に生体組織用接着剤あるいは歯科用セメントを浸潤させ，カバーガラスを固定する．

❷ 覚醒時にマウスが術野に触れないよう，サージカルテープなどでカバーガラスを覆う．

❸ マウスをケージに戻し，1カ月間の経過観察（回復期間）を経る．

4. ステップⅣ（イメージング）

❶ 閉鎖系で1.5％イソフルランを使って吸入麻酔を行う．

❷ ホルダーを固定具に装着後，ステレオタキシスで固定する（図5）．

❸ 2光子顕微鏡下に移動しイメージングを開始する．

5. Open skull法の成功率を上げるために

脳表面の血管や硬膜などに傷害を与え出血や炎症反応を誘発してしまうと，時間経過とともに頭蓋に設けた観察窓（cranial window）の透明性が損なわれる．傷害を与えるのはほとんどの場合ドリルで切削する過程である．それを防ぐには実験条件を一定に保つことが重要である．頭蓋骨の厚さと硬さは週齢によって異なる．そのため毎回週齢を揃えた個体で練習すると上達しやすい．筆者は8週齢〜12週齢の個体で実験している．また，同じ週齢でも頭蓋部位によって厚さと硬さが異なる．そのため満遍なく同じペースで削って行くともともと頭蓋骨が薄い箇

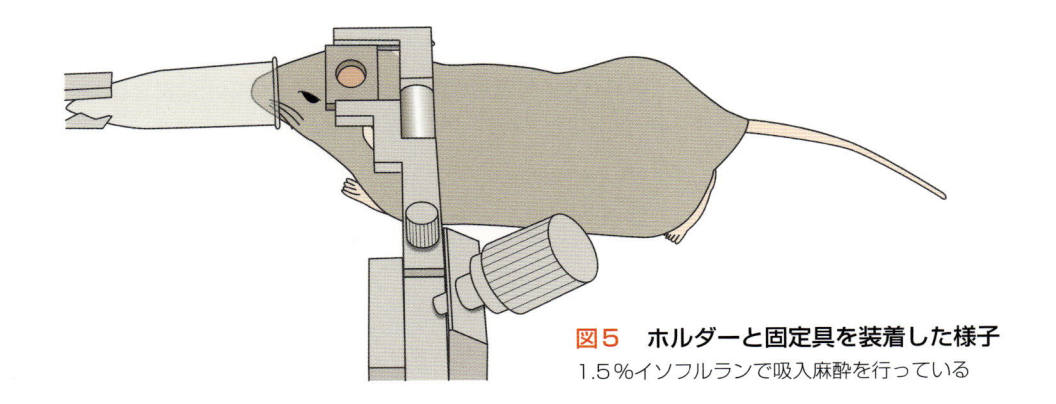

図5　ホルダーと固定具を装着した様子
1.5％イソフルランで吸入麻酔を行っている

所が突然陥没してしまうことがある．それを防ぐには練習の時から常に切削部位を（ブレグマからの距離をもとに）厳密に決めておくことである．そうすることで，どのあたりの頭蓋を重点的に削ればよいのかあらかじめ心構えができる．筆者の場合，成功率（open skullをした個体のうち2カ月以上観察が可能な個体の割合）は6割程度である．

幼若期マウスの大脳皮質 *in vivo* イメージング

前述の通り，成体マウスの大脳皮質 *in vivo* イメージングでは観察領域上部の頭蓋骨を取り除くか薄く削る手法が用いられている．しかしながら幼若期マウスにおいては頭蓋骨が薄いため，頭蓋骨に外科的処置を加えなくとも大脳皮質のイメージングが可能である．逆に，ドリルやメスを用いた操作は容易に皮質浅層のニューロンに傷害を与えてしまう恐れがある．また，immersion water（対物レンズとマウス頭部の間にのせる溶媒）の温度が室温なみに低いと脳表を走る血流速度が遅くなり，結果として細胞に対して障害を与えてしまう．このように幼若期マウスは成体マウスと比べてさまざまな条件の違いがあるため，当研究室では幼若期（生後1週以内）マウスの *in vivo* イメージングにおいては独自に開発した手法を用いている（図6A）．この観察手法を用いることで，現在までに数時間にわたる経時的観察に成功している（図6B）[5]．

幼若期マウスの大脳皮質 *in vivo* イメージングの準備

- マウス
- 消毒用70％エタノール
- 麻酔薬〔ケタミン・キシラジン混合液（70 mg/kg・5 mg/kg）〕，注射器
- 手術器具（はさみ，ピンセット）
- ステレオタキシス（SR-5N，NARISHIGE社）
- マニピュレーター（MWS-1，NARISHIGE社）　チャンバー（培養皿）の支持に用いる．

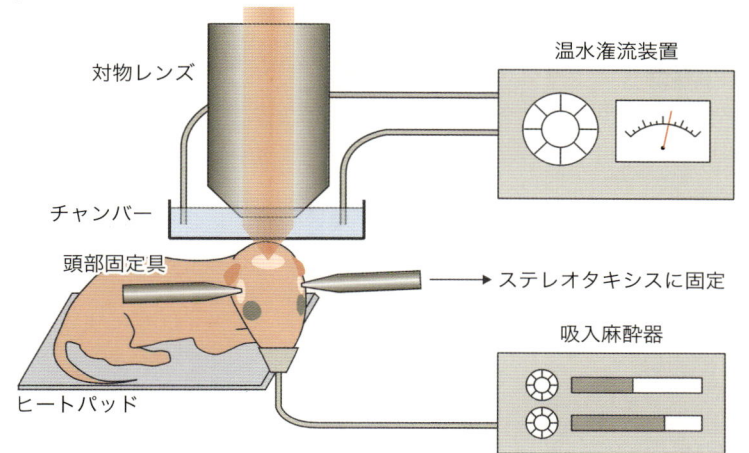

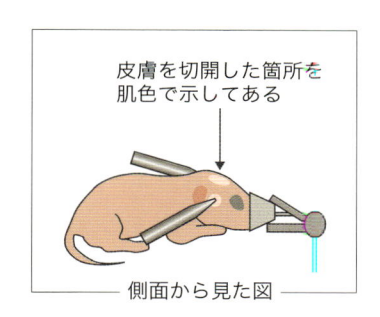

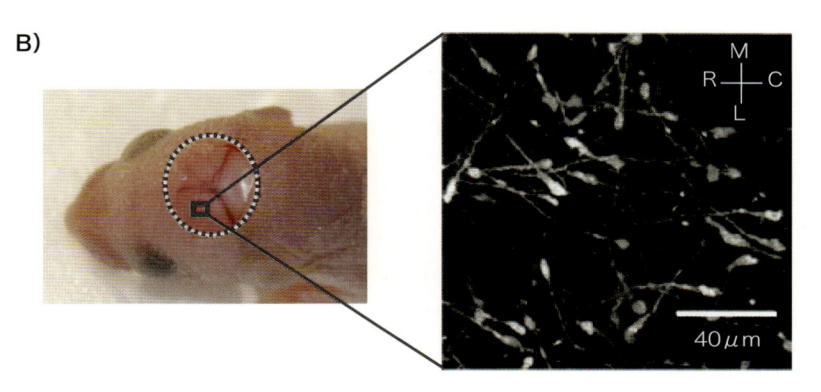

図6 幼若期マウスの大脳皮質 *in vivo* イメージング法

A) 実験セット模式図．頭部を固定するために左右の側頭部と後頭部に固定具を装着している．**B)** 生後0日齢マウスの脳表の実体顕微鏡写真（左）と大脳皮質抑制性ニューロンの2光子励起顕微鏡写真（右）．2光子励起顕微鏡写真は脳表から約50 μmの深さで撮像したものであり，移動中のGABA作動性ニューロンが確認できる．ここでは抑制性ニューロン特異的にGFP改変タンパク質（Venus）を発現しているVGAT-Venusトランスジェニックマウスを観察に用いた．M：medial（内側）；C：caudal（尾側）；L：lateral（外側）；R：rostral（吻側）．（文献5より転載）

- 生体組織用接着剤（Vetbond™ Tissue Adhesive 1469SB, 3M社）
- 頭部固定具（ステンレス製）　イヤーバーの先端径を細くしたような形状の自作品．
- 培養皿（Cell Culture Dish, 430165, Corning社）
- 低融点アガロース（SeaPlaque® Agarose, Lonza社）　PBSで2％に溶解したもの．
- 温水灌流装置（サーマックス TM-2, アズワン社）
- 吸入用麻酔薬（1.5％イソフルラン），吸入麻酔器（UNIVENTOR 400, UNIVENTOR社）
- 2光子励起顕微鏡

幼若期マウスの大脳皮質 in vivo イメージングのプロトコール

❶ ケタミン・キシラジン混合液の腹腔内投与で3日齢のマウスを全身麻酔をする．
❷ ハサミで観察領域上部，左右の側頭部，後頭部の皮膚を切開する．
❸ ステンレス製の固定具を側頭部，後頭部の頭蓋骨に接合し，生体組織用接着剤を塗布する．
❹ ステレオタキシスでマウスの頭部を固定する．
❺ 市販の培養皿の中心部に φ5 mm 程度の穴をあけてチャンバーとする．チャンバーの中心部が観察領域と重なるように頭部に載せる．チャンバーが頭部を圧迫しないよう，マニピュレーターでチャンバーを支える．
❻ ゲル状の低融点アガロースをチャンバーと頭蓋骨の間に流し，隙間を塞ぐ．
❼ ステレオタキシスを2光子励起顕微鏡下に移動させ，チャンバーに約35℃の温水（一次蒸留水）を流すことで観察領域の温度を一定に保つ．
❽ 1.5％イソフルランによる吸入麻酔下で観察を開始する．

神経細胞活動イメージング：in vivo カルシウムイメージング

ここまで紹介してきた手法により，形態的観察のみならず，Ca^{2+} や Cl^- 蛍光指示薬などを用いることで神経活動の機能的イメージングを行うことも可能である．そこで，最後に慢性疼痛モデルマウスを用いた in vivo Ca^{2+} イメージングの例を供覧する[6]．大脳皮質体性感覚野（S1領域内）のマウス後肢の受容野を，後肢感覚刺激により得られるフラビン蛍光内因性シグナルを用いて同定を試みたものである．同領域へ OGB-1〔Oregon Green 488 BAPTA-1，カルシウム指示薬（ライフテクノロジーズ社 O6807）〕を充填したパッチクランプ用ガラス管を挿入し，陽圧によって大脳皮質第2/3層神経細胞に同試薬を負荷した（図7A）*3．OGB-1で標識されたアストロサイトと神経細胞を弁別するために，より選択的にアストロサイトに取り込まれる sulforhodamine101（SR101, Sigma Aldrich社 S7635）も同時に添加した（図7A）．OGB-1とSR101で同時に標識された細胞をアストロサイト（図7B，黄色），OGB-1のみで標識された細胞は神経細胞（図7B，緑色）と考えられる．後肢感覚刺激に対する2/3層神経細胞の応答とその強度を，Ca^{2+} 蛍光色素強度の変化として測定を行うと（図7B, C），慢性疼痛モデル群において応答を示す細胞数の割合や個々の細胞の応答率，応答の大きさに有意な増加が認められた（図7C）．このように，2光子励起顕微鏡を用いた Ca^{2+} イメージングの実験では，in vivo 標本を用いて生理的刺激に対する機能的な応答性の評価を画像的に行うことが可能である．

*3　Open skull 法のステップ2までと同様の手順で施術した後，5μL 程度のカルシウム指示薬の溶液（1 mM OGB-1 AM, 0.24 mM SR101 in ACSF）をガラスピペットに充填する．ガラスピペットをマイクロインジェクターに装着し陽圧を加えて注入する．
・ガラスピペット：GDC-1, NARISHIGE社
・マイクロインジェクター：IM 300, NARISHIGE社

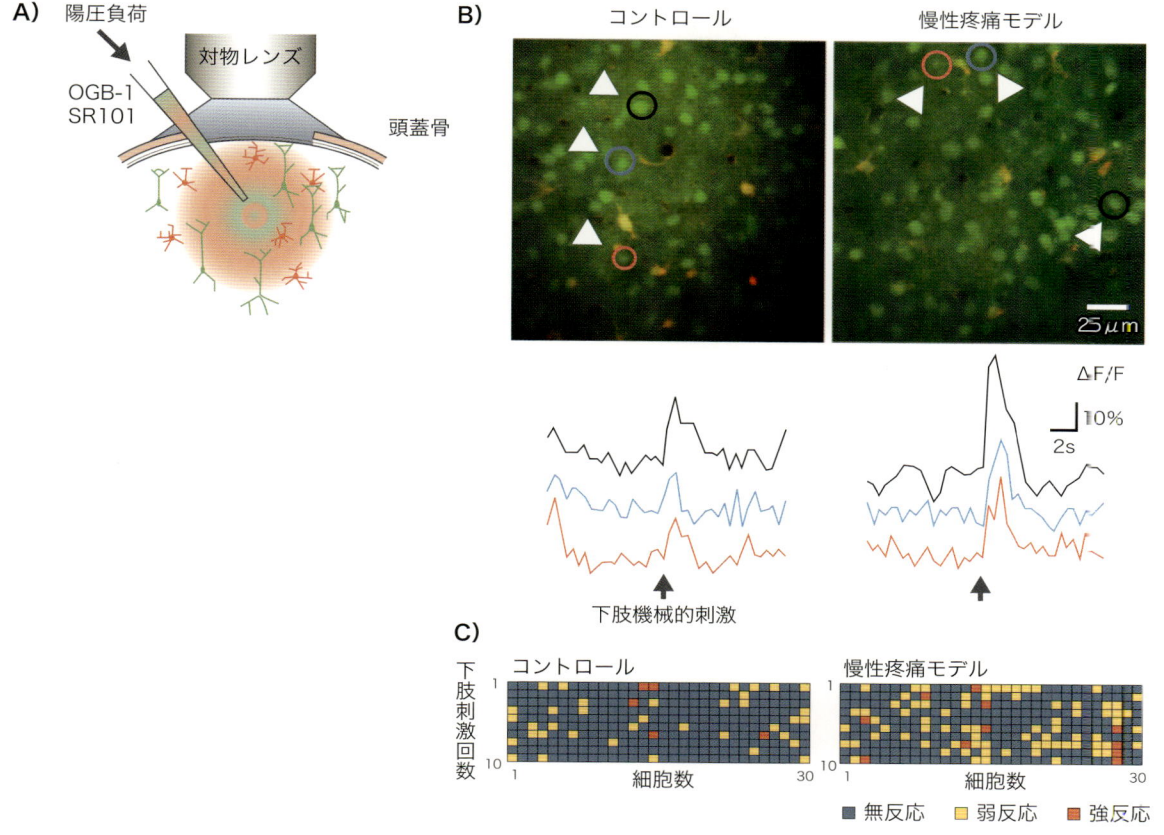

図7　神経細胞活動イメージング

A) *in vivo* 標本でのカルシウム蛍光色素を用いた神経細胞の標識．**B)** 大脳皮質2/3層神経細胞におけるCa^{2+} transient．後肢刺激に対する神経細胞のカルシウム応答のイメージング（上）．マウス後肢の皮膚を刺激した際の各ROI（▷で示した円内）内のOGB-1の蛍光輝度の変化（下）．**C)** コントロール群，慢性疼痛群の30個の細胞において10回の連続刺激を行った際の応答を，無反応（ΔF/F＜10％），弱反応（ΔF/F＝10〜15％），強反応（ΔF/F＞15％）に分けて，おのおの青，黄，赤にカラーコード変換した．縦軸は刺激回数，横軸は細胞番号を示す

その他の応用例

　　2光子励起顕微鏡を活用した神経系の *in vivo* イメージングは，非常に多角的な側面から行われている．本稿では成体および幼若期マウスの大脳皮質を例にとったが，他にも海馬[7]や小脳[8]，嗅球[9]，脊髄[10]といった神経系領域や，子宮内胎仔[11]といった発生期，あるいはマウス以外の哺乳類[12]に対しても応用可能である．それぞれのケースに応じて必要とされる実験手技は異なるが，本稿では最も利用例が多いであろう成体マウスの大脳皮質を観察するための手法に重点を置いて供覧した．また実験目的によってはthin skull法が適切な場合もあるが，前述の通りopen skull法はCa^{2+}イメージングやガラス電極挿入によるイメージングと電気記録の両立など応用が効くため，汎用性が高い手法であると考え紹介させていただいた．

おわりに

　本稿で供覧した一連の手法を基盤とし，①手術方法の改良による観察対象部位の拡大，②適切な蛍光プローブの選択や多重染色性の向上，③画像解析技術の改良，④光操作技術との組合わせ，などを行い，記憶・学習や行動などの脳機能とニューロン・シナプスなどを直結したシームレスな理解が期待される．

◆ 文献

1) Zuo, T. et al.：Nature, 436：261–265, 2005
2) Kim, S. K. et al.：J. Neurosci., 31：5477–5482, 2011
3) Xu, H. T. et al.：Nat. Neurosci., 10：549–551, 2007
4) Judkewitz, B. et al.：Nat. Protoc., 4：862–869, 2009
5) Inada, H. et al.：PLoS ONE, 6：e27048, 2011
6) Eto, K. et al.：J. Neurosci., 31：7631–7636, 2011
7) Dombeck, D. A. et al.：Nat. Neurosci., 13：1433–1440, 2010
8) Nishiyama, H. et al.：Neuron, 56：472–487, 2007
9) Sawada, M. et al.：J. Neurosci., 31：11587–11596, 2011
10) Davalos, D & Akassoglou, K.：J. Vis. Exp., 5：e2760, 2012
11) Yokota, Y. et al.：PLoS ONE, 2：e794, 2007
12) Stettler, D. D. et al.：Neuron, 49：877–887, 2006

OPTOGENETICS
オプトジェネティクス研究に最適！

Multiwavelength Dynamic Spatial Illuminators
Polygon400

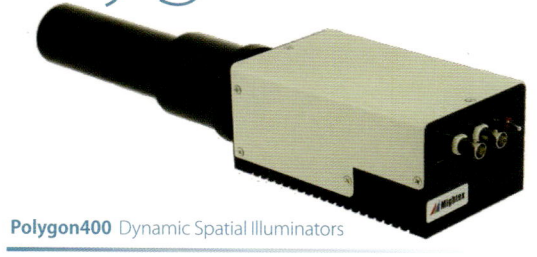

Polygon400 Dynamic Spatial Illuminators

各種波長用意
[400/470/530/590/617/630/656nm]

416,000 ピクセル DLP 搭載

任意形状・任意サイズのパターン照射可能

ハイスピード、MAX 4,000 フレーム /sec

多重領域の同時のイルミネーション可能

各社顕微鏡対応

冷却ファン不搭載により無振動

直観的なソフトウェア

低価格！！！！

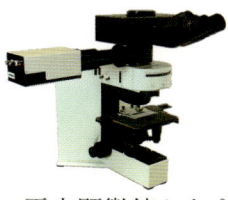

正立顕微鏡タイプ 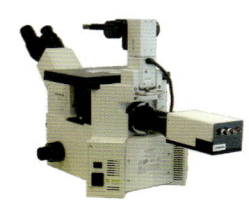　　倒立顕微鏡タイプ

2 色タイプ	(470/590nm)	665,000 円(税抜)
3 色タイプ	(470/530/617nm)	760,000 円(税抜)

ICG（インドシアニングリーン）用 フィルタセット XF148
OMEGA OPTICAL

肝機能や肝血流のモニターに用いられ近年注目されている ICG 試薬に最適なフィルタセットです。本セットはヘモグロビンや水の吸収による障害がなく ICG 観察が可能です。

※ICG（インドシアニングリーン）について：ICG（EX:800nm, EM:845nm）は生体内で用いた場合でも近赤外の蛍光を発するため in vivo イメージングに非常に適しています。

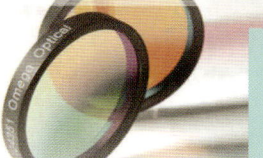

Filter Set: XF148 for ICG
EX: XF1211 (787DF18)
DM: XF2092 (805DRLP)
EM: XF3121 (843AF35)

各種蛍光試薬に対応したハードコートフィルタセットも多数ご用意しております。経験と実績に裏打ちされた『蛍光フィルタのスタンダード』を是非お試し下さい。

最新日本語カタログ (ver.17) 配布開始

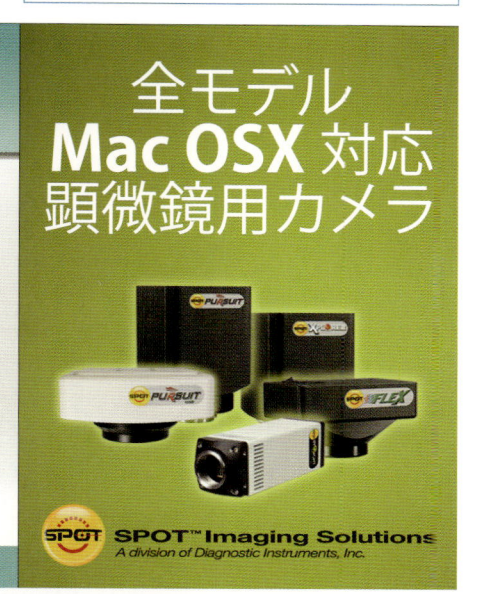

全モデル Mac OSX 対応 顕微鏡用カメラ

SPOT™ Imaging Solutions
A division of Diagnostic Instruments, Inc.

光技術をサポートする
株式会社オプトサイエンス
http://www.optoscience.com

東京本社 〒160-0014 東京都新宿区内藤町1番地 内藤町ビルディング
TEL:03 (3356) 1064 FAX:03 (3356) 3466 E-mail:info@optoscience.com
大阪支店 〒532-0011 大阪市淀川区西中島7-7-2 新大阪ビル西館
TEL:06 (6305) 2064 FAX:06 (6305) 1030 E-mail:osk@optoscience.com
名古屋営業所 〒450-0002 名古屋市中村区名駅2-37-21 東海ソフトビル
TEL:052 (569) 6064 FAX:052 (569) 8064 E-mail:ngo@optoscience.com

実践編

11 血管 *in vivo* イメージングと生活習慣病研究への応用

西村 智

> われわれは，1光子・2光子励起顕微鏡を用いた「生体分子イメージング手法」を独自に開発し，血管のイメージングを行うことで，生活習慣病にアプローチしてきた．われわれは，本手法を肥満脂肪組織に適応し，肥満脂肪組織で，脂肪細胞分化・血管新生が空間的に共存して生じ，また，脂肪組織微小循環では炎症性の細胞動態を生じていることを明らかにした．また，肥満脂肪組織にはCD8陽性T細胞が存在し肥満・糖尿病病態に寄与していることを *in vivo* で示した．さらに，本手法を用いて生体内の血栓形成過程の詳細も明らかになり，iPS細胞由来の人工血小板の機能解析も可能となっている．

■ はじめに―血管を対象とした生体イメージングとは

　心筋梗塞や脳卒中など動脈硬化性疾患の重大なリスク要因として，内蔵肥満とインスリン抵抗性を基礎とするメタボリックシンドロームが注目されている．肥満に伴い蓄積した内臓脂肪は多様なアディポサイトカインを分泌するなど多彩な機能をもち，インスリン抵抗性や動脈硬化の発症に必須の役割を担っていると考えられる．しかし脂肪組織の肥満における役割，特に血管との関係，は必ずしも明らかではなく，脂肪組織が臓器としてどのように機能異常を起こすのか，その分子機構はよくわかっていない．

　最近の研究により，心筋梗塞や脳卒中などの原因となるメタボリックシンドロームと慢性炎症病態に密接な関連があることが示唆されている．メタボリックシンドロームでは，遺伝子素因と，内蔵肥満・加齢・喫煙などの外的誘因の両者が病態形成にかかわっていることは，多くの臨床データから明らかである．しかし，慢性炎症そのものの動態が不明であることから，基礎病態に対する特効薬的な治療が存在せず，それに伴う生活習慣病病態については，多くの有疾患患者と高い死亡率を生んでいるのが現状である．そして，病態理解のためには，血管内における慢性炎症に伴う生体内での細胞動態の異常，特に免疫細胞の局所での生体内応答について，直接画像化して知見を得ることは必須であると言える．

　われわれは，独自に開発した「生体分子イメージング手法」を，肥満した脂肪組織，なかでも特に血管に適応し，メタボリックシンドロームの病態にアプローチを行ってきた．われわれの開発したイメージングは，従来の手法ではアプローチできなかった細胞間相互作用を生体内で直接可視化するものであり，多くの研究領域において今後重要な役割を果たすと考えられる．本稿では，われわれの生体イメージングより明らかになった，肥満脂肪組織の再構築（リモデ

リング）と炎症性細胞の関与，さらに血栓形成過程についての知見を紹介するとともに，その手法を解説していきたい．

肥満脂肪組織における生体分子イメージングの意義

　近年，動脈硬化・心血管疾患の原因として，末梢組織（骨格筋・脂肪組織）の機能異常が重要であると考えられるようになっている．特に脂肪組織は，長年，脂肪を蓄積するのみの「何もしない臓器」と考えられてきたが，近年のライフスタイルの変化（食生活の欧米化）に伴う肥満・メタボリックシンドロームの蔓延により，脂肪組織はさまざまな病気を引き起こす「活発な代謝臓器」として一躍注目を浴びるようになった．内臓脂肪はアディポサイトカインや炎症性サイトカインなどの液性因子を分泌することからも，肥満に伴うインスリン抵抗性や動脈硬化の発症に必須の役割を担っていると考えられる．しかし，脂肪組織の肥満における役割は必ずしも明らかではなく，脂肪組織が臓器としてどのように機能異常を起こすのか，いかに全身のインスリン抵抗性に寄与するか，その分子機構は十分に解明されているとは言えなかった．近年のWeisbergらによる肥満脂肪組織に炎症性マクロファージが浸潤しているという報告[1]をはじめとして，肥満脂肪組織における慢性炎症のかかわりについては複数のグループが報告しており，現在では肥満脂肪組織のリモデリングの背景に慢性炎症が存在することは明らかであると考えられている[2]．しかし，その詳細なメカニズム，特に血管における変化については知見が乏しいのが現状である．

　われわれが，脂肪組織の間質（stromal vascular fraction：SV fractionと略称される）をフローサイトメトリーで解析すると，その大半が免疫細胞であることがわかった．痩せ型マウスでも，間質の30％が血管内皮細胞，30％が線維芽細胞で，残り40％はすべて免疫系の細胞であり，末梢臓器としては免疫細胞を多く含んだ特異な組織であると言える．さらに，この免疫細胞の比率は肥満において増大し，60％を超える．この数字は，非免疫組織としては異例に多い比率であり，脂肪組織における活発な免疫・炎症性細胞のクロストークが存在することが示唆される．現在，われわれは脂肪組織を一種の免疫組織として捉えている．

　しかし，従来の固定切片標本を用いた組織観察では，脂肪組織における血管や組織間質に存在する細胞群の三次元的構造の詳細は観察不能であり，炎症が引き起こす生体内の細胞動態の変化も不明であった．われわれはメタボリックシンドロームの病態解明をめざし，新たに開発したイメージング手法を用いて，肥満に伴う脂肪組織の再構築（リモデリング）と機能異常を検討している．

脂肪組織イメージング手法

　ここから，われわれの開発した「生組織イメージング」手法について概説する．われわれはまず「脂肪組織をよりよくみるために」，スピニングディスク方式の1光子レーザー共焦点顕微鏡を用いて，生きたままの組織をそのまま染色する，（生体外：*ex vino*での）「生組織イメージング」手法を開発してきた．手法としては，脂肪組織をマウスより取り出し，未固定のまま

細かく切り出し，蛍光色素の入った培養液中でインキュベートし，生きたまま蛍光標識を行う．従来の手法，すなわち，固定した組織切片標本では，脂肪組織は白く抜けた脂質と，細胞質・核の集合体として漠然としか組織構築が捉えられなかったが，われわれの手法では組織構築の詳細が可視化されている（図1参照）．

ここで生体外生組織イメージング手法のプロトコールを紹介する．

生体外生組織イメージングの準備

- マウス
- 解剖器具（小剪刀，小ピンセット）
- PBS　Dulbecco's Phosphate Buffered Saline, Gibco 14190, Ca free Mg Free.
- 蛍光色素　下記の通りの濃度で使用する．
  - *Griffonia simplicifolia* IB4 isolectin, Alexa Fluor 488 20 μg/mL（ライフテクノロジーズ社）：血管内皮を染色．
  - *Griffonia simplicifolia* IB4 isolectin, Alexa Fluor 568 20 μg/mL（ライフテクノロジーズ社）：血管内皮を染色．
  - Hoechst 33342 40 μM（ライフテクノロジーズ社）：核を染色．
  - BODIPY 558/568 5 μM（ライフテクノロジーズ社）：脂肪細胞を染色．
  - Acetylated low-density（AcLDL）lipoprotein（DiL, Alexa594）10 μg/mL（ライフテクノロジーズ社）：血管内皮を染色．
- ローテーター
- 6 well プレート
- 35 mm glass bottom dish（MatTek社，No.1.0）
- 共焦点顕微鏡　倒立型共焦点顕微鏡を用いる．1光子・2光子励起を問わない．

生体外生組織イメージングのプロトコール

❶ マウスを頸椎脱臼により致死させる．

❷ 解剖し該当組織を取り出す．

❸ PBSに組織を漬けて，軽く振盪して組織の血液を洗い出す．

❹ 組織を小さく切り刻む[*1]．

> [*1] 解剖用の小剪刀を用いる．組織をイメージングする部分には触れないように，先の鋭い小ピンセットで組織の端をもつようにすること．

❺ 蛍光色素に漬ける[*2]．色素は2 mLのエッペンチューブに入れる．蛍光色素を溶かしたあと，

小さく切り刻んだ組織を漬ける．漬けた後，200μLピペットチップの尾側で組織をよく色素の中で撹拌する．

> ＊2　色素は適時，調整を行う．また，AcLDL以外の，粉末の色素は最終濃度の1,000倍のDMSO溶液で溶かし，－30℃で保存を行う．

❻ ローテーターを用いて転倒混和しながら，組織を45分，室温で色素と反応させる．

❼ 組織をPBSで洗う．6 wellプレートの3カ所にPBSを入れて，順番に3回洗う．

❽ 35 mm glass bottom dishにPBSを300μL入れる．

❾ 上から組織を乗せる．観察面が水平になるように注意する．

❿ 余分なPBSをピペットなどで取り除く．組織が乾かないように注意．

⓫ 倒立共焦点顕微鏡で観察を行う[*3～5]．

> ＊3　共焦点顕微鏡は特に制限は無い．1光子，2光子ともに画像取得が可能である．
>
> ＊4　1光子励起についてはすでに試薬メーカーから色素の励起・吸収スペクトラムが明記されているので，それらを参考にしながら，励起波長，吸収波長（ダイクロイックミラー，フィルター）を適宜選択する．
>
> ＊5　2光子励起の際には色素に対応した蛍光波長を用いる．
> 経験的には840～920 nmの間で緑・青はほぼすべての色素が励起可能である．
> 赤色の色素については，Rhodamine, Texas Red®, BODIPY 558などは860 nm以上で対応可能．
> それ以外の色素については実際に画像取得を行いながら適正波長を定める．

実験例

「生組織イメージング」でみる肥満脂肪組織リモデリング

われわれの開発した「生組織イメージング」手法では組織構築の詳細が可視化された[3]．青色の脂肪酸で脂肪細胞が，赤色のlectinで血管内皮が，緑色の核染色色素で核構造が特異的に可視化されている（図1）．この生組織イメージングは多くのラボで追試が行われており，脂肪組織のイメージング手法としての地位を確立しつつある．非常に簡便に多くの情報を得ることができる方法であり，詳細な手法については文献3を参照していただきたい．また，本手法は脂肪組織のみならず，骨格筋，腎臓，肝臓などにも適応可能である．

この手法を用いて検討した肥満動物モデルの脂肪組織では，多くの脂肪細胞は肥大していたが，加えて分化・増殖した小型脂肪細胞が新たに出現していた（図1）[3]．さらに，小型脂肪細胞分化と共存して血管新生像（血管網より枝わかれした新生血管の断端）が観察され，その周囲には活性化マクロファージ浸潤が認められた．われわれは，この細胞集団を「adipo/angiogenic cell clusters」と名付けた．つまり，肥満に伴い脂肪組織の中では血管新生と脂肪細胞が空間的に共存し，脂肪組織のリモデリングをきたしていることが明らかになった．さらに，これらに対する介入実験として，血管新生の阻害薬（VEGF中和抗体）を肥満動物に投与したと

A 従来の脂肪組織イメージング	B 新たな生組織イメージング 脂肪組織 血管 核

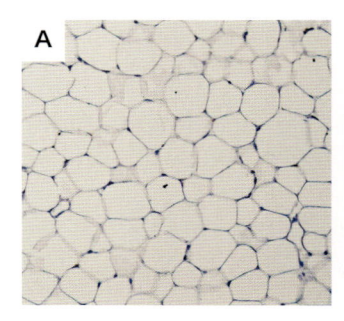

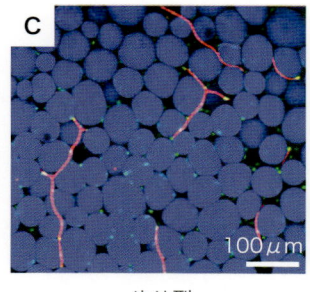

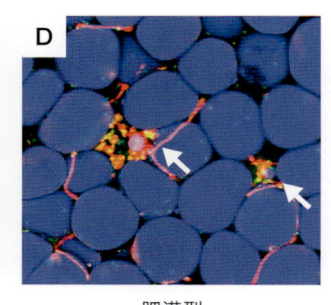

C やせ型	D 肥満型 脂肪組織 血管 核	E 肥満型（拡大）

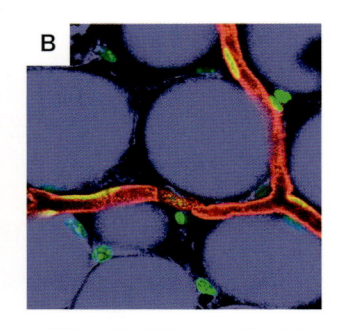

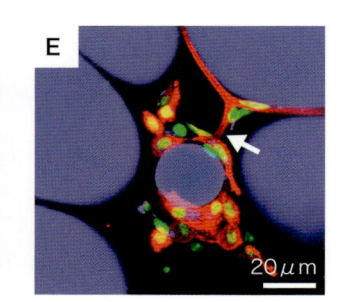

図1　生組織イメージングでみる肥満に伴う脂肪組織のリモデリング
A〜C）やせ型と，D, E）肥満型のマウスの内臓脂肪組織の比較．A, C, Dが弱拡大，B, Eが強拡大像．従来の脂肪組織イメージング（A）ではわからなかった組織の詳細な構築が新規生組織イメージング（B）では明らかになっている．実験手法詳細については本文中「生体外生組織イメージングのプロトコール」参照．⇨：血管新生像

ころ，脂肪組織のなかの血管新生部位のみならず，脂肪細胞分化そのものが抑制された．さらに，血管新生の阻害に伴い，全身の内臓肥満やインスリン抵抗性が改善したことより，肥満脂肪組織の病態形成に血管新生が必須であることが示唆された．このように血管イメージングを行うことで，組織のリモデリング過程の詳細を追うことが可能であり，本イメージング手法は従来のものに加えて情報量が格段に多いと言える．

以上より，血管新生と脂肪細胞分化が密接な関連をもって，肥満脂肪組織のリモデリングを形成し，新規抗肥満・糖尿病治療の標的となりうることが明らかになった．

「生体分子イメージング」でみる in vivo の血管内細胞動態

　続いて，新たに開発した「生体分子イメージング」手法を概説する．現在，光学機器の進歩に伴い，高速レーザー共焦点顕微鏡を用いて，血流の方向と平行にごく狭い断面に焦点を合わせて画像取得し，高速に血管内を変形しながら流れる赤血球・白血球・血小板に各々フォーカスを合わせて観察することが可能となった（図2，3）．血管内の細胞動態を明らかにするために，われわれは主に多数のピンホールを有する円盤を高速回転させて画像を取得するニプコウ式の共焦点ユニット，および，シングルビームで組織をスキャンするレゾナンス型高速共焦点システムを組合わせて用いることにより，高速イメージングを行っている．われわれのシステムでは，空間解像度はほぼ回折限界（光を用いて観察する際に，理論上，最大で得られる解像度が決まっている）にすでに達しており，フルフレーム（512×512ピクセル）で毎秒30コマ，最大4色の画像取得が可能である．2光子による画像取得では生体深部の画像も取得可能であり，骨髄内の細胞動態（巨核球からの血小板放出，幹細胞の動態）などの可視化にも成功している（未発表データ）．

　本手法により臓器表面から1光子では50〜100μm程度，2光子では最大1mmの深部で細胞構築・血流が明瞭に観察可能である．トレーサーとしては，血流は蛍光標識dextranを尾静脈から全身投与することにより可視化される．分子量150,000程度のdextranは血管外に漏出することはなく，血管内に留まり血球成分が可視化される．われわれの観察では赤血球のみならず，毛細血管網を変形しながら流れる直径2μm程度の血小板が明瞭に可視化されている．一方，分子量7,000程度のdextranはすみやかに間質に移行し，中間サイズの分子量のdextranを用いて血管透過性を評価することも可能である．白血球は，Hoechst，Acridine orangeおよびRhodamineといった核染色色素を静脈投与し可視化される．いずれの色素も，毒性の無い投与量で，十分明るく生体内の細胞の核を標識できる．さらに，細胞表面マーカーに応じた蛍光標識抗体を用いることにより，特定細胞集団を生体内でも標識することが可能である．例えば，血小板に特異的な蛍光標識抗CD41抗体，抗GPⅠb抗体を全身投与することにより，単一血小板も生体内ではじめて可視化されている（後述）．血管内皮に対しては，血管内反表面の糖鎖に特異的に結合する蛍光標識lectinを用いることで，生体内で血管系を明瞭に描出することが可能である．そして，本分子イメージング手法は脂肪組織だけでなく，骨格筋・肝臓・腎臓（糸球体を含む）・腸管（絨毛レベルまで）など，さまざまな実質臓器に応用可能であり，臓器血流・細胞動態を観察・定量することも可能になっている．

　ここで，生体分子イメージングのプロトコルを紹介する．実際のイメージングの様子はあわせて動画を参照されたい．

生体分子イメージングの準備

・マウス
・静脈投与用マウスホルダー

- **麻酔** 経験的にウレタン 1.5 g/kg の腹腔内麻酔を用いる．微小環境への影響が少ない麻酔薬を選択することが肝要である．
- **解剖器具（小剪刀，小ピンセット）**
- **PBS**
- **生理食塩水**
- **ラップ** 酸素透過性のもの．
- **カバーガラス** 厚さNo.1のもの（松浪硝子工業社）．
- **蛍光色素** 下記の通りの濃度で使用する．
    - FITC-Dextran（ライフテクノロジーズ社）：血管内腔を染めて，すべての細胞集団を可視化．
    - Texas Red® Dextran（ライフテクノロジーズ社）：血管内腔を染めて，すべての細胞集団を可視化．
    - Hoechst 33342／Acridine orange／Rhodamine（ライフテクノロジーズ社）：核を染色．
    - FITC-Isolectin／Rhodamine Lectin（Vector Laboratories社）：血管内皮を染色．
    - 蛍光標識抗GPIb抗体／蛍光標識抗CD41抗体（EMFRET Analytics社）：血小板を染色．
- **顕微鏡** ニポウ式の共焦点ユニット（横河電機，CSU X1）をレゾナンス型高速共焦点システム（ニコン社 A1R，倒立型）と組合せて用いる．1光子・2光子励起を問わないが，2光子ではより深部の画像取得が可能である．
- **ヒーター付きステージ（ニコン社）**

生体分子イメージングのプロトコール

❶ 観察に際しては動物愛護に十分配慮する．

❷ マウスを静脈投与用のホルダーに入れる．

❸ 蛍光色素・抗体を尾静脈より投与する

❹ 色素が循環するまで，5分待つ．

❺ マウスに麻酔を行う．

❻ 麻酔深度を呼吸状態・痛み刺激反応により確かめる．

❼ 観察対象を露出するように切開を与える[*6]．

> *6　観察対象を傷つけないように注意する．

❽ 対象臓器を PBS で湿潤する．

❾ 対象をラップで覆う．

❿ 観察ステージは 37℃＋α（経験的には 38℃程度）に保温する．

⓫ No.1 カバーガラスをステージに置き，観察面と水平にする．
⓬ カバーガラス上に動物を置く．観察対象がレンズと接するように注意する．
⓭ 呼吸変動の少ない視野を探す．
⓮ 高速共焦点で画像取得を行う*7, 8．

> *7 画像取得に関しては1光子ではニポウ式共焦点ユニットによるスピニングディスク方式，およびA1Rによるレゾナンススキャン方式が使用できる．前者では2色（セカンドポートを使用），後者では4色の同時画像取得が可能である．
> *8 2光子励起に関してはレゾナンス型が画像取得が速度のうえで好ましい．

実験例

1. 生体内の脂肪組織の可視化—生体分子イメージングの開発

　従来，さまざまな臨床研究などによって，肥満に伴って脂肪組織内で慢性炎症が起きていることが示唆されていたが，その詳細な機序は不明であった．炎症の最前線は微小循環，特に，細静脈レベルで起きるとされており，血管イメージングにより炎症病態を直接捉えることが可能になると考えた．そこで，われわれは本イメージング手法を生体に応用し「生きた動物の体内の脂肪組織を手に取るように可視化すること」に成功した．そして，本手法により，肥満組織において炎症性の細胞動態が臓器特異的に生じていることを明確に示している（図2）[1]．
　動脈硬化のように血管が主な傷害の場になる病態だけでなく，腫瘍やメタボリックシンドロームにおいても，血流や血管機能といった生体内のダイナミックな変化，組織学的変化に先行する初期の炎症性変化を捉えることが可能な生体分子イメージング技術は非常に有用である．従来の生体内観察では，透過光による観察が容易な腸間膜の微小循環を用いた研究が主に行われてきたが，近年の光学観察系・蛍光プローブの開発により，蛍光物質をトレーサーとして，透過光観察が不可能な厚みを有する，脂肪組織をはじめとする実質臓器の血流観察も可能となった．時間・空間解像度も飛躍的に改善し，細胞内小器官レベルでの解析が可能となっている．また前述の通り高速マルチカラー2光子生体イメージングも簡便に行われるようになっている．

2. 肥満脂肪組織における慢性炎症の可視化

　われわれは生体分子イメージング手法を肥満内臓脂肪組織に応用することにより，脂肪組織内の微小血管で炎症性変化が起きていることを明らかにした．すなわち，肥満動物の白色脂肪組織内微小循環の観察で，細静脈レベルにおいて，血管壁への白血球の接着・回転・血管外漏出運動が有意に増加していることをイメージングにより示した[4]．肥満脂肪組織中では血流が間歇的に低下し，低酸素状態であることも確認されている．また，白血球の血管壁への付着には接着分子の発現増加と，活性化血小板の付着が伴っている．すなわち，動脈硬化病変で知られているような炎症性の細胞動態が，肥満した脂肪組織の微小循環でも認められており，「肥満脂肪組織そのものが炎症の場である」ことが可視化手法により明確に示された（図3）．動脈硬

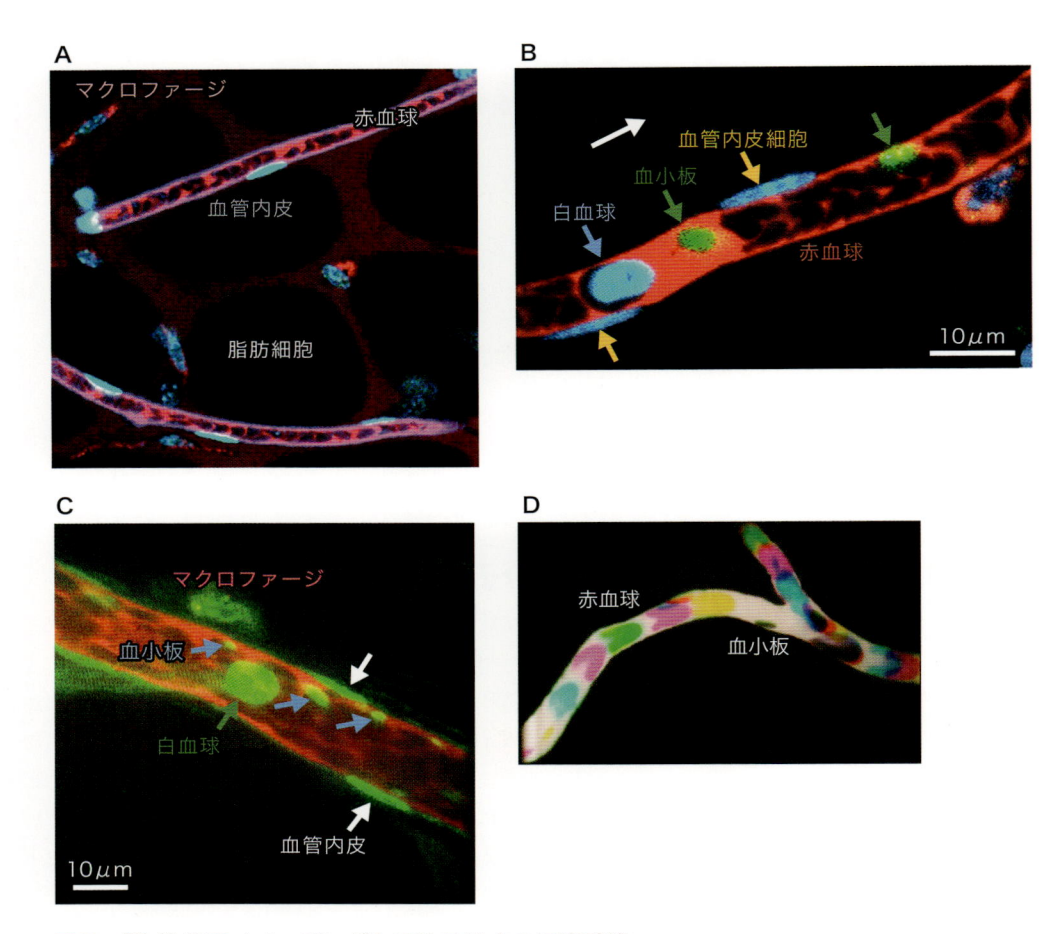

図2 「生体分子イメージング」でみる体内の細胞動態
「生体分子イメージング」では手に取るように脂肪組織微小循環における生体内の各種細胞の動きがわかる．実験手法詳細については本文中「生体分子イメージングのプロトコール」を参照．白血球，赤血球，血小板，血管内皮，マクロファージを特異的に染色し，マルチカラーでそれぞれの細胞を特異的に可視化することが可能である．Dのみ連続画像

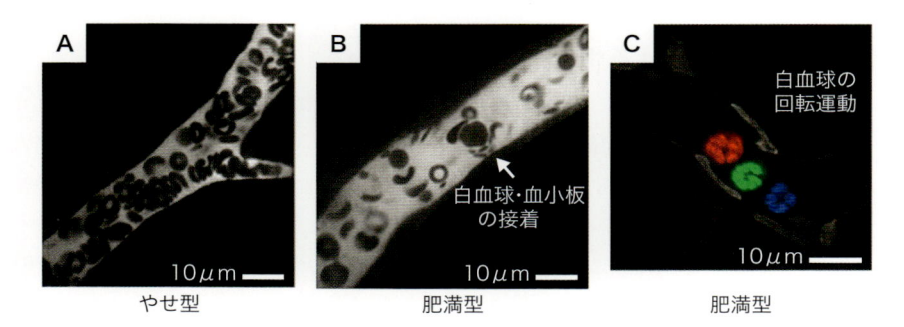

図3 「生体分子イメージング」でみる肥満脂肪組織における慢性炎症
肥満脂肪組織の微小循環では，A）やせ型に比べて，B, C）肥満型では白血球・血小板の回転運動や接着といった，「炎症の初期像」が観察された

化と肥満脂肪組織では血管を鍵として多くの共通項があることが示されている．すなわち「慢性炎症」「活性化血小板」「組織リモデリング」「単球系の細胞浸潤」が両者に認められており，2つの疾患が共通の分子機構を介していることを示唆している．

3. CD8陽性T細胞の重要性—肥満病態の最も初期のトリガーは何か？

さらにわれわれは，生体分子イメージングおよびFACSを用いた解析から，脂肪組織の間質に多くのリンパ球が存在することも明らかにしている．前述の通り脂肪組織は多数の免疫細胞を含んでいる．痩せ型マウスでも間質細胞の約10％はT細胞であり，肥満に伴ってその数は増加する．T細胞サブセットの解析では，肥満に伴い，CD8陽性T細胞の増加，CD4陽性T細胞・制御性T細胞の減少が認められた[5]．われわれ以外のグループでは，WinerらはT細胞を標的とした免疫療法によりマウスの肥満が改善することを示している[6]．また，脂肪組織にはマスト細胞・制御性T細胞といった特有のT細胞が存在し，局所免疫や脂肪組織炎症をコントロールし，肥満に伴うインスリン抵抗性に寄与していることも明らかになっている[7,8]．その後，多くのグループが脂肪組織のT細胞の役割についてマウスおよびヒトレベルで解析を行っているのが現状である．このように，脂肪組織局所においてはマクロファージやT細胞をはじめとする多様な細胞が相互作用し，メタボリックシンドロームの病態を形成していると考えられた．

さらに，このCD8陽性T細胞の大部分は骨髄由来であることが骨髄移植実験により確かめられている．つまり，肥満脂肪組織における血管外への炎症性マクロファージ浸潤の初期のトリガーがCD8陽性T細胞の浸潤であることが示唆された．異常な肥満脂肪組織における局所免疫異常が，全身および肥満脂肪組織の炎症，さらに糖尿病の病態を引き起こしていることが示された．ヒトサンプルにおいても，肥満者の皮下脂肪組織においてCD8遺伝子が高発現となることから，CD8陽性T細胞はマウスのみならず，ヒトにおいても重要な役割をもつことが示されている．

血小板機能の生体イメージングを用いた可視化

本邦の死因の上位を占める脳・心血管イベントの多くは血管の動脈硬化性変化を基盤にしている．例えば，血栓性疾患（アテローム血栓症）では慢性炎症病態を基盤とした動脈硬化巣の形成と，それに引き続いて起こる，粥腫（アテローム）の破綻が病態形成に重要である．破綻部位においては，血小板は活性化され，血小板血栓が形成される他，凝固系も病態に関与する．しかし，動脈硬化巣の破綻は偶発的かつ高速に進行する病態であり，実験的にこれらを*ex vivo*，*in vitro*で再現することは不可能であった．実際に，これら一連の過程には血小板のみならず，各種炎症性細胞，血管内皮細胞とその障害，局所の血流動態変化（血流とずり応力）がかかわっている．このような多細胞からなる複雑病変とそのダイナミクスが血栓性病態の本質であり，これらを生体内で検討する手法が，病態理解のうえで求められている．その検討を可能にしたのがわれわれの開発した「生体分子イメージング」手法である．

われわれの血栓形成モデルでは，まずレーザー照射により活性酸素の産生が誘発されて血管内皮に血小板が付着する．活性酸素は血管内皮細胞に直接働き，パイエル小体中のvon Willebrand因子を，細胞膜表面上に移動させる．一方，活性酸素は血小板にも直接作用し，P-selectin，GP IIbIIIaといった機能タンパク質が血小板表面に誘導される．その結果，血管内皮のvon Willebrand因子と血小板表面のGP Ibが結合し，血栓が誘発される．その後，血小板はその数を増やし積み上がり，血管内腔を狭小化し，血液の流速は遅くなる．最終的には，赤血球，もしくは，白血球により血管は閉塞する．われわれのモデルが特徴的なのは，血栓形成の全過程が数十秒で終わり，時間的に経過がきわめて早いことと，画像が高解像度であることである．本モデルではレーザー照射後に血栓形成に寄与した血小板数を数えることによって血栓形成能を明確に定量可能である．従来の頸動脈に対する塩化鉄傷害モデルにおける血栓による閉塞時間とも強い相関を示しており，生体内の血小板機能をきわめて鋭敏に反映していると考えられる．それだけでなく，従来の止血時間の計測ではわからなかった，血栓形成の素過程が可視化されており，遺伝子改変の効果がどの過程に影響を及ぼしているかを明らかにすることができる．

ここで血栓のイメージング手法のプロトコールを紹介する．

in vivo 血栓イメージングの準備

生体分子イメージングの準備（187ページ）に準ずる．血栓イメージングに特有なものは下記である．

・Hematoporphyrin（Sigma-Aldrich社）

in vivo 血栓イメージングのプロトコール

❶ 観察に際しては動物愛護に十分配慮する．

❷ マウスを静脈投与用のホルダーに入れる．

❸ 蛍光色素・抗体を尾静脈より投与する（図4ではRhodamine Lectin，FITC-Dextran，Hoechst 33342の組合わせ）．さらにHematoporphyrinを同時に投与し，光反応による活性酸素（ROS）の産生の基質とする．

❹ 色素が循環するまで，5分待つ．

❺ マウスに麻酔を行う．

❻ 麻酔深度を確かめる．

❼ 腸管膜を露出するように切開を与える[*6]．

❽ 腸管膜をPBSで湿潤する．

❾ 観察対象をラップで覆う．

❿ 観察ステージは37℃+α（経験的には38℃程度）に保温する．

⑪ No.1 カバーグラスをステージに置き，観察面と水平にする．

⑫ カバーグラス上に動物を置く．観察対象がレンズと接するように注意する．

⑬ レーザー強度を絞って呼吸変動の少ない視野を探す．

⑭ レーザー強度を強めて高速共焦点で画像取得を行う．強いレーザーの刺激により血管内腔に活性酸素が蓄積し，血栓が形成される．

実験例

1. 炎症生サイトカインと血栓形成

血小板を FITC-dextran および抗 CD41 抗体により可視化したところ，定常状態においては，細動脈・静脈では主に血管壁近傍に沿って血小板は運動していた．一方，流速の遅い毛細血管のレベルでは，血小板は血管内皮と相互作用して「stop and go」を繰り返しており，血流に乗って回転運動しているさまが可視化された．さらに，レーザー照射・傷害と組合わせることで血栓形成を誘発し，生体内での単一血小板を捉えながら，血栓形成のメカニズムの詳細が可視化された（図4）．

われわれは，レーザー傷害による ROS 産生を伴う血栓形成モデルと生体分子イメージングを組合わせ，血小板機能に異常をきたす各種遺伝子改変動物における血栓形成過程を観察し，生体内での血小板機能との関係を明らかにした．われわれのモデルでは楕円形を伴った血小板のみが血栓形成しており，一方，血管内皮の構築は保たれていた．炎症性サイトカインのノックアウトマウス，キメラマウスの解析の結果，TNF-α をはじめとする炎症性サイトカインが，ROS 刺激下での von Willebrand 因子の血管内皮表面への表出にかかわっていることが明らかになった．さらに，IL-1，IL-6 などの因子も血栓性を促進しており，これらの炎症性サイトカインは血管内皮に作用し，インテグリンシグナルと協同して，血栓の安定化に寄与していた．従来，炎症と血栓については多様な報告によりその関連が示唆されていたが，本解析により血栓形成過程のうち，血管内皮における炎症性サイトカインのシグナリングが血栓形成にかかわっていることが示された[9]．

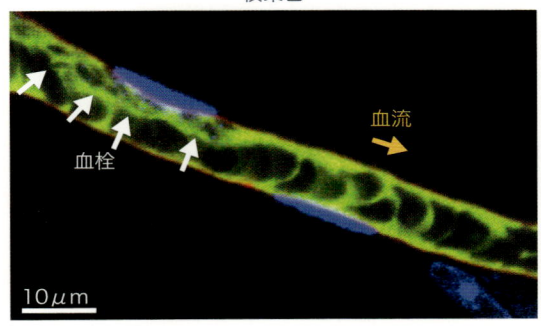

図4 生体内における血栓形成過程

レーザー照射により誘発された微小血栓の形成過程．生体イメージングとレーザー傷害を組合わせることにより，腸間膜の毛細血管において，血栓を誘発し，血栓形成に寄与する単一血小板を可視化することが可能になった．15秒のレーザー照射により血小板血栓が発達し血管径が狭小化している

2. Lnkの血小板機能における重要性

　続いてわれわれは本手法を用い，Lnkというアダプタータンパク質に注目して実験を進めた．Lnkは血球系幹細胞の維持に重要なタンパク質であるが，巨核球・血小板にも発現しており，その機能は不明であった．興味深いことに，Lnkの欠損した遺伝子改変動物では，流血中の末梢血小板数が野生型の5倍になるにもかかわらず血栓性を示さず，むしろ止血時間が延長しており，Lnkの欠損が血小板機能に影響をもたらしていると考えた．骨髄移植を行い作製したLnkキメラマウスを用い，生体分子イメージングにより血栓形成過程を観察したところ，血球系でのみLnkが欠損したLnkキメラマウスでは，レーザー傷害により血小板は一過性に血管内皮に付着するものの，血栓は安定化せず血流に崩され，血小板血栓の発達が阻害されているさまが可視化された．すなわち，Lnkが血小板血栓の安定化に寄与していることが示された．分子生物学的機序としてはリン酸化したLnkが，C-Src，Fynと協同してインテグリンのシグナリングに関与していた[10]．以上より，Lnkが生体内血栓の形成・安定化に寄与していることが明確に示された．

　さらにLnkの遺伝子変異がヒトにおいては，多血症・血小板無力症や骨髄増殖性疾患を引き起こすことも報告されている[11][12]．多血症では血小板数は増加するものの，血小板機能は低下していることが多く，今回，Lnkノックアウトマウスでみられた表現型にきわめて近いと言え，Lnkの血小板機能における重要性がマウスだけでなく，ヒトにおいても示されている．

　今後は，さらにさまざまな血小板機能に異常をきたす遺伝子改変動物における血栓形成過程・血小板動態を観察することにより，「生体内の血栓形成の各過程における遺伝子・物質の関与」が明らかになると思われる．

iPS細胞由来人工血小板の体内イメージング

　近年の，多能性幹細胞（ES，iPS）の研究の進歩により，細胞療法を含む再生医学での広い範囲での臨床応用が期待されている．しかし，これらの幹細胞を用いた基礎研究を臨床現場に繋げるためには，*in vitro*での知見をヒトを対象とした研究に応用する前に，実際に試験管内で作製した細胞が，実際の個体（マウスおよび大動物）の中でどのように機能しているか，どのように病変に働くかを明らかにすることは必須である．しかし，今までこれらiPS細胞由来の分化誘導細胞の体内での細胞動態を検討する手法は存在しなかった．

　ここで生体内でのiPS細胞のイメージングプロトコールを紹介する．

in vivo iPS細胞イメージングの準備

生体分子イメージングの準備（184ページ）に準ずる．iPS細胞由来人工血小板イメージングに特有なものは下記である．

・マウス　NOGなどの免疫不全マウスを用いる．
・iPS細胞由来人工血小板
・蛍光色素
　・TAMRA（ライフテクノロジーズ社）：iPS細胞由来血小板を染色．
・Hematoporphyrin（Sigma-Aldrich社）

in vivo iPS細胞イメージング手法

❶ 前もってiPS細胞由来人工血小板にTAMRA（赤）色素をロードしておく．
❷ マウスにFITC-Dextran（緑），Hoehcst 33342（青）を尾静脈投与する．
❸ 同時にHematoporphyrinを投与し，光反応による活性酸素の産生の基質とする．
❹ マウスに麻酔を行う．
❺ 腸管膜を露出するように切開を与える*6．
❻ 観察対象をラップで覆う．
❼ レーザー強度を絞って呼吸変動の少ない視野を探す．
❽ レーザー強度を強めて高速共焦点で画像取得を行う．強いレーザーの刺激により血管内腔に活性酸素が蓄積し，血栓が形成される．緑色のFITC-Dextranで血栓をイメージングすると同時に，赤色のTAMRA陽性のiPS細胞由来人工血小板をイメージングする．

実験例

われわれは，京都大学iPS細胞研究所 江藤教授チームとの共同研究の結果，iPS細胞を誘導するのに必要な山中4因子のなかのc-Mycの発現をコントロールすることにより，飛躍的かつ効率的に，ヒトiPS細胞由来の人工血小板を作製する手法を確立した．そして生体分子イメージングを用いて，こうして得られたヒトiPS細胞由来血小板の体内動態の可視化を行った．観察に用いた免疫不全マウス（NOGマウス）の体内では，iPS細胞由来人工血小板がマウス体内を循環しているだけでなく，レーザー傷害により誘発された血栓形成部位においてはホスト血小板とiPS細胞由来血小板が相互作用しながら血栓を形成するさまが観察された．つまり，「人工血小板は体内を循環し，血栓もつくる」ことが証明されたわけである．このように，本イメージング手法はiPS細胞分化誘導細胞を用いた細胞療法の臨床応用に向けて，安全性・有用性を評価するうえできわめて有用性が高い手法と言える[13]．さらに，最近では，人工血小板の作製を飛躍的に改善する分子メカニズムがより明らかになりつつあり，臨床応用も近いと考えられる．

おわりに―次世代のイメージング：深部を照らす機能イメージング

われわれは今まで主にニポウ式レーザー共焦点，1光子励起の組合わせで画像取得を行ってきた．しかし，深部臓器・臓器内部の構造に関しては可視化できず，遺伝子機能も不明であった．生体の各種病態下での細胞連関・情報伝達異常をより明らかにするためには，形態と機能とを組合わせた深部の光イメージングが今後必要になると考えられる．例えば，遺伝子改変動物を用いた遺伝子機能の光による解析を，2光子フェムト秒レーザーと高速スキャニング共焦点システムで行うというものであり，すでに多くの生体内深部の知見が得られている．2光子励起による生体イメージングについては，脳組織を用いたイメージングが先行し，それ以外の臓器での知見についてはあまり研究されてこなかったのも実情である．しかし，今後は光学機器の改良に伴う画像の改善・操作性の改善・扱いやすさ使いやすさの向上，顕微鏡システムの価格の一般化，光学プローブの開発改良，が総合的に進むと考えられ，初心者の研究者でも，これらの手法が可能になると考えている．

◆ 文献

1) Weisberg, S. P. et al.：J. Clin. Invest., 112：1796-1808, 2003
2) Hotamisligil, G. S.：Nature, 444：860-867, 2006
3) Nishimura, S. et al.：Diabetes, 56：1517-1526, 2007
4) Nishimura, S. et al.：J. Clin. Invest., 118：710-721, 2008
5) Nishimura, S.：Nat. Med., 15：914-920, 2009
6) Winer, S. et al.：Nat. Med., 15：921-929, 2009
7) Liu, J. et al.：Nat. Med., 15：940-945, 2009
8) Feuerer, M. et al.：Nat. Med., 15：930-939, 2009
9) Nishimura, S. et al.：Blood, in press (2011)
10) Nishimura, S. et al.：J. Clin. Invest., 120：179-190, 2010
11) Oh, S. T. et al.：Blood, 116：988-992, 2010
12) Lasho, T. L. et al.：N. Engl. J. Med., 363：1189-1190, 2010
13) Takayama, N. et al.：J. Exp. Med., 207：2817-2830, 2010

実践編 オリジナルの系の立ち上げのために

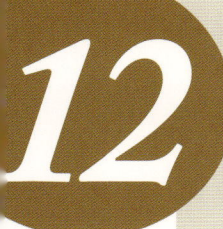

12 系の確立していない組織・臓器のイメージング立ち上げのポイントと留意点

石井 優

近年の in vivo イメージングの，ハード面・ソフト面両方での長足の進歩のおかげで，今やさまざまな臓器・組織が「生きたまま」で可視化できるようになっている．本書にもさまざまなイメージング実験系について，細かい方法論を含めて解説されている．しかしながら，いまだに in vivo イメージングされていない臓器も多数残っており，その実現のためにはいくつか知っておきたいポイントが存在する．本稿ではこれから新しい臓器・組織のイメージング系に挑戦される研究者に向けて，筆者の経験をもとにアドバイスを書いてみたい．

■ 新しいイメージング系の立ち上げは「運・鈍・根」

セミナーや研究会などで in vivo イメージングの発表をすると，決まって受ける質問が「○○の臓器・組織も in vivo イメージングで見られるのでしょうか？」というものである．そのとき私は，決まってナポレオンのように答えることにしている．「難しいかもしれませんが，不可能という言葉はイメージングにありません」．確かに，はじめて挑戦する組織・臓器のイメージングはかなり難しい．動物の小手術・固定などは個別に手探りでやっていくしかないし，はじめて見る組織は，そもそも何か見えたとしてもそれが本当に見たいものなのか検証をもつにはまたかなりの時間と労力を要する．まさに「運（幸運）・鈍（愚直）・根（根性）」の作業である．in vivo イメージングは，学会などでのプレゼンテーションは非常に美しいが，その陰で実際の実験風景はきわめて「泥臭い」．

■ 立ち上げ前に知っておきたい留意点

上記のように，新しいイメージング系の立ち上げに golden rule はないが，種々のイメージング系に取り組んできた筆者の経験から，いくつかのヒント・留意点を列挙したい．

1. 正立か，倒立か？

見たい組織・臓器によって，顕微鏡の正立型か倒立型のいずれがより適しているかが異なってくる．従来より広く普及している，神経系の in vivo イメージングでは正立型顕微鏡の使用が基本であったが，観察する臓器・組織によっては，倒立型の方がより使いやすいことがある．両者の特徴を簡潔に述べると，正立型では対物レンズが上からのアプローチになるので，観察

表 *in vivo* イメージングにおける正立顕微鏡と倒立顕微鏡の比較

	正立	倒立
対象臓器	骨（頭頂骨・長管骨） 末梢関節 リンパ節（膝窩・鼠径） 皮膚 脳神経	肝臓 肺 腸管 脂肪組織 腫瘍（がん）
長所	・マウスを入れるなどの十分なスペースの確保が容易 ・作動距離が長い対物レンズの搭載が可能 ・対物レンズとサンプルの間をPBSなどで満たしているが解放系であるため，この部位に薬剤などを添加することが可能（観察部位がわかりやすい） ・近赤外レーザーを使用する場合に安全性が高い※	・z軸方向の固定が容易（特に柔らかいサンプルの場合，カバースリップに密着させることにより視野を平坦化させることができる） ・対物レンズとサンプルの間をPBSで満たす必要がない ・2光子励起にも，共焦点顕微鏡による観察にも有用である
短所	・z軸方向の固定が時に困難（特に柔らかい組織など） ・対物レンズとサンプルの間をPBSで満たす必要がある（＝乾きやすい） ・2光子励起にはよいが，共焦点顕微鏡による観察にはあまり有用ではない	・顕微鏡の構造上，スペースが限られる ・長作動距離の対物レンズの搭載は困難，またサンプルと対物レンズの間にカバースリップなどを挟む必要あり（あまり深いところは見えない） ・z軸方向にサンプルを押し付けるので，阻血・低酸素を誘導する可能性あり ・近赤外レーザーを使用する場合にやや危険性が高い※

※2光子励起の際には，近赤外レーザーを励起光として用いる．このため，励起光が発振していても，可視光を励起光として使っている共焦点顕微鏡の場合と異なり，人間の目には見えない．色がついている光を覗き込むことは普通しないが，「見えない」近赤外レーザーは，誤って目に入ってしまう可能性があり，この場合，網膜の一部を傷害して，視野欠損や，最悪の場合失明することもある．正立の場合，対物レンズから下向きにレーザーが出るので，下から覗き込まないと目に入ることはないが，倒立の場合は対物レンズから上向きにレーザーが出るので，やや危険性が高い．いずれの場合も，レーザー保護メガネを着用することが望ましい．

部位をPBSなどで満たして局所に薬剤を投与するなどの処置が容易であることは利点である．また顕微鏡の構造上，生きたマウスを入れたりする十分なスペースが確保しやすいことが多い．一方で，倒立型では，カバースリップ上に観察部位を接着してガラス越しに観察するため，組織の固定（特にz軸方向）が容易である．これは腹腔内臓器のように柔らかい組織の場合に有利である（柔らかい臓器を正立用に"空中で"固定するのはきわめて難しい）．ただ，組織をカバースリップに圧着させるため，観察部位が阻血されてしまう恐れもある（表）．なお，正立・倒立のいずれの場合も，*in vivo* イメージングの場合は「透過像」がないので，透過光のコンデンサは外して，マウスや固定台などを置いて操作できるように十分なスペースを確保する．

一方で，全身の観察や組織深部のシグナル検出には，実践編9で紹介したような *in vivo* イメージングシステムの採用もありうる．この場合，時空間解像度がかなり限られることを覚悟しなければならない．

2. 固定台作製は基本的にDIY

in vivo イメージングに挑戦する際の大きなハードルの1つが，マウスなどの動物を固定する台の作製である．*in vivo* イメージングでは，マウス（実験動物）を生かしながら（＝心臓や肺

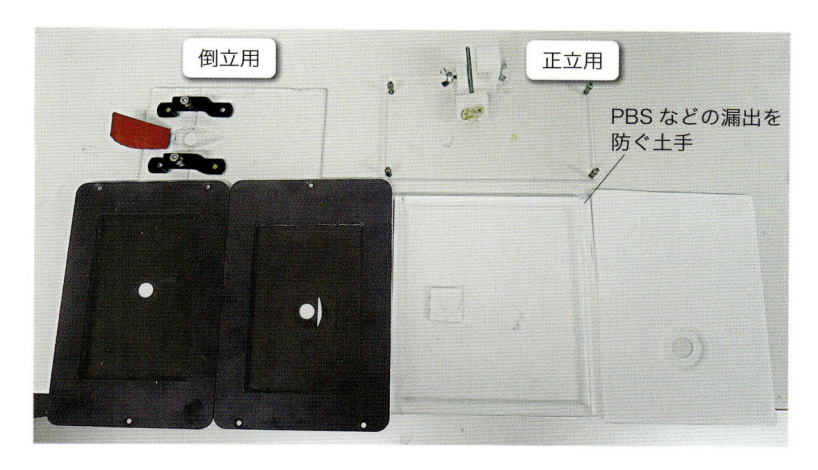

図1 さまざまな固定台の試作品

は動いたままで)，観察する視野は数ミクロンも動かないような固定台を作製する必要がある．これは全くの工作で，サイエンスとは無縁の作業である．まずは設計図を書いてから試作品をつくり，実際のマウスを用いて修正を加えて行くが，場合によってはまた一からつくり直さないといけない．この工作の際に使用する便利なツールを以下に記載する．

1）基板（アクリル板，または鋼板）

ホームセンターなどで販売されているアクリル板や鋼板を用いる．正立でアプローチする場合には，固定用の支柱や台を設置する．さらに，PBSなどが台から漏れないように，周囲に土手をつくっておくとよい（図1右）．倒立でアプローチする場合には，基板に穴をあけてカバースリップを張って窓をつくる．また市販のdorsal skinfold chamber（皮膚固定窓）などをマウスに埋め込む場合には，それを固定するための穴をつくる（図1左）．

アクリル板は鋼板よりも圧倒的に成型が容易である．しかしながら，薄いものは顕微鏡ステージ上でたわんでしまうことがあり，また固いものでも熱膨張の影響で，観察中に微妙に視野がずれてしまう可能性がある（顕微鏡周囲を加温しているヒーターの熱や，マウスの体温が基板に伝わる）．一方で，鋼板は固く熱膨張も少なく，固定台としては最適であるが，素人（DIY）レベルでは成型が難しく，またステージがかなり重くなってしまう．

2）糸のこ盤（scroll saw，図2）

アクリル板や鋼板の大まかな成型に便利．粉くずが飛ぶのでかならず「保護メガネ」を着用して使用する必要がある．

3）DREMEL®（Bosch社，ドレメル：ロータリーツール，図3）

ドレメル（ロータリーツール）は先端工具を回転させて対象物を加工する工具で，先端部を替えることで，基板に穴をあけたり，細かいパーツをやすりで削ったりと，非常に便利．必須アイテムと言ってよい．

4）エポキシ系接着剤

部品を接着する際に使用する．接着までかなり時間がかかるが（数時間～1日），一度くっつ

図2　糸のこ盤

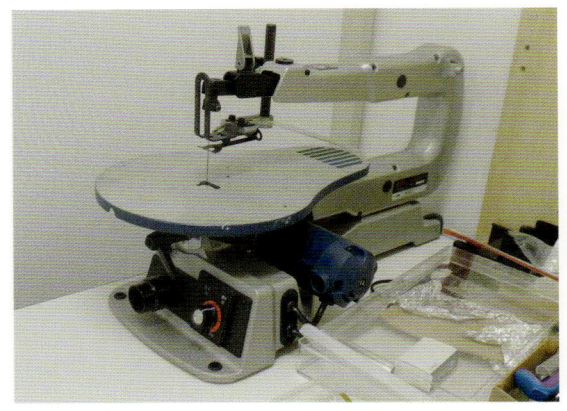

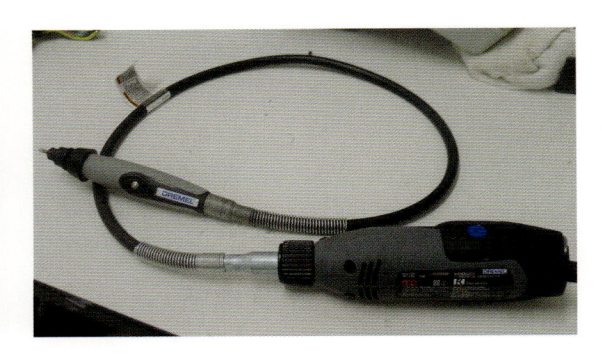

図3　ドレメル（ロータリーツール）

くと容易に離れないので固定台などの作製には適している．部品をずっと保持できない場合は，まず瞬間系接着剤で仮付けしてから，エポキシ系接着剤で本固定するのがよい．

5）その他，さまざまな細かい部品

当研究室では，新しい固定台をつくる際には，頻繁に近くのホームセンターに行って，いろんな部品を買い集めている．ビスやナット・ワッシャーはさまざまな形状のものから使えそうなものを選ぶ．また，カーテンレール止めや吊金物，戸締り金物など，意外なものが役に立つことがある．ホームセンターに行って，これらの小道具を眺めながら頭の中で工作のイメージを描くのは本当に楽しい（これを楽しいと思える人は in vivo イメージングに親和性がある！）．残念ながら買ってきたもののほとんどは失敗作に終わって使えないことが多いが，気にすることはない．これらの小物の値段は高々数十円である．ふだんの研究での消耗品の金額に比べれば誤差範囲である．Let's try to DIY！

3. マウスの固定はしっかり，かつ優しく

in vivo イメージングでは，マウスを麻酔下などで生かしながら，かつ観察対象の組織を露出させて，完全に固定〔非動化（immobilize）〕する必要がある．数ミクロンの細胞の動きを追うのに，視野がミリ単位でドリフトしてしまうと全く解析できない．しかしながら，この固定の作業は完全に手探りで行わないといけない．組織・臓器によっていろいろで，前述の固定台作製とあわせて試行錯誤を繰り返すしかない．一般論として，骨のような固い組織や，脳のように固い組織に囲まれた対象であれば，その固い組織（＝骨）自体をしっかりとホールドすれば非動化ができる（金属とセメントなどを用いる）．軟部組織の場合には，それ自体をホールドすることはできないので，カバースリップなどに押し付けたり，瞬間接着剤（アロンアルフアなど）や生体糊（3M社 Vetbond™ など）を用いて貼り付けたりする．前述の通り，この際に組織が阻血しないように留意する．特に，柔らかい組織を引っ張りすぎることで，途中の血管を傷つけてしまうと血流が止まり，細胞が全く動かなくなってしまうことがある．観察対象の組織・臓器を露出・固定する過程で，その組織の viability を確保することにも留意が必要である．

4. はじめての組織の in vivo イメージングの検証

さて，こうしてサンプル調製がうまくできるようになれば，あとは観察するだけである．しかし，筆者も以前にはじめて骨の中の in vivo イメージングに挑戦し，何かが見えはじめたときに，それが本当に「骨髄腔の中なのか」に自信をもてなかった．また，顕微鏡を用いた in vivo イメージングでは基本的に透過像はないので，どこを見ているのか全体の位置関係（orientation）を掴むのが難しい．これらを克服するためには以下のポイントが重要である．

1）背景となる組織構造の標識

すでに他稿でも述べられているが，コラーゲン組織は二次高調波発生（SHG）で可視化できる．また，血管は高分子デキストラン結合色素や量子ドットで標識できる．その他，Hoechst などで細胞核全体を，BODIPY で脂肪組織などの親油性構造物を標識できる．これらをうまく活用しながら，観察部位の「背景情報」をうまく抽出することがポイントである．

2）in vivo イメージングのあとに必ず「組織学的」解析を！

in vivo イメージングで観察したその同じ組織を，観察後にパラフォルムアルデヒド（PFA）などで固定して，凍結切片などにして組織学的に観察することは重要である．FITC やローダミンなどの蛍光小分子は切片上で十分見えるし，GFP などの蛍光タンパク質でも発現量が多い場合は固定して切片にしても検出できる．もし固定して退光する場合は，抗 GFP 抗体で蛍光免疫染色をすればよい．in vivo イメージングでみた同一サンプルを組織学的に観察することは，イメージングで見えていたものが，組織中のどこにあって，何物なのかを検証することができ，きわめて情報量が多い．

おわりに

以上のことをおさえていれば，まだ誰も成し遂げたことのない組織のイメージングであっても，本書で紹介されているような確立したプロトコールを参考に，必ず実現可能なはずである．ただし最初にも書いた通り，in vivo イメージングの立ち上げは「運・鈍・根」である．根気強くやっていると，何となくいろんなことが解決してくるように感じる．本稿が新規の in vivo イメージング系の立ち上げに有益となれば幸いである．

実践編 オリジナルの系の立ち上げのために

13 遺伝子操作を用いた新規レポーターマウスの作出方法

西川恵三

> ２光子励起顕微鏡を用いた蛍光イメージングは，生体内において細胞の動態を観察する有用な手段として，注目されている．解析対象となる細胞を蛍光標識する方法として，遺伝子操作，化学蛍光プローブや蛍光標識抗体などのさまざまな手段が知られているが，本稿では，目的とする細胞に蛍光タンパク質を発現させた遺伝子改変マウス（レポーターマウス）の作出法について解説する．マウスの発生工学技術やバイオリソースの現状を考慮すると，トランスジェニック法，ノックイン法そしてCre/loxPの組換え法の３つが，有用なレポーターマウスの作出方法としてあげられる．これらの方法には，それぞれ一長一短があることから，実験者は実験の都合に応じた選択が求められるため，本稿ではこれらの点をふまえて解説していきたい．

■ はじめに

　ヒトの疾患モデルまたは遺伝子機能モデルとして長年利用されている「マウス」は，2002年に全ゲノム遺伝子配列が決定された．この結果に基づき，マウスの全遺伝子（約２万個）について，１個ずつ欠失させた胚性幹細胞（ES細胞）のライブラリーを作製する国際ノックアウトマウスコンソーシアム（IKMC：International Knockout Mouse Consortium）が設立されており，現在までに約９割の遺伝子に対するES細胞が作出された．さらに，作製されたES細胞を国際分担してマウスを作出し，表現型の解析・データベース化を目的としたコンソーシアム（IMPC：International Mouse Phenotyping Consortium）も設立されている．

　これらの国際プロジェクトを支えるマウスの発生工学技術が，現在では非常に安定で扱いやすいものにまで改良されていることは論を待たない．現在の発生工学の中心的な方法論の１つであるノックアウト法は，1989年，Capecchi，EvansおよびSmithiesらによって，DNAマイクロインジェクションによるトランスジェニック法は，1981年，GordonとRuddleによって確立された[1]．一方，ノックアウトマウスの約15％が，発生異常を示し致死であると考えられていることを鑑み[2]，胎生致死を回避できる手段として，HamiltonやHendersonによって見出されたCre/loxP系による遺伝子組換え法を，Rajewskyが組織・時期特異的に遺伝子を欠損できるコンディショナルノックアウト法として報告したのは比較的最近のことである[3]．

　このように，マウスの発生工学技術の進歩やそれを取り巻くバイオリソース・データベースの拡充の動きは目覚ましい．マウスを用いた研究の中心的な方法論となっているトランスジェニック法，ノックイン法そしてCre/loxPの組換え法は，国内外の多くの施設で利用可能な発生

工学技術であり，また当該マウスはさまざまな商用あるいは公共施設から容易に入手することが可能である（基本編4も参照）．したがって，実験者がそれぞれの方法の利便性をよりよく理解することで，それらリソースをレポーターマウスの作出に応用できるように，本稿で論じていきたい．

どの蛍光タンパク質遺伝子を用いるか

研究に合った蛍光タンパク質を選択するうえで，波長特性，光応答性，およびタンパク質の特性を考慮する必要がある．波長特性に関しては，当然のことながら，表に示した蛍光強度が強いものが適していると考えられるが，マルチカラーイメージングを行う際には，用いる蛍光タンパク質の蛍光・励起スペクトルのピーク波長やスペクトルの広がりから蛍光タンパク質間の重なりを把握し，1色それとも同時に多色の画像を取得するかの目的に応じて，適した波長

表 *in vivo* イメージングで使われる蛍光タンパク質（遺伝子）

蛍光タンパク質	1光子励起極大波長 (nm)	1光子蛍光極大波長 (nm)	分子吸光係数 $\times 10^{-3}$ (/M cm) EC	量子収率 QY	蛍光強度 (EC × QY)	2光子吸収波長 (nm) S0→Sn (高エネルギー遷移)	2光子吸収波長 (nm) S1→Sn (低エネルギー遷移)
青色蛍光タンパク質							
EBFP2	383	448	32	0.56	17.92	552	750
シアン蛍光タンパク質							
ECFP	433	476	32.5	0.4	13	550	857
Cerulean	433	475	43	0.62	26.66	550	858
緑色蛍光タンパク質							
EGFP	484	507	56	0.6	33.6	660	927
黄色蛍光タンパク質							
EYFP	514	527	83.4	0.6	50	(−)	960
Citrine	516	529	77	0.76	58.52	590	968
オレンジ蛍光タンパク質							
mOrange2	549	565	58	0.6	34.8	640	1080
tdTomato	554	581	59	0.69	40.71	684	1050
TagRFP	555	584	100	0.48	48	759	1050
赤色蛍光タンパク質							
mCherry	587	610	72	0.22	15.84	740	1080
mKate2	588	633	62.5	0.4	25	712	1140
mPlum	590	649	41	0.1	4.1	724	1105
mNeptune	599	649	41	0.1	10.35	750	1105

をもつ蛍光タンパク質の選択が必要となる．

　単に決まった蛍光を検出したい場合でなく，研究の目的として，特性の変化を観察したい場合には，光応答性を考慮する必要がある．光応答性には，光照射によって蛍光を誘導できるphotoactivation（PA-GFPなど），光照射によって蛍光を消失できるphotoconversion（KikGRなど），光照射によって蛍光をon/offできるphotocromism（Dronpaなど）が知られている．

　一般的に，蛍光タンパク質は安定である．レポーターマウスを作出するには，注目している遺伝子と同じ原理を用いて，蛍光タンパク質を発現させるが，内在性の遺伝子の安定性が低い場合には，本来，遺伝子の発現が消失している細胞にも，蛍光タンパク質が発現してしまう場合がある．後述する方法によって，レポーターマウスを作出した際には，内在性の遺伝子発現と蛍光タンパク質の発現パターンを詳細に解析しておく必要がある．

■ トランスジェニック法を用いたレポーターマウスの作出

　トランスジェニック法では，観察対象に発現が特異的な遺伝子の制御領域に蛍光タンパク質の遺伝子を連結したものを，受精卵などに導入する．この導入遺伝子はゲノムに組み込まれるが，その位置やコピー数は基本的にランダムである．トランスジェニック法によるレポーターマウスの作出は，簡便性と迅速性の点で優れており，最も汎用されている手法である．実際に，例えば骨髄性細胞をCSF1Rの制御領域により，あるいはGABA作動性ニューロンをVGATの制御領域によって蛍光タンパク質を発現させ蛍光標識することで，これらの細胞の体内動態が観察されている[4)5)]．後述するノックイン法と比較した場合，トランスジェニック法の利点として，コピー数を調節できる点もあげられる．すなわち，本来，発現量が低い遺伝子の場合，ノックイン法では同一の制御領域による発現調節を受けるため，導入した蛍光遺伝子の発現も低くなる可能性がある．しかしながらトランスジェニックマウスでは，複数ライン樹立し，コピー数や位置効果[*1]の正味として，蛍光タンパク質を高く発現する系統を選択することで，容易に対策をとることができる．

1. 鍵を握る遺伝子制御領域

　トランスジェニックマウスを作出するうえで，遺伝子導入用のトランスジーンの作製は最も鍵となるステップであるが，これには注目している遺伝子の発現を再現するのに十分な制御領域〔プロモーター領域とよばれることが多々あるが，本来のプロモーターの定義とは異なる（[*2]参照）〕の情報が必要となる．遺伝子領域には，細胞や時期の特異性を生み出すプロモーター[*2]，エンハンサー[*3]，サイレンサー[*4]およびインシュレーター[*5]とよばれるシスエレメントが存在し，遺伝子発現の時空間調節にかかわっている．エンハンサーやサイレンサーなどのシスエ

> [*1]　位置効果：この現象は，1930年に，マラー博士によって発見された．ショウジョウバエの赤眼の色を支配しているwhite（w）遺伝子座が，逆位によって染色体のセントロメア近くに移動すると，赤白斑入りの眼が生じる．すなわち，遺伝子がセントロメアなどのヘテロクロマチンの近傍に置かれた場合，その遺伝子の発現が抑制される現象のこと．トランスジーンも，挿入される染色体の位置によっては，本来の発現制御とは全く異なる遺伝子発現抑制を受ける場合がある．

レメントは，遺伝子座の上流や下流領域だけでなく，エキソン・イントロンなどの遺伝子内領域にも存在することが知られている．例えば，赤血球の分化に必須な転写因子として知られているGata1は，転写開始点上流3.9 kbと第一エキソン・イントロン領域を含む全長約8 kbの領域のみで，赤血球分化過程を通じてその発現を完全に再現できる[6]．一方，血液細胞と心筋細胞に特異的な発現を示すMafk遺伝子の発現調節は，遺伝子領域の3'末端に存在する1.6 kbの領域が重要であることが示されている[7]．さらに，イントロン領域にエンハンサーが存在する遺伝子として，肝細胞特異的な発現を規定するエンハンサーを第二イントロンにもつアポリポタンパク質Bがある[8]．これらの遺伝子の場合，制御領域を接続した蛍光遺伝子を含むDNA断片は，せいぜい十数kb程度に収まることから，プラスミドベクターによって，トランスジーンを作製することが可能となる．

一方で，制御領域が広範囲にわたって存在する遺伝子も，近年，数多く同定されている．例えば，前述した転写因子Gata1の標的遺伝子として知られている，βグロビン遺伝子が有名である．ヒトβグロビン遺伝子座は，5つのβ様グロビン遺伝子（5'上流から順にε，Gγ，Aγ，δ，β）で構成され，約50 kbの領域にわたって存在している．胎児型造血においては ε，GγやAγ遺伝子が，そして成人型造血では，δやβ遺伝子が発現誘導される．このような，発生過程に応じた遺伝子発現のスイッチングには，ε遺伝子の上流約8〜22 kbにわたって存在する遺伝子座制御領域（LCR）が重要であることが明らかにされている[9]．このような遺伝子に対しては，人工染色体ベクター[*6]を用いることで，トランスジーンを作製することができる．

このように制御領域の構造は，遺伝子によって異なっており，プロモーター近傍数kbの範囲で十分な場合もあれば，より広範な領域が必要な場合（詳細後述）もある．したがって，遺伝子の制御領域の情報をアプリオリに知ることは難しい．しかしながら，比較ゲノム解析を通じて得ることができる，生物種間で保存されたゲノム領域や転写因子結合部位の同定は，有力な制御領域候補としての情報をもたらす．また，最近の知見によれば，遺伝子発現制御領域に存在する転写因子結合部位の位置が，必ずしも重要でない場合もあることが示されている[10]．一方，古典的に行われている制御領域の解析手段として，DNase I高感受性部位の同定があげられる．近年，高速シークエンサーやタイリングアレイを用いて，DNase I高感受性部位をゲノムワイドに同定した研究（DNase-seq/chip）もはじめられている[11]．今後，DNase-seq/chipの情報が蓄積されることで，制御領域の情報を容易に推定できることになると期待している

---

*2　プロモーター：RNAポリメラーゼが結合し，遺伝子の転写をはじめるDNA領域のこと

*3　エンハンサー：遺伝子の発現を増やすDNA領域のこと．古典的な定義として，エンハンサー機能は，プロモーターに対する位置や向きには関係しないことが知られている．

*4　サイレンサー：遺伝子の発現を抑制するDNA領域のこと．

*5　インシュレーター：エンハンサーやサイレンサーの作用を抑制するDNA領域のことで，遺伝子の境界に存在し，隣接する遺伝子間の相互作用を打ち消す．

*6　人工染色体ベクター：大腸菌を宿主とし，大腸菌の複製系を利用したBAC（bacterial artificial chromosome）や，ファージP1の複製系を利用したPAC（P1-derived artificial chromosome）ベクターがある．最大約300 kbの断片を安定にクローニングすることができる．一方，出芽酵母を宿主とするYAC（Yeast artificial chromosome）ベクターは，数Mbと巨大なDNA断片をクローニングできる．

2. 広範なゲノム領域をもつBACクローンの有効性

　以上の点を考慮し筆者は，レポーターマウスを作出する方法として，まず最初に広範なゲノム領域をもつBACクローンを入手し，蛍光遺伝子を組み込んだトランスジーンを作製することを推奨したい．広範なゲノム領域を有するBACクローンを使用する利点として，当然のことながら，制御領域が含まれる可能性が高くなるだけでなく，プラスミドを用いたトランスジェニックマウスで時折観察される位置効果による遺伝子発現の抑制を回避できることもあげられる[6]．現在，注目している遺伝子領域を含むBACクローンは，Mouse BAC browser（http://analysis2.lab.nig.ac.jp/mouseBrowser/cgi-bin/index.cgi?org=mm）で容易に検索することができ（図1A），理研バイオリソースセンターより購入できる．次に，BACクローンに含まれる遺伝子のエキソン領域に蛍光遺伝子を組み込む必要があるが，これは，Red/ET組換え法[*7]を用いることで比較的簡便に行うことができる[12]．すなわち，蛍光遺伝子の5′および3′末端に対して，挿入する領域を挟みこむような配列を付与したDNA断片を作製し，大腸菌内で相同組換えによって蛍光遺伝子を導入できる（図1B）．

3. トランスジェニックマウスの作出にあたっては

　次に，完成したBACクローンを用いて，トランスジェニックマウスの作出に移る．最も一般的に使用されているのは，マイクロインジェクション法である．外来遺伝子をマウス受精卵の前核内に顕微鏡観察下でガラスピペットを用いて注入することで行う．トランスジェニックマウス作製には，受精卵の体外培養，遺伝子を導入した受精卵のマウス卵管内移植や体外受精などの発生工学的基盤技術が不可欠であるために，実験系を容易に確立することが難しい．現在では，数多くの受託施設[*8]があるため，外部委託することを推奨する．得られたF0世代を交配することで，生殖系列移行したF1世代を樹立し，適宜，ゲノミックサザンブロット法によって挿入コピー数の確認を行う．

　最後に，人工染色体を用いても，制御領域をカバーすることが難しい例も知られていることを追記したい．例えば，前述したGata1遺伝子のパラログであるGata2遺伝子の場合，内在性の発現を再現するには，250 kbの遺伝子領域を有するYACクローンでも不十分であることが報告されている．Gata2ノックアウトマウスは，胎生10.5日に造血障害によって死亡するが，250 kbの遺伝子領域を有するYACクローンのトランスジェニックマウスによる機能レスキュー実験を行った結果，造血障害は完全に回避されるが，胎生17.5日までに泌尿器形成障害によって死亡することが知られている．実際に，250 kbの遺伝子領域を有するYACクローンは，造血組織，神経組織，胎盤や心臓での内在性のGata2の発現を再現しているが，尿生殖器管における発現は消失している[13]．

---

*7　Red/ET組換え法：大腸菌内で，組換え酵素ペア Redα / Redβ（または RecE / RecT）による二重鎖切断修復機構を利用した相同組換えを起こすことで，DNAのサイズや配列にかかわらず，遺伝子改変（挿入，欠失，変異，サブクローニングなど）を行うことができる．

*8　受託施設：非営利組織として，筑波大学生命科学動物資源センター（http://www.md.tsukuba.ac.jp/LabAnimalResCNT/），山形大学遺伝子実験施設（http://www.id.yamagata-u.ac.jp/Gen/top.html），理化学研究所発生・再生科学総合研究センター動物資源開発室（http://www.cdb.riken.jp/arg/），熊本大学生命資源研究・支援センター動物資源開発研究部門（http://card.medic.kumamoto-u.ac.jp/）などを推奨したい．

A) BAC クローンの検索

B) BAC クローンの組換え

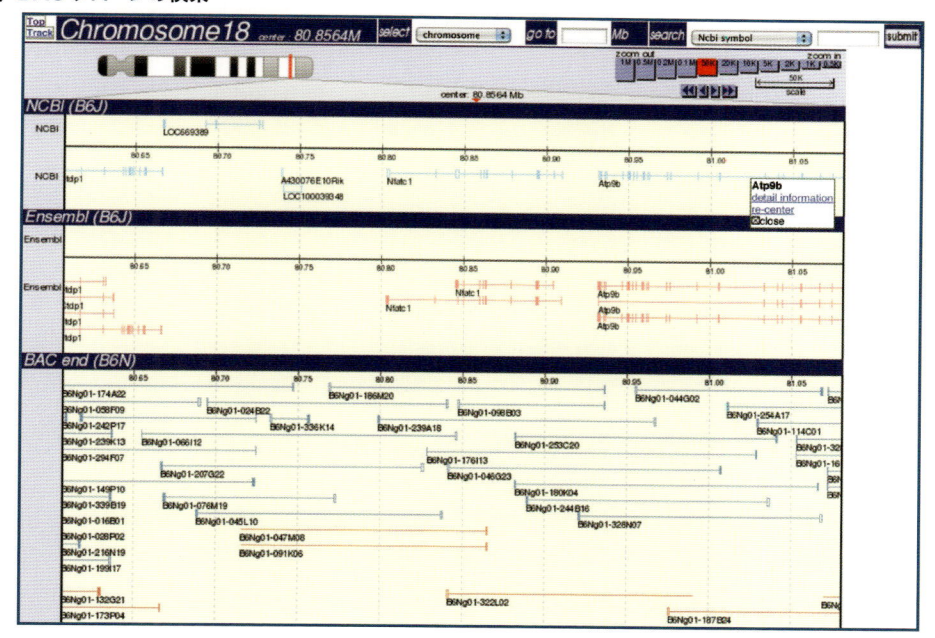

図1 BAC クローンの組換えによるトランスジーンの作製の流れ
Aは Mouse BAC Browser の実際の画面．NCBI や Ensembl の遺伝子コードから BAC クローンのナンバーが調べられる〔Mouse BAC browser（http://analysis2.lab.nig.ac.jp/mouseBrowser/cgi-bin/index.cgi?org=mm）より転載〕．Bは本文参照

また他の例として染色体コンフォメーションキャプチャ（chromosome conformation capture：3C）法を用いたゲノム領域の構造的構成を解析した結果によれば，肢芽におけるshh遺伝子の発現に，プロモーター上流1 Mbに位置する領域が関与することを示唆する報告もある[14]．さらに，3C法をゲノムワイドに応用した4C解析の結果によると，プロモーターと数十Mb離れた領域との相互作用や，異なる染色体間での会合も見出されている[15)16)]．3C/4Cの結果は，さまざまなゲノム領域がたぐり寄せられてハブを形成している核内高次構造の一側面を明らかにしているが，遠く離れた位置にエンハンサー領域が存在することを直接的に示しているものではない．しかしながら，このような遺伝子発現調節機構の本質的理解が深まることで，トランスジェニックマウスの方法論に新たな展開が期待される．

ノックイン法を用いたレポーターマウスの作出

ノックイン法は，蛍光遺伝子をマウスゲノム上の狙った遺伝子座に挿入する．観察対象に発現が特異的な遺伝子本来の遺伝子座を"借りる"ような形になる．したがって，前述したトランスジェニック法でみられる制御領域の問題を回避でき，内在性の遺伝子発現とほぼ同等な蛍光タンパク質の発現を誘導できることから，レポーターマウスを作出する最も優れた方法であると考えられる．しかし，トランスジェニック法と比べて，ターゲティングベクターの作製やES組換え体の作出などより多くの律速となる作業があるため，数倍の労力，時間とコストが必要となる．また，蛍光遺伝子をエキソン領域に挿入したターゲティングベクターをデザインした場合，挿入箇所に内在する遺伝子が欠損するノックインノックアウトとなる．このような場合，当該遺伝子を欠損したマウスが，ハプロ不全を呈さないことを確認しておく必要がある．特に，遺伝子によっては初期発生だけでなく[17]，成獣でのみハプロ不全を呈する場合が知られており，注意が必要となる[18]．これを回避する方法としては，内部リボソーム導入部位（IRES）や2Aペプチドを用いることで，目的の遺伝子を欠損させることなく，同時に並列に蛍光遺伝子を発現させることができる方法が知られている（**実践編14**も参照）[19]．

1. ターゲティングベクター構築のコツ

上記をふまえ遺伝子をノックインする箇所やそのデザインが定まったら，実際に，ターゲティングベクターの構築にとりかかることになるが，ここがまず最初の律速段階となる．この理由には，サブクローニングの問題があげられる．一般的に，ターゲティングベクターには，相同組換えに必要なショートアーム（SA；約1 kb以下）およびロングアーム（LA；約5 kb以上）とよばれるホモロジーアーム，ES細胞の選択に必要となる薬剤耐性遺伝子や導入する蛍光遺伝子などが含まれ，数十kbのプラスミドを構築することになる．一方で挿入DNA断片が7 kbを超えるとその長さに従い，指数関数的にライゲーションの効率が低下する．これには，DNAの精製法やライゲーション法を地道に検討することで改善していくしかない．しかしながら，最近では，In-FusionやGeneARTのようなシームレスにクローニングを行うキットやGatewayシステムが市販され，これらを用いればライゲーション反応を介さずサブクローニングが可能であることから，非常に有用な対策法の1つとしてあげられる．そこで，筆者は注目している遺伝子を含むBACクローンを入手し，Red/ET組換え法あるいはPCRクローニングによって，

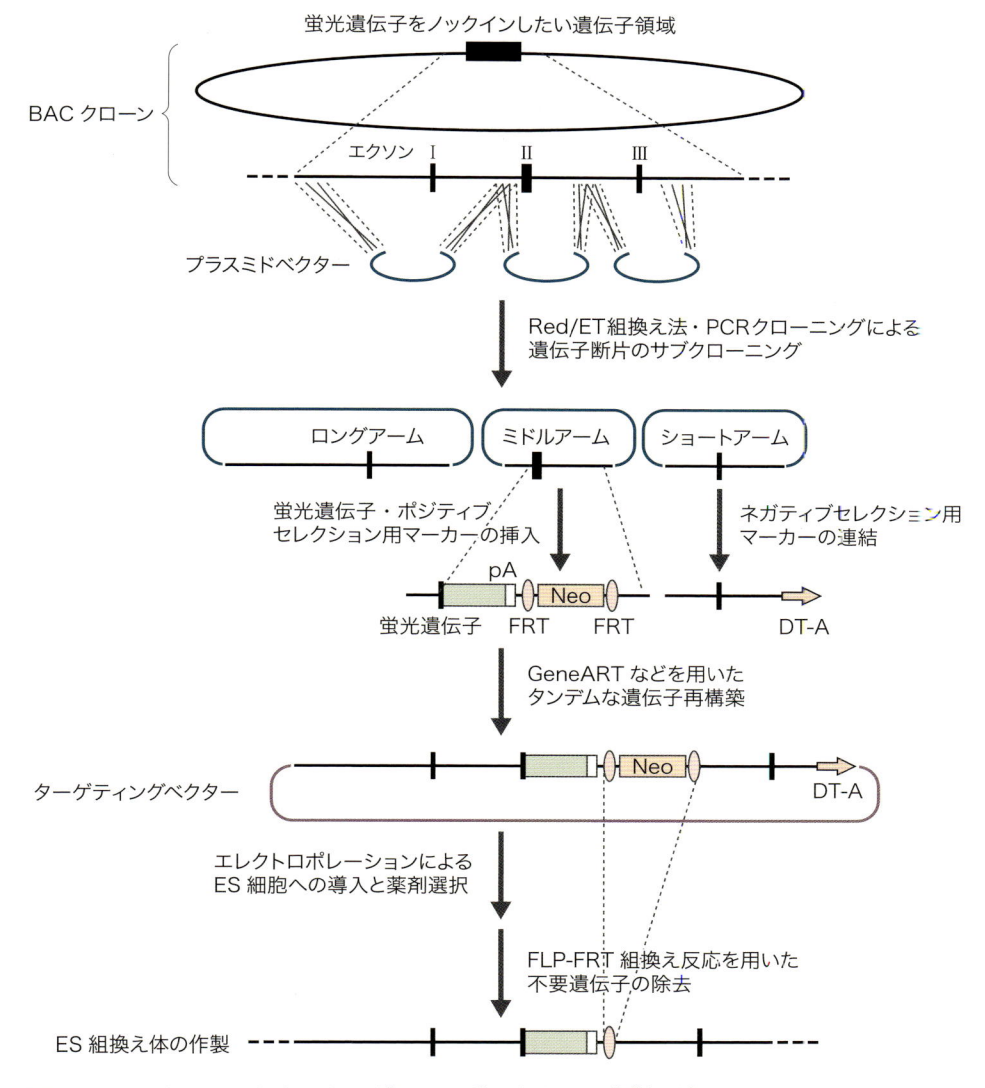

図2 BACクローンからのターゲティングベクターの作製の流れ
Neo：ネオマイシン耐性遺伝子，DT-A：ジフテリア毒素A鎖

SAとLAに必要な領域をこれらキットを用いてクローニングする（図2）．そして，蛍光遺伝子とLAおよびSAを結合したターゲティングベクターを作製することを推奨したい．

2. ターゲティングベクターが得られたら

　ターゲティングベクターには，組換え体を選別するためのポジティブセレクション用マーカー（一般的にネオマイシン耐性遺伝子やピューロマイシン耐性遺伝子が用いられる）と，非特異的なゲノムインテグレーションを生じた組換え体を除外するネガティブセレクション用マーカー（一般的にはチミジンキナーゼやジフテリア毒素A鎖が用いられる）を含んだ構築を作製する．

したがって，ターゲティングベクターをエレクトロポレーションによってES細胞へ導入し，ジェネティシン（G418）などの薬剤を用いることでES組換え体を選出することができる．その後，相同組換えを起こしたESクローンはPCRによって選別を行うが，最終的には目的の組換えが起こっていることをゲノミックサザンブロット解析によって複数のプローブと酵素で必ず確認する必要がある．得られたES組換え体を用いて胚盤胞の内腔あるいは8細胞期胚へのインジェクション，あるいは，透明体を除いた8細胞期胚とのアグリゲーションによりキメラ胚を作出する．これらの胚を偽妊娠した仮親の子宮に移植してキメラ個体を得るが，これらの作業もトランスジェニック法と同様で，発生工学的基盤技術が不可欠であるために，外部委託に頼ることを推奨する．

Cre/loxP組換え法を用いたレポーターマウスの作出

Cre/loxP組換え法は，組換え酵素であるCreの存在下でloxP配列に挟まれた遺伝子領域が取り除かれる現象を利用したもので，loxPで挟まれた配列をfloxアレルとよぶ．これまでにさまざまなCre発現マウスの系統が報告されており，floxコンディショナルアレルをもつマウスと交配することで，特定の組織でのみ遺伝子を欠損させたコンディショナルノックアウトマウスが作出されている．組織特異的な遺伝子機能解析を目的としてコンディショナルノックアウトマウスが用いられているために，特に，汎用されているCre発現マウスにおいては，Creが発現する組織や時期が詳細に明らかにされていることが多い．したがって，Cre発現マウスの系

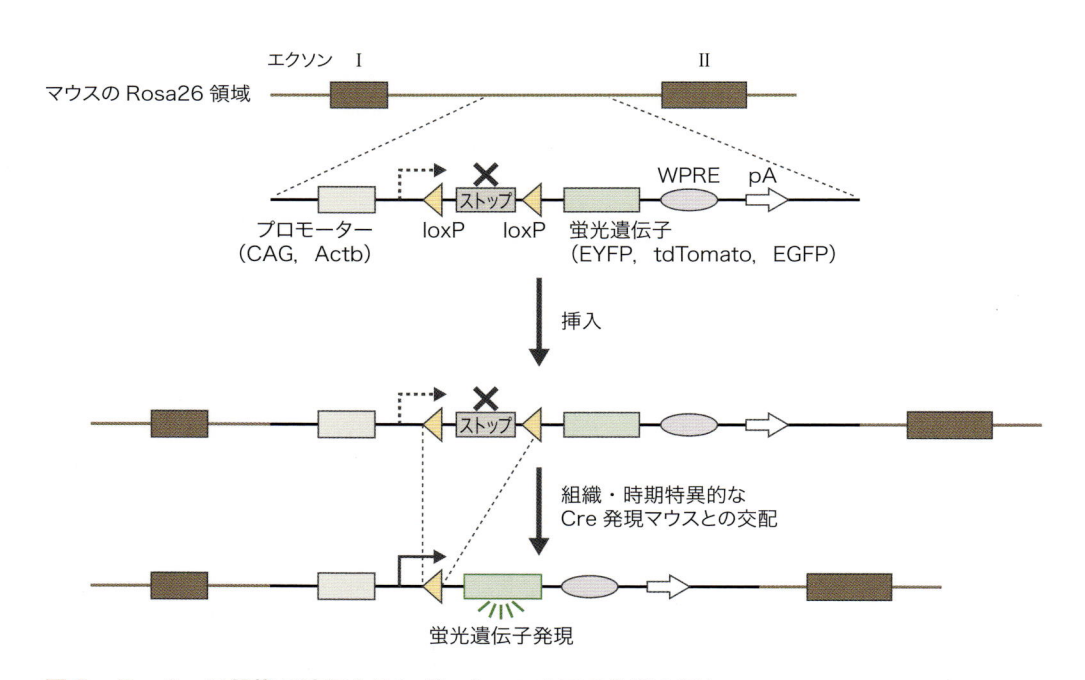

図3 Cre/loxP組換え法によるレポーターマウスの作出の流れ

統は，レポーターマウスを作出するうえでも有用な手段として利用できる．すなわち，1991年にSorianoによって発見された，Rosa26領域とよばれるマウス第6染色体に存在するゲノム領域に遺伝子を挿入した場合，挿入遺伝子を全身すべての細胞に発現誘導することができる．これまでに，このRosa26領域に蛍光遺伝子とloxPで挟まれたストップコドンが挿入されたマウスの系統が作出されている．ここにCreが発現するとストップコドンが除かれ，蛍光遺伝子の発現が誘導できるわけである（図3）．これまでに，YFP，ZsGreenやtdTomatoなどの蛍光遺伝子をもつRosaマウスが作出されており，これに既存の組織あるいは時期特異的なCre発現マウスを交配することで，レポーターマウスを比較的容易に作出することができる．ただし，Rosa26領域の発現量が組織によって異なるなど，この系に特有の問題があることを十分に理解しておく必要がある．

おわりに

これまでに，さまざまなレポーターマウスやCre発現マウスの系統が作出され，一部データベース化が進んでいる（基本編4参照）．ショウジョウバエのGal4エンハンサートラップ系統の充実性には，今だ遠く及ばないものの，確実にマウスの発生工学や遺伝学研究を取り巻く研究環境整備が目覚ましく進歩していることから，今後ますますイメージング研究が着手しやすいものになると確信している．

◆ 文献

1) Wei, L.：Annu. Rev. Pharmacol. Toxicol., 37：119-141, 1997
2) Hall, B. et al.：Curr. Protoc. Cell Biol., 44：19.12.1-19.12.17, 2009
3) Gu, H. et al.：Science, 265：103-106, 1994
4) Ishii, M. et al.：Nature, 458：524-528, 2009
5) Inada, H. et al.：PLoS ONE, 6：e27048, 2011
6) Suzuki, M. et al.：Blood, 108：726-733, 2006
7) Katsuoka, F. et al.：EMBO J., 19：2980-2991, 2000
8) Brooks, A. R. et al.：Mol. Cell. Biol., 14：2243-2256, 1994
9) Tanimoto, K. et al.：Nature, 398：344-348, 1999
10) Kunarso, G. et al.：Nat. Genet., 42：631-634, 2010
11) Boyle, A. P. et al.：Cell, 132：311-322, 2008
12) Obara, N. et al.：Blood, 111：5223-5232, 2008
13) Zhou, Y. et al.：EMBO J., 17：6689-6700, 1998
14) Amano, T. et al.：Dev. Cell, 16：47-57, 2009
15) Zhao, Z. et al.：Nat. Genet., 38：1341-1347, 2006
16) Simonis, M. et al.：Nat. Genet., 38：1348-1354, 2006
17) Gage, P. J. et al.：Development, 126：4643-4651, 1999
18) Nishikawa, K. et al.：J. Clin. Invest., 120：3455-3465, 2010
19) Miyao, T. et al.：Immunity, 36：262-275, 2012

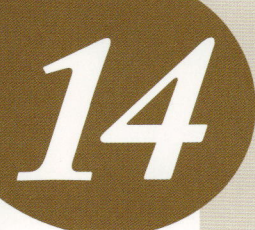

実践編 オリジナルの系の立ち上げのために

14 細胞機能を可視化する次世代のレポーターマウスのつくり方
免疫応答の観察を例に

戸村道夫

> *in vivo* イメージング技術の進歩は，細胞の"動き"だけでなく"機能"の可視化を可能にしつつある．生きた身体の中で起こっている免疫応答の4D（空間・時間）可視化をめざして，われわれは機能を可視化できる新規蛍光タンパク質を発現するマウスを導入あるいは作製し，血球系細胞観察への応用を進めてきた．本稿では，これらの過程で得られた経験と知見をもとに，新規蛍光タンパク質，およびその具体的な発現方法を選択し，最終的に生体内2光子励起顕微鏡で十分に観察することが可能な「機能を可視化する新しい蛍光タンパク質発現マウス」を得て使いこなすための戦略を紹介する．

■ はじめに—*in vivo* における機能発現の可視化の重要性

　従来，蛍光標識した細胞を移入したマウスや，細胞系列特異的に蛍光タンパク質を発現するマウスの臓器内における細胞の"動き"が，生体内2光子励起顕微鏡観察で明らかにされてきた[1)2)]．この方法では，例えば免疫細胞間の相互作用の有無やその強弱を，蛍光標識された細胞同士の接触時間や移動速度の変化などで間接的に評価してきた．しかし，可視化に携わる研究者はさらにその時・その場所では何が起こっているのか（細胞はいかに"機能"しているのか），直接的に可視化観察して理解したいと考えている．免疫応答イベントの分子レベルのリアルタイム可視化を実現できれば，実際に *in vivo* で起こっている免疫応答の理解は飛躍的に前進することは明白である．そしてこれは解明の待たれるすべての生命現象に言えることだろう．

■ 細胞機能を可視化する蛍光タンパク質

　細胞機能を可視化するマウスとして，表1のマウスがあげられる．われわれはこれらのマウ

表1　細胞機能を可視化するマウス

可視化する機能	メカニズム	参照
細胞内シグナリング	細胞内カルシウムインディケーター（カルシウムと結合するとFRET効率が変化し，蛍光波長が変化することで細胞内カルシウムの濃度変化を検出できるFRETタンパク質）発現	図1A
細胞死	アポトーシス時に誘導されるCaspase-3活性の検出により細胞死を可視化する，Caspase-3感受性のFRET蛍光タンパク質SCAT3.1発現	図1B 文献3
細胞移動	色変換蛍光タンパク質KaedeおよびhKikGRを発現	図1C 文献4
細胞周期	Fucci発現	

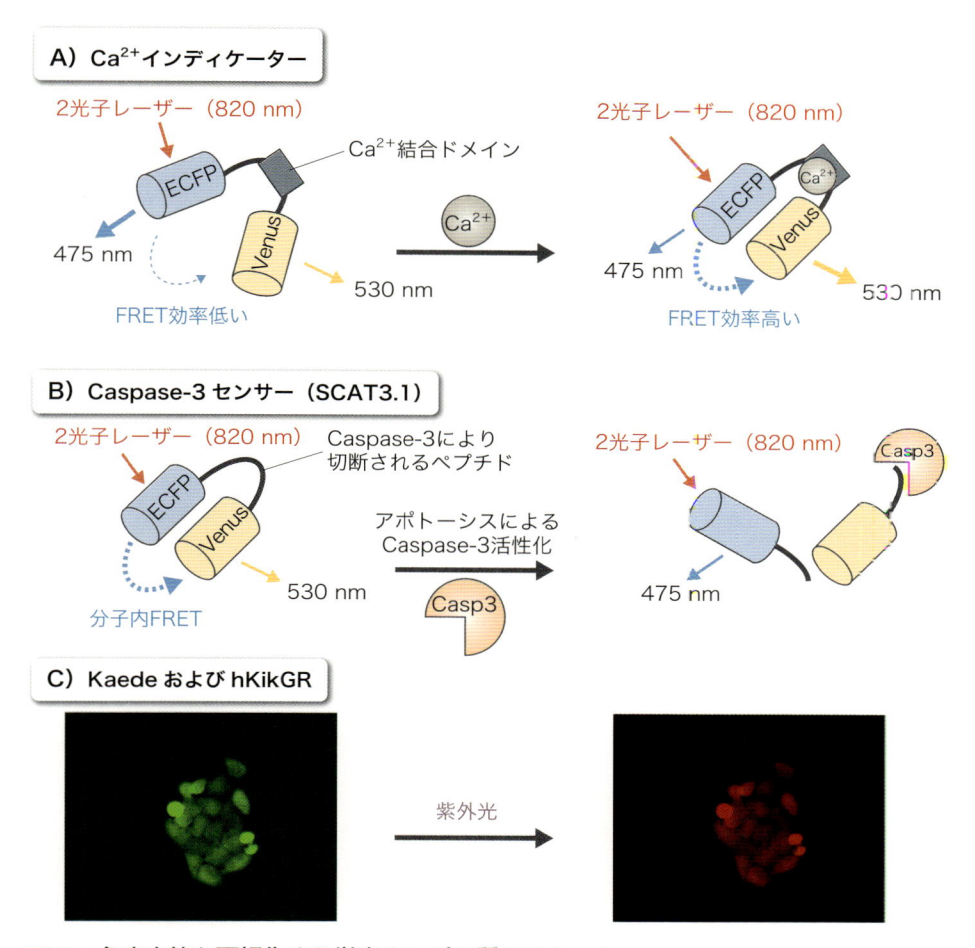

図1 免疫応答を可視化する蛍光タンパク質のスキーム

A) 細胞内カルシウム濃度変化の可視化に用いる，カルシウムインディケーター蛍光タンパク質：Enhanced cyan fluorescent protein（ECFP）とEnhanced yellow fluorescent protein誘導体であるVenusを，カルシウム結合ドメインで連結してある．カルシウムイオンが結合すると，分子内FRET（fluorescent resonance energy transfer）の効率が変化し，蛍光波長が変化する．**B) 細胞死の可視化に用いる，caspase-3感受性蛍光タンパク質**：SCAT3.1は，ECFPとVenusを，アポトーシス誘導時に活性化されるCaspase-3によって切断されるリンカーペプチドで結合してある．Caspase-3によって，リンカーペプチドが切断されると，分子内FRETが消失し，蛍光波長が変化する．**C) 細胞の追跡に用いるKaedeおよびhKikGR**：いずれのタンパク質も発現させた時には緑色だが，紫外光の光照射で赤色に変色する．この現象を利用して，光を照射した場所にいた細胞だけを標識可能である（Bは文献3より引用，Cは文献4より転載）．

スについて，Kaede，およびFucci発現マウスについては共同研究者が作製した複数のマウスラインをもとに，血球系への適用のためのスクリーニングから実際の使用法の確立までを行った．一方，細胞内カルシウムインディケーター，SCAT3.1，hKikGRと，その他の暗い蛍光タンパク質についても以下に紹介する同一の方法でマウスを作製した．しかしわれわれの目的である免疫イベントの可視化という観点からは，最終的に2光子励起顕微鏡での観察に用いることができたのは，SCAT3.1とhKikGR発現マウスのみであった．

本稿では発展編として，われわれの経験と知見をもとに，新規蛍光タンパク質，およびその具体的な発現方法を選択し，最終的に生体内2光子励起顕微鏡で十分に観察することが可能な，機能を可視化する新しい蛍光タンパク質発現マウスを得て使いこなすための戦略を紹介する．本稿を読んだ研究者が，個々の発想とアイデアで新規の蛍光タンパク質を上手に組合わせ，興味ある生命現象の可視化に挑むための一助になれば幸いである．機能を可視化する蛍光タンパク質を発現するマウスを作製する場合にも，in vivoイメージング用マウスの入手法（**基本編4**），新規レポーターマウスの作出方法（**実践編13**）が基礎となるのであわせて読んでいただきたい．前記で紹介した機能を可視化するマウスの血球系細胞での観察とその適用の応用・可能性については，文献5を参照されたい．

■ 鍵を握る蛍光シグナル強度

　機能を可視化する蛍光タンパク質を発現するマウスに限らず，蛍光タンパク質発現マウス全体について言えることだが，作製したマウスは，生体内2光子励起顕微鏡で観察できる最低限の蛍光シグナルを得られるだけの，蛍光タンパク質を発現していることが必須である．そして，少しでも明るい方が，観察だけでなく解析も容易であり，さらに，発表時に与えるインパクトの大きさが異なる．基本的には，フローサイトメトリー解析でバックグラウンドレベルに対して，10^2オーダー強い蛍光シグナルは欲しい．現在，顕微鏡の検出感度が上がり，以前に比べ暗い蛍光タンパク質も観察できるようになってきたが，それでも，シグナルが弱い場合，フローサイトメトリー解析は可能であるが顕微鏡観察は不可能か，出来ても非常に難易度が高くなる．とても美しい観察像が得られている2光子励起顕微鏡のムービーはバックグラウンドレベルに対して10^3オーダー以上強く，フローサイトメトリーのレンジでは振り切れている．組織染色で用いるような抗GFP抗体を用いたシグナルの増幅などはもちろん不可能であるため，少しでも強い蛍光シグナルを得られるマウスを作製することが重要であり，その後の工程をすべて容易にする．

■ in vitroでの事前検討の有効性

　とは言え，蛍光タンパク質も大量に存在すると，細胞の生理現象に何らかの影響を与える．細胞機能に与える影響は蛍光タンパク質により異なる．特に，細胞内シグナリング可視化マウスの作製は，細胞内シグナリングに基質として影響を与えてしまう蛍光タンパク質の大量発現を期待するため，通常の蛍光タンパク質に比べるとその影響は遙かに大きい．そのため，蛍光タンパク質発現マウスが得られても高発現のものは淘汰されてしまう結果として発現が低いか，そもそもマウス個体を得られない．実際，われわれはカルシウムインディケーターマウスの作製を試み最終的に個体は得られたが，2光子励起顕微鏡観察に必要な強さの蛍光シグナルを得られなかった．したがって，蛍光タンパク質発現の細胞への影響を早い段階で見極め，その後の戦略を練ることが重要である．

　そのために勧めたいのが，発現させたい蛍光タンパク質の安定発現細胞株の作製である．こ

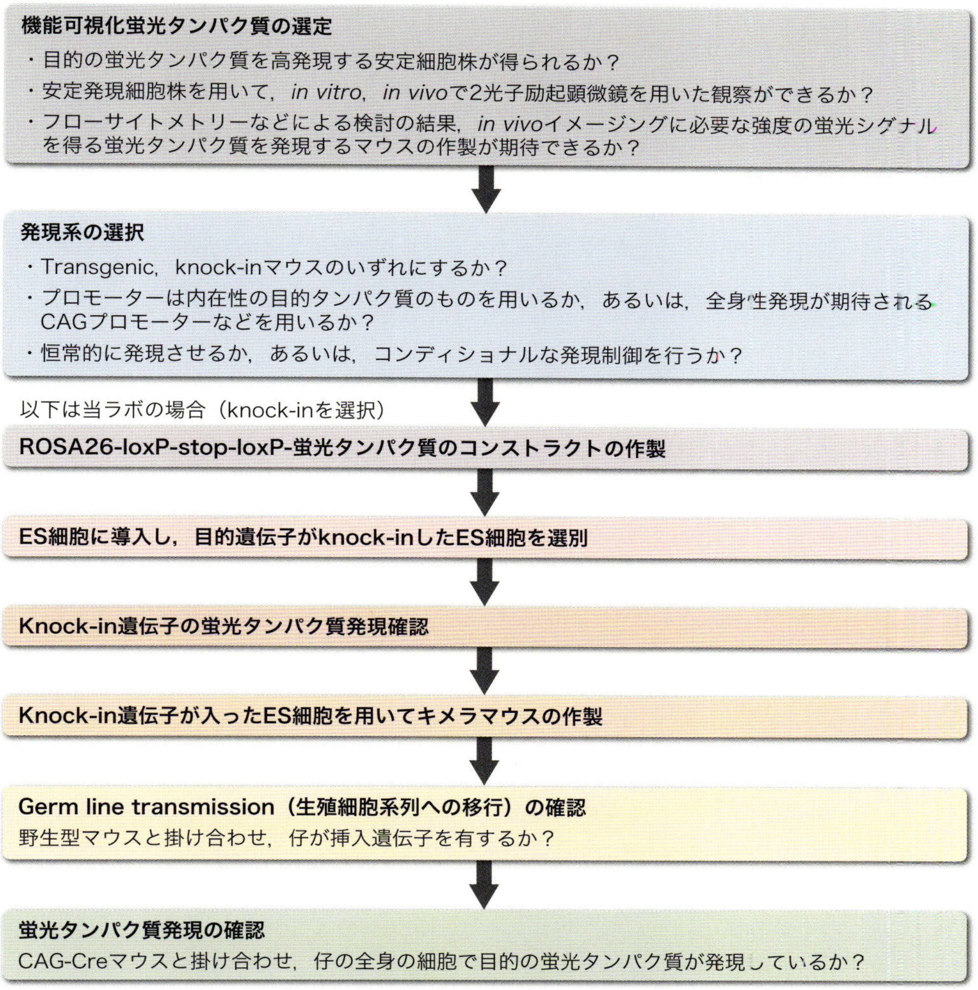

```
┌─────────────────────────────────────────────────┐
│ 機能可視化蛍光タンパク質の選定                    │
│ ・目的の蛍光タンパク質を高発現する安定細胞株が得られるか？ │
│ ・安定発現細胞株を用いて、in vitro, in vivoで2光子励起顕微鏡を用いた観察ができるか？ │
│ ・フローサイトメトリーなどによる検討の結果，in vivoイメージングに必要な強度の蛍光シグナル │
│   を得る蛍光タンパク質を発現するマウスの作製が期待できるか？ │
└─────────────────────────────────────────────────┘
                       ↓
┌─────────────────────────────────────────────────┐
│ 発現系の選択                                      │
│ ・Transgenic, knock-inマウスのいずれにするか？    │
│ ・プロモーターは内在性の目的タンパク質のものを用いるか，あるいは，全身性発現が期待される │
│   CAGプロモーターなどを用いるか？                 │
│ ・恒常的に発現させるか，あるいは，コンディショナルな発現制御を行うか？ │
└─────────────────────────────────────────────────┘
         以下は当ラボの場合（knock-inを選択）
                       ↓
┌─────────────────────────────────────────────────┐
│ ROSA26-loxP-stop-loxP-蛍光タンパク質のコンストラクトの作製 │
└─────────────────────────────────────────────────┘
                       ↓
┌─────────────────────────────────────────────────┐
│ ES細胞に導入し，目的遺伝子がknock-inしたES細胞を選別 │
└─────────────────────────────────────────────────┘
                       ↓
┌─────────────────────────────────────────────────┐
│ Knock-in遺伝子の蛍光タンパク質発現確認           │
└─────────────────────────────────────────────────┘
                       ↓
┌─────────────────────────────────────────────────┐
│ Knock-in遺伝子が入ったES細胞を用いてキメラマウスの作製 │
└─────────────────────────────────────────────────┘
                       ↓
┌─────────────────────────────────────────────────┐
│ Germ line transmission（生殖細胞系列への移行）の確認 │
│ 野生型マウスと掛け合わせ，仔が挿入遺伝子を有するか？ │
└─────────────────────────────────────────────────┘
                       ↓
┌─────────────────────────────────────────────────┐
│ 蛍光タンパク質発現の確認                          │
│ CAG-Creマウスと掛け合わせ，仔の全身の細胞で目的の蛍光タンパク質が発現しているか？ │
└─────────────────────────────────────────────────┘
```

図2 機能可視化蛍光タンパク質の選定から発現マウスを得るまで
これらの工程で通常早くて1年程度を要する

の場合，蛍光タンパク質を発現させるベクターのプロモーターは，マウス作製用でなく一般的なものでも構わない．蛍光タンパク質を高発現する安定細胞株が得られるか否かは，蛍光タンパク質発現マウスを作製したときに，高発現のマウスが得られるかどうかの目安になる．実際われわれの経験では，最終的に2光子励起顕微鏡観察に用いるマウスが作製できたSCAT3.1，hKikGRでは高発現安定細胞株が容易に得られたのに対し，カルシウムインディケーターでは高発現の安定細胞株は得難く，T細胞では安定発現細胞株さえも得ることができなかった．また，暗い蛍光タンパク質も，高い蛍光シグナル発現の細胞株を得ようとするとより大量の蛍光タンパク質の発現を要求することになるためか，低いシグナルの安定細胞株しか得られず，マウスを作製しても非常に弱い発現に留まった．

以上のように in vitro での検討を行うことで，マウスを作製したときにどれくらいの発現量が期待できるか，また，発現個体を得るのに，どれくらいの難易度になるか，ある程度想定できる．一過性の発現細胞株でも種々の検討を行えるが，蛍光タンパク質をマウスで使いこなすためにも安定細胞株を作製し in vitro で使いこなすことを勧める．また，ヒト由来細胞の安定細胞株でもヌードマウスなどの免疫不全マウスに接種すれば，マウス作製前に in vivo での観察に使用することもできる．
　ここで，機能を可視化する蛍光タンパク質の選定から発現するマウスを得るまでの工程とチェックポイントを図2に示す．

蛍光タンパク質の発現制御の選択肢

　どのような条件で観察したい蛍光タンパク質を発現させるのかは非常に重要な点であり，蛍光タンパク質選びとともに熟慮し決定したい．免疫応答の可視化では，表2のようなプロモーターを利用して蛍光タンパク質を発現させるマウスが作製されている．そして，それらの特徴を生かし，細胞系列特異的な発現や分化依存的な発現の解析に活かされている．Knock-in法でこれらプロモーターを用いて蛍光タンパク質を発現させる具体的方法として，①内在性の目的タンパク質プロモーターの直下で蛍光タンパク質のみを直接発現させる（図3 A, B），②内在性の目的プロモーターを利用し，その目的タンパク質とともに蛍光タンパク質を共発現させる（図3 C），③目的のプロモーターが働いたときに，遺伝子組換えにより，その後蛍光タンパク質を持続して発現させる方法（図3 D）などがある．
　前記②のように，内在性の目的プロモーターを利用し，その目的タンパク質とともに蛍光タンパク質を共発現させて観察したい場合，従来，IRES（internal ribosomal entry site）が使用されてきた．IRESはmRNA上でrRNAの結合を促し，下流の翻訳を開始させる機能性配列である．しかし，この方法の問題点はIRESの後ろのタンパク質の発現量が，手前のタンパク質発現よりも低く，その程度がケース・バイ・ケースで予測困難なことである．一方，最近になって用いられはじめた2A配列では，共発現させたいcDNAに2A配列を挟んで結合すると，2A配列で連結されたタンパク質が生成した直後に2A配列ペプチドで切断されるため，2つの遺伝子を同量発現できる[15]．さらによいことに，2A配列を2つ，3つ…と用いることで3つ以上の同時発現も可能である[16]．ただし，目的のタンパク質と蛍光タンパク質を共発現させた場合，蛍光タンパク質と目的タンパク質の発現・成熟と分解のタイムラグに注意が必要である．

表2　蛍光タンパク質の発現条件を規定するプロモーター選択（免疫応答の可視化の場合）

コンセプト	プロモーター	参考文献
細胞機能依存的	GranzymeB，LysMなどの内在性プロモーター	6，7
ケモカイン受容体発現依存的	CX3CR1などの内在性プロモーター	8
サイトカイン産生依存的	IL-2，IL-4などの内在性プロモーター	9，10，11
転写因子特異的	Foxp3などの内在性プロモーター	12，13
全身性発現	CAGなど	14

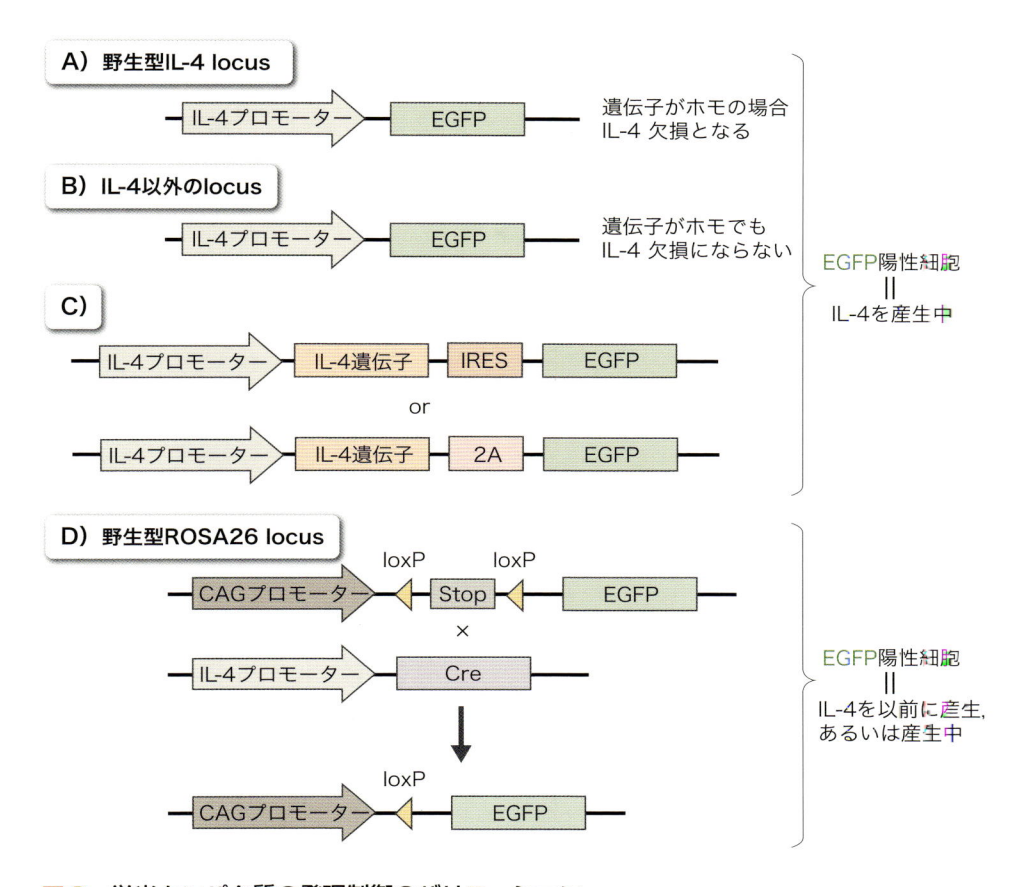

図3 蛍光タンパク質の発現制御のバリエーション

例をIL-4にて示す．**A)** 野生型のIL-4 locusで内在性のIL-4プロモーターの直下にEGFPを挿入し，EGFP発現をIL-4産生依存的に制御する（IL-4はノックインノックアウトとなる）．この発現制御の場合，挿入遺伝子がヘテロのマウスを用いる．ホモの個体はIL-4プロモーター依存的にEGFPを発現するがIL-4を産生できないため，IL-4欠損マウスとなる．**B)** IL-4プロモーターでEGFPを誘導する挿入遺伝子を，ROSA26にknock-in，あるいはtransgenicで無選択にゲノムに挿入した場合は，挿入遺伝子がホモの個体の場合もIL-4は内在性にプロモーターで産生されるためIL-4欠損にはならない．**C)** IL-4プロモーターの直下でIL-4とともにEGFPをIL-4産生依存的に発現制御する．**D)** ROSA26 locusにknock-inしたCAG-loxP-stop-loxP-EGFPは，そのままではEGFPを発現しないが，Creタンパク質が存在するとloxP-stop-loxPがdeleteされ，CAGプロモーターでEGFPが発現するようになる．Creを発現させるプロモーターを種々選ぶことで，目的のイベントが起こったときに，EGFPを発現させることができる．また，このEGFP発現は一度ONになると恒常的なため，EGFP陽性細胞は，IL-4を以前に産生したことがあるかあるいは，現在産生中の細胞である．一方，A, B, CのEGFP陽性細胞は，現在IL-4を産生しているか，産生終了直後の細胞である

目的のタンパク質がすでに消失しているにもかかわらず，蛍光タンパク質が陽性であるため目的のタンパク質が発現しているように解釈するという勘違いも見受けられる．

一方，IRESを用いて十分な蛍光タンパク質発現が得られなかった場合，あるいは目的タンパク質と蛍光の存在を同期させたい場合，図3には示さなかったが，目的タンパク質と蛍光タンパク質の融合タンパク質発現も行われる．しかしこの場合，蛍光タンパク質の結合が，分子機

能の障害だけでなく，その生成および分解過程にまで影響を及ぼす可能性があるため，この方法は最終的な選択肢とすることを勧める．

③の方法は，細胞系列特異的な蛍光タンパク質発現マウスを作製する場合にも使用し，後述のようにわれわれもこの方法を使用している．Creが存在すると隣り合うloxPの間がdeletionされるため，Cre存在下でのみstopコドンがなくなることで，蛍光タンパク質が発現するようになるという仕組みである[17]．したがって，細胞系列特異的にCreを発現する細胞を用いれば，細胞系列特異的な蛍光タンパク質発現マウスが得られる．

準備

以下の検討をもとに，マウスの作製にとりかかる．まずはベクターの準備である．

蛍光タンパク質発現マウス作製用コンストラクト

種々の細胞系列特異的な発現が可能であり，また安定した発現が期待できるROSA26 locus knock-inターゲティングベクター〔Dr. Klaus Rajewsky（Immune Disease Institute, Harvard Medical School）から分与〕を修飾してわれわれは用いている．以下に詳細を述べていく．

- **Knock-in遺伝子の挿入遺伝子部位** ROSA26 locusは，遺伝子座が常に開いており，発現させたい細胞系列にかかわらず安定な遺伝子発現を可能にするため，よく用いられている．

- **蛍光タンパク質発現プロモーター** 発現させたい蛍光タンパク質のcDNAをROSA26 locusに挿入しておくだけでも，ROSA26 locus自身のプロモーター活性で蛍光タンパク質の発現を全身に誘導できる．しかし，より強い発現を得るために，われわれはCAGプロモーターで蛍光タンパク質を発現させている．CAGプロモーターは，大阪大学の宮崎らが哺乳動物細胞でタンパク質を普遍的に発現させるために開発した最強のプロモーターの1つであり，広く使用されている[18]．

- **細胞系列特異的な蛍光タンパク質発現** 細胞系列特異的な蛍光タンパク質発現を可能にするために，細胞系列特異的Cre発現マウスとの交配を前提に，前述のloxP-stop-loxPを用いる（図4）．loxP-stop-loxPの後ろに種々蛍光タンパク質のcDNAを組み入れている．なお，細胞系列特異的な発現マウスを得る方法として，Cre-loxPシステムに並び，FLP-FRPシステムも同時に使用されている．同方向のFRP配列で遺伝子を挟んだ場合は，Flippase（FLP）recombinaseが存在すると，FRP配列間の遺伝子がCre-loxPシステム同様除去される．一方，逆方向のFRP配列で遺伝子を挟んだ場合は，FRP配列間の遺伝子がひっくり返る．FRT-stop-FRTやFRT-薬剤耐性遺伝子-FRTのようなコンストラクトを作製して用いられる．

- **PolyA** PolyAはcDNAから転写されたRNAを安定化させるため，より強い発現が期待されるので，蛍光タンパク質の後ろにはウサギのpolyAを導入する．

- **より強い発現を得るために** 最近，Zengらは，①ROSA26のみ，②ROSA26＋CAGプロモーター，③ROSA26＋CAGプロモーター＋ウッドチャック肝炎ウイルス由来のWPRE配列，と段階的に脳組織における蛍光タンパク質の発現が増加することを報告している[19]．一方，WPRE

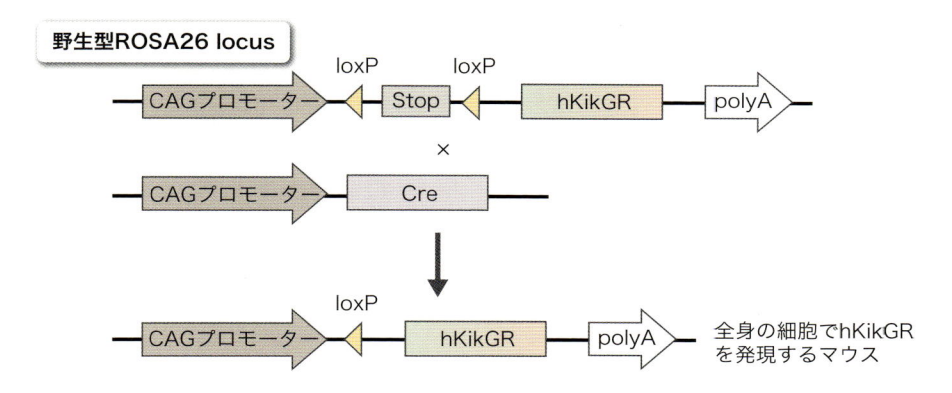

図4　ROSA26-knock-inベクターを用いた機能可視化蛍光タンパク質の発現メカニズム

ROSA26-knock-inベクターのloxP-stop-loxPの後ろに，発現させたい蛍光タンパク質のcDNAを挿入する．ここでは，代表として，hKikGRを挿入した場合を示す．ROSA26 locusにknock-inしたCAG-loxP-stop-loxP-hKikGRは，そのままではhKikGRを発現しないが，例えばCAG-Creと掛け合わせるとloxP-stop-loxPがdeleteされ，全身の細胞でhKikGRが恒常的に発現するようになる

配列を追加しても，蛍光タンパク質の発現増強は認められないという情報もあり，WPRE配列による発現増強は臓器に依存する可能性もある．また，CAGプロモーターをROSA26と反対向きに入れた方が発現量が高くなるという情報もあり，われわれも現在検討中である．

プロトコール

1. ROSA26-loxP-stop-loxP-蛍光タンパク質遺伝子導入マウスの作製

以上をふまえ，ROSA26-loxP-stop-loxP-蛍光タンパク質遺伝子導入マウスは以下の手順で作製した．

❶ ROSA26-loxP-stop-loxP-蛍光タンパク質を入れたターゲティングベクターの作製．

❷ ES細胞に導入し，目的遺伝子がknock-inしたES細胞を選別．

❸ Knock-in遺伝子の発現確認．

❹ Knock-in遺伝子が入ったES細胞を用いてキメラマウスの作製．

❺ Germline transmissionの確認．

これらの詳細は，一般的な遺伝子組換えマウスの作製と共通する部分が多いので，**実践編13**を参照されたい．

2. 蛍光タンパク質発現マウスの作製

ROSA26-loxP-stop-loxP-蛍光タンパク質遺伝子導入マウスが完成したら，いよいよ蛍光タンパク質発現マウスの作製に進んでいきたい．

- **細胞系列特異的蛍光タンパク質発現マウスの作製**　作製したROSA26-loxP-stop-loxP-蛍光タンパク質遺伝子導入マウスを，細胞系列特異的に働くプロモーターでCreを誘導するマウスと掛け合わせることにより，細胞系列特異的に蛍光タンパク質の発現が得られる（図3D）．細胞系列特異的なCre発現マウスと掛け合わせて得られた，蛍光タンパク質発現マウスの形質は仔には伝わらないため，常にROSA26-loxP-stop-loxP-蛍光タンパク質遺伝子とCreを同一個体で有しているマウスを，交配やスクリーニングで得る必要がある．

- **全身の細胞で蛍光タンパク質を発現するマウスの作製**　一方，全身で発現させてしまってよい場合は，全身の細胞でCreを発現しているCAG-Creマウス（すべての細胞のloxP-stop-loxPを飛ばしてしまうという意味で，オール・デリーターとよばれることもある）と掛け合わせる．この場合，生殖系細胞でもloxP-stop-loxPが除去され恒常的に蛍光タンパク質が発現するようになるため，この全身発現形質は仔にも引き継がれる（図4）．全身発現とは言え，このマウスでも細胞特異的な発現量の違いがあり，例えば血球系細胞に比べ間葉系細胞の発現レベルは高い．また，血球系細胞のなかでもT，およびB細胞での発現は低く，樹状細胞およびマクロファージで発現が高い．

　なお，われわれは作製した蛍光タンパク質を発現するマウスをできるだけ早く実験に用いるため，作製したROSA26-loxP-stop-loxP-蛍光タンパク質遺伝子導入マウスと野生型マウス，および直接，前述のCAG-Creマウスとも掛け合わせ，germline transmissionと蛍光タンパク質発現の確認を同時に行っている．

- **ROSA26-knock-inマウスの優位点と限界**　ROSA26-knock-inによって蛍光タンパク質発現マウスを作製する利点は，transgeneが挿入される領域によってある細胞系列では発現するがある細胞系列では発現しないという，transgenicマウス作製時に認められる導入遺伝子発現の不確実性を回避できる点である．ROSA26-knock-inマウスでは，第6染色体のROSA26 locusに導入遺伝子は1カ所だけ挿入されるため，遺伝子型がホモの個体では発現は確実に2個の遺伝子由来になり発現は上がりシグナルは強くなる（図5）．しかし一方で，ROSA26 locusでの発現で必要な強さの蛍光シグナルが得られない場合には，それ以上に発現量を上げることは難しい．複数のマウス系統を作製してスクリーニングしなければならないが，目的遺伝子の直下で蛍光タンパク質を誘導するtransgenicマウスの方が一般的に高い蛍光タンパク質発現のマウスを得られる．さらに，ROSA26 locus自体をクローニングしたBAC-transgenicマウスでは，より強い発現を得られる可能性がある．別の問題として，ROSA26-knock-inマウスから細胞系列特異的な蛍光タンパク質発現マウスを得るためには，交配に用いる目的のCreマウスが必要であり，これが手に入らなければマウスを自ら作製しなければならない．蛍光タンパク質の発現は，CreマウスのCre発現の細胞特異性に依存するため，目的の細胞だけがきちんと蛍光タンパク質を発現する，という期待したマウスが得られないこともある．このような場合，汎用性は下がるが，目的のプロモーターで直接蛍光タンパク質を発現誘導するマウスを作製した方が確実であり，目的に応じてつくり分けるのがよい．

- **蛍光タンパク質発現のタイミング**　細胞分化のどのタイミングで，蛍光タンパク質の発現が開始されるかが，発現量が決まる重要なポイントになる場合がある．われわれが経験した具体例は，ROSA26-loxP-stop-loxP-SCAT3.1マウスとCAG-Creマウスを掛け合わせたマウスの腸

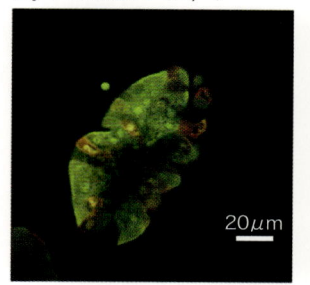

A) γ線照射後（KI/−）　　**B)** 非処置（KI/KI）

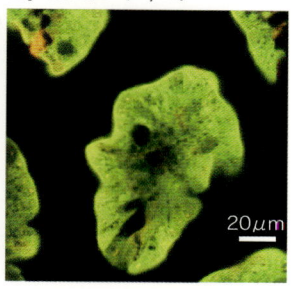

図5　SCAT3.1発現マウスを用いた *in vivo* 細胞死の観察
全身の細胞でSCAT3.1を発現するSCAT3.1-knock-in（KI）マウスの腸管を摘出し，そのまま，腸管上皮を2光子励起顕微鏡で観察した．**A)** 1Gy（致死量の約1/10）のγ線を照射したSCAT3.1（KI/−）マウスの小腸上皮．**B)** 非処置のSCAT3.1（KI/KI）マウスの小腸上皮．それぞれ，小腸上皮の絨毛が輪切りになって見えている．死んでいる小腸上皮細胞が茶色に観察される（A）．SCAT3.1のヘテロ挿入（KI/−）に比べ，SCAT3.1のホモ挿入（KI/KI）では強い蛍光が観察されている（文献3より転載）．

管上皮細胞は，非常に強いSCAT3.1の発現を示したが（図5），腸管上皮特異的なVillin-Creマウスと掛け合わせたマウスでは，とても低い発現しか認められなかった．腸管上皮細胞のように，特に入れ替わりが早い細胞の場合，Villinのように終末分化後にしか発現しないようなプロモーターの誘導では，蛍光タンパク質の十分な蓄積量を得られる前に，細胞が入れ替わってしまい，結果として低いシグナルしか示さなくなる．蛍光タンパク質の発現量は，その産生と分解のバランスのうえでの蓄積量であることを常に念頭に置いておく必要がある．

細胞内シグナリングの可視化，および細胞毒性の高い蛍光タンパク質発現マウスを作製するには

細胞内シグナリングにかかわる蛍光タンパク質を発現するマウスは得にくいと前述したが，それを回避する方法があることを最後に述べたい．胎生致死のみを回避すればよい場合は，生存にかかわる細胞には発現せず，目的の細胞系列だけにCreを発現するマウスと交配すればよい．

マウス誕生時から目的細胞に蛍光タンパク質を発現してしまうと不都合が生じる場合は，コンディショナルな遺伝子発現系を用いれば蛍光タンパク質を蛍光観察に使用する直前に発現させることができる．CAG-Esr1-Cre（CAG-ERT2-Cre）マウス（詳細はThe Jackson LaboratoryのHPを参照）は，エストロジェン誘導体のタモキシフェンを投与すると，Creを発現するマウスである．ROSA26-loxP-stop-loxP-蛍光タンパク質マウスとCAG-Esr1-Cre（CAG-ERT2-Cre）マウスを掛け合わせたマウスにタモキシフェンを投与すると，すべての細胞で蛍光タンパク質の発現が誘導される．もし，細胞系列特異的にタモキシフェンでCreを発現させたい場合，目的の細胞系列特異的なプロモーターにEsr1-Cre（ERT2-Cre）をつないだマウス

の作製が必要であるが，これは現実的に可能である．他のコンディショナルな発現系として，Tet-onの系も用いられている．これは，テトラサイクリンの投与時のみ，導入遺伝子を発現可能なシステムである．

おわりに

　以上，目的とする条件下で細胞機能を可視化する蛍光タンパク質を発現するマウスの作製について紹介した．紙面の都合上，詳細な解説が不足している部分もあるが，問題に直面したときの考え方は，随所に盛り込んだつもりである．「やってみるまでわからない」ことはもちろんであるが，作製計画段階でできる限りの方策をしておくのがよい．われわれは現在，本稿で紹介したマウスを組合わせて用い，細胞が存在した「場」という位置情報を特定しながら，その細胞の動態と機能発現を同時に可視化できる観察技術の確立と，それによってのみ観察できる免疫応答現象の解明に挑戦している．今後さらに，細胞シグナリング，あるいは分化特異的な蛍光タンパク質発現マウスを組合わせて用いることで，生命現象の可視化の可能性は大きく拡がっていくと考えている．

◆ 文献

1) Huang, A. Y. et al.：Immunity, 21：331-339, 2004
2) Sumen, C. et al.：Immunity, 21：315-329, 2004
3) Tomura, M. et al.：Int. Immunol., 21：1145-1150, 2009
4) Tomura, M. et al.：Proc. Natl. Acad. Sci. USA, 105：10871-10876, 2008
5) 『生きたままの姿を見る4Dイメージング』（石井 優／企画），実験医学 Vol.29-No.16，羊土社，2011
6) Jacob, J. & Baltimore, D.：Nature, 399：593-597, 1999
7) Clausen, B. E. et al.：Transgenic Res., 8：265-277, 1999
8) Jung, S. et al.：Mol. Cell. Biol., 20：4106-4114, 2000
9) Naramura, M. et al：Immunity, 9：209-216, 1998
10) Mohrs, M. et al.：Immunity, 15：303-311, 2001
11) Mohrs, K. et al.：Immunity, 23：419-429, 2005
12) Zhou, X. et al.：J. Exp. Med., 205：1983-1991, 2008
13) Miyao, T. et al.：Immunity, 36：262-275, 2012
14) Niwa, H. et al.：Gene, 108：193-199, 1991
15) de Felipe, P. et al.：Trends Biotechnol., 24：68-75, 2006
16) Hasegawa, K. et al.：Stem Cells, 25：1707-1712, 2007
17) Nagy, A.：Genesis, 26：99-109, 2000
18) Niwa, H. et al.：Gene, 108：193-199, 1991
19) Madisen, L. et al.：Nat. Neurosci., 13：133-140, 2010

研究発表編
―データ解析とプレゼンテーション―

研究発表編

1

in vivo イメージングで得られる 4D データの解析の仕方
Imaris・Volocity の使い方

岩本依子，菊田順一

2光子励起顕微鏡の登場により，生物を生かしたまま観察する4Dイメージングが可能となり，生体内での細胞の動態をリアルタイムで観察できるようになった．しかしながら，その観察結果を学会発表や論文データとして使用するには，定性に傾きがちな画像情報に，定量性を付加していくことが重要となる．定量化にはさまざまな画像解析ソフトが開発されているが，本稿では，アンドール社（日本ではカールツァイス社が代理店）の「Imaris」と，パーキンエルマー社の「Volocity」を用いて，イメージング画像の編集・解析の仕方について概説する．

はじめに

in vivo イメージングの最大のメリットは，生きた細胞の「動き」の情報を得ることができる点である．細胞のXY方向の動きに，Z（奥行き）方向の動き，さらに時間軸（t）を加えた"4D"で撮影したイメージング画像を動画に編集すれば，「細胞が動いているかどうか」ということは誰が見ても明らかであるが，「細胞がどの程度（どのように）動いているのか」ということを科学的に評価するためには，イメージング画像を定量化しなければならない（例えば，細胞の移動距離や移動速度など）．

定量化にはさまざまな画像解析ソフトが開発されているが，本稿では，アンドール社（日本ではカールツァイス社が代理店）の「Imaris」と，パーキンエルマー社の「Volocity」を用いて，これらの基本的な使い方を中心に，撮影したイメージング画像から動画を編集する方法，「細胞のトラッキング」機能で画像のドリフト（ブレ）を補正したり，細胞の動態を解析したりする方法などを概説する．

Imarisによる画像編集・解析

1. 画像の表示

Zスタックやタイムシリーズを取得したデータは，それ自体が時空間情報をもったシリーズ画像として保存されており，Imarisではそれらをひとまとまりに読み込むことになる．各社顕微鏡の形式に対応している．

1）2D画像の表示

Imarisを起動し，画面上方 main toolbar より〈Slice〉ボタン（図1①）をクリックし［Slice］画面を開いた後，〈Open〉ボタン（図1②）より目的の画像ファイルを開く．

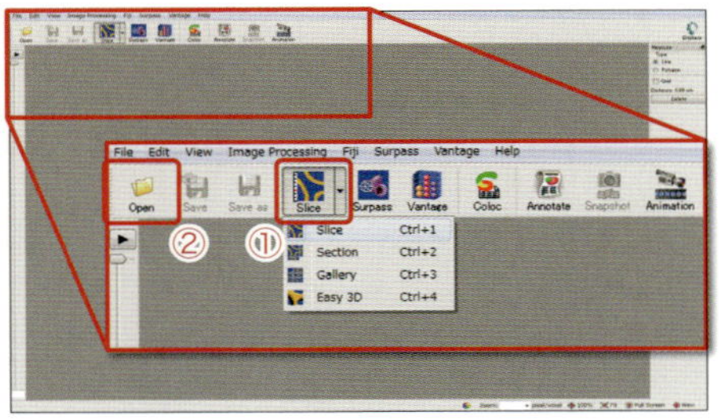

図1　Imarisで画像を開く

224 ｜ *in vivo* イメージング実験プロトコール

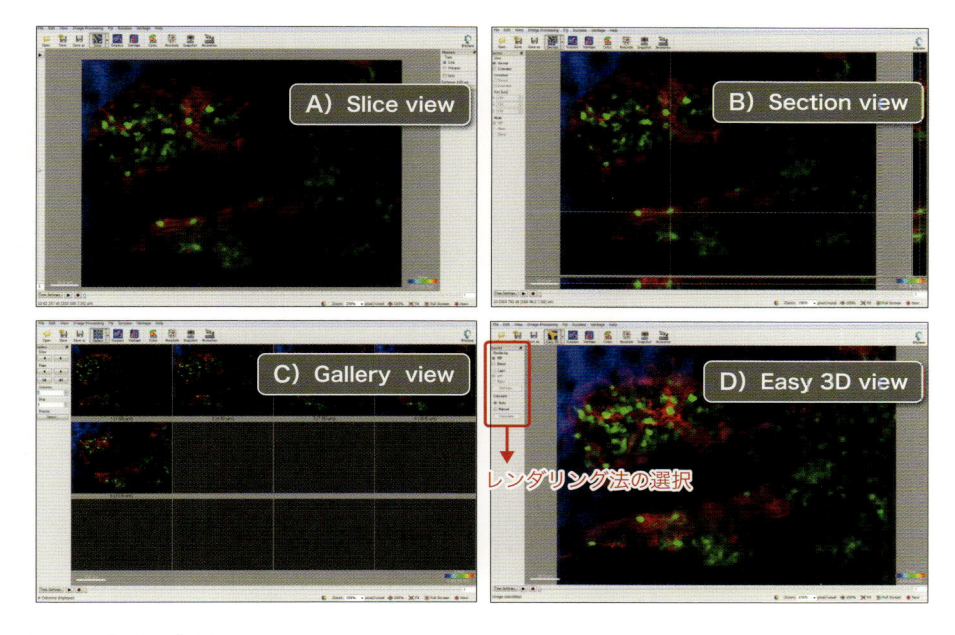

図2　[Slice] 画面
Slice/Section/Gallery/Easy 3Dの4種のviewがある

2) 3D画像の表示

[Slice]画面では，Slice/Section/Gallery/Easy 3Dの4種のviewがある．Slice（図2A）では中央に2D断層画像が表示される．左のコントロールバーをスクロールすることでZ軸を変えることができる．Section（図2B）では中央にXY平面，下方にXZ平面，右方にYZ平面が表示される．Gallery（図2C）では開いたファイルに含まれるシリーズ画像が一覧で，またEasy3D（図2D）ではZ軸を重ね合わせたvolume rendering画像が表示される．レンダリング*法は，MIPとblendがあるが，通常最大値を投影したMIP表示を使用する．

ツールバーの〈Surpass〉ボタン（図3①）をクリックすると，3D画像が表示される．

[Surpass]画面は，Main screen，Surpass tree，Creation/Editingの3つのパネルで構成される．

[Surpass]画面には〈Select〉と〈Navigate〉の2つのポインターモードがあり，右端の〈Pointer selection〉（図3②）で選択できる．

＊　レンダリング

共焦点顕微鏡や2光子励起顕微鏡で取得された光学セクショニング画像は，取得された複数枚の二次元のピクセル単位で輝度情報をもった画像の集合体であるため，あくまで二次元の情報としてしか解析処理ができない．そのため，三次元解析処理ソフトでは必ずこの二次元平面の輝度情報を三次元のひとつながりの情報として処理する（三次元として処理された画像の最小単位を一般的にボクセルと表現）．
そのレンダリング処理のなかでもMIP（maximum intensity projection）の表現が多く利用される．この表現は，見ている任意の方向から奥行き方向に向かって最も輝度の強いピクセルを手前側に投影するように表現する（最大輝度投影法）．

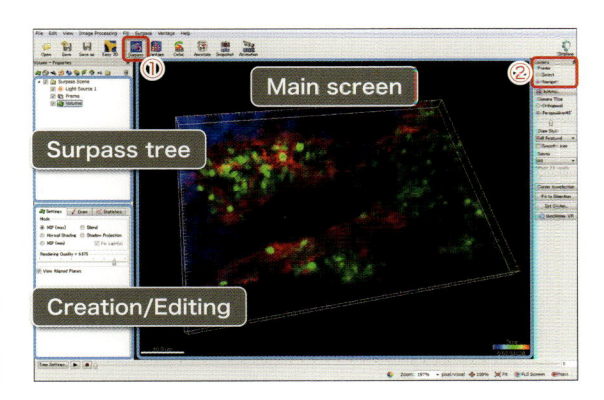

図3　[Surpass]画面での3D画像の表示
[Surpass]画面はMain screen・Surpass tree・Creation/Editingの3つのパネルから成り立つ

1) in vivoイメージングで得られる4Dデータの解析の仕方

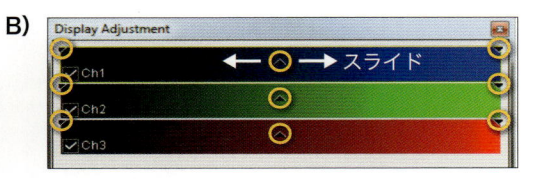

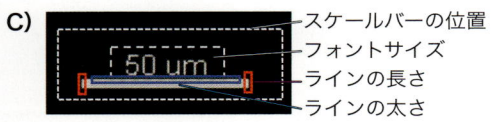

図4 Edit プルダウンメニューからの編集
A) Edit プルダウンメニュー．丸数字は本文の見出しに対応．**B)** ［Display Adjustment］画面．ゲインの調節を行う．**C)** スケールバーの表示

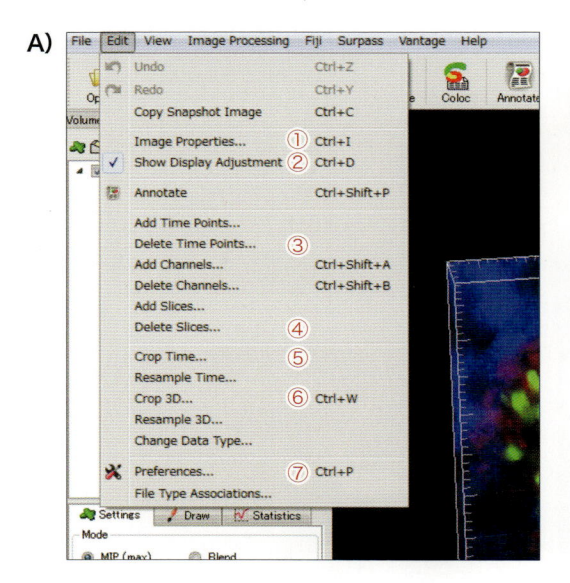

Navigate モードでは，画像を動かすことが可能となる．左クリックで画像の回転，右クリックで水平移動，右左同時クリック（またはセンターホイール）で拡大・縮小ができる．

Surpass tree パネルで〈volume〉を選択すると，Creation/Editing パネルの Settings タブでレンダリング法を選択できる．ここでも通常は MIP 表示を用いる．

2. 画像の編集

続いて，主に使用する画像編集機能について説明する．
1）Edit プルダウンメニューからの編集（図4 A）
① **画像情報の編集**：ツールバーから Edit→Image Properties を開き Geometry 内の all equidistant time points より，start time を 0:00:000 にあわせ（default では実際の撮影日時が表示されている），time interval は実際の撮影間隔にあわせる．
② **色調の調節**：同様に Show Display Adjustment をクリックすると［Display Adjustment］画面（図4 B）が表示される．

中央の▲はゲインに相当し，スライドさせることでコントラスト調整ができ，上方両端の▼はオフセットに相当し，スライドさせることで明るさを調整することができる．

Ch 表示部をクリックすることで，チャンネルの名前を変更したり，色を変えることも可能である．
③ **時間軸の調節**：Delete Time Points から時間軸の不要な部分を削除する．
④ **スライスの調節**：Delete Slices から Z 軸の不要な部位を削除する．
⑤ **時間軸の切り取り**：Crop Time を用いても時間軸の切り取りができる．
⑥ **画像の切り取り**：Crop 3D から XY 平面の必要部分を切り取る．
⑦ **初期設定の変更**：Preferences からはさまざまな初期設定を行う．

スケールバーを表示するには，［Preferences］画面の Display タブより〈Show scale bar〉〈Show scale bar lavel〉〈Show time〉にチェックを入れる．

図4 C に示す部位上でマウスをドラッグすることで，それぞれ位置やサイズを変更できる．編集途中で位置やサイズが変わるので，保存直前に微調整を行う．
2）ノイズの除去
メディアンフィルタ法（突出値を除去）とガウシアンフィルタ法（全体を平均化）でのノイズ除去が可能である．

ツールバーから Image Processing→Smoothing を

選択し，フィルタサイズを調整し〈OK〉をクリックするとノイズ除去が行われる．

ノイズ信号を除去できるが，微細な細胞輪郭も失われるため，観察対象によっては不適なこともある．

3. 画像情報の解析

1) 2D画面での距離測定

[Slice]画面のSlice view（図2A）では右側にMeasureパネルが表示されており，〈Line〉を選べば，選択した2点間の距離が表示される．〈Polygon〉では，多点の選択が可能になり，細胞周囲径の測定などが可能である（図5A）．

2) 3D画像での解析

Imarisでは主に3Dの高精細ビジュアライズをベーシックの機能とし，そこから構造物の面積や体積の測定，細胞数カウントなど，輝度情報をもとに自動で行うことができる．

さらに，オプションの機能と連動させることでトラッキングやフィラメントのトレースなどさまざまな画像に対して解析が可能だが，特に輝度情報をもとに自動解析と手動解析を組合わせるツールが豊富に揃っていること，また，解析項目を利用したさまざまなフィルタリング機能があるため，最大限自動で目的のオブジェクトに対しての定量的情報抽出が可能になる．データ容量がかなり大きいファイルを取り扱える工夫もされている．

また，標準の解析項目では解析が困難な場合や，独自の解析項目を追加したい場合には，別のMATLAB（MathWorks社）やImageJなどのプログラミングソフトと連携させて解析をしていくことが可能である．

これらのオプションソフトウェアを自由に組合わせることで，Imarisは現在最も多くの3D，4D解析が可能なソフトウェアといえる．

ここでは，そのなかでも in vivo 4Dイメージングで多く使われる，トラッキング（細胞追跡）ならびにドリフト補正，球体情報解析の操作を紹介する．

・トラッキング

[Surpass]画面でSurpass tree内の〈Spot〉アイコン（図5B）をクリックすると，Creation/Editingパネルに Creation wizardが表示されるので，①〜⑥の手順でトラッキングの設定を行う（図5C）．

① 球体認識の設定を行う．〈Segment only a Region of Interest〉〈Different Spot Sizes〉はチェックせず（任意の3D空間内でのみトラッキングする場合はチェックする），パネル下方の〈Next〉ボタンをクリックする．

② ついで，認識する球体Channel（注目する細胞の色を選択）およびSize（通常はソフトが自動設定する値でよいが，多核細胞など大きな細胞をターゲットにする場合はそれに応じて調整する）を入力し，〈Next〉ボタンをクリックすると，ソフトが球体を自動認識し，認識した球体上に球形が表示される．

③ パネルに表示されたスペクトルデータ上の黄色のバーを左右にドラッグすることで，認識閾値の調節を行う．

④ 〈all visible Channel〉を選択する．

⑤ 軌跡認識の設定を行う．通常デフォルトの設定でよい．

⑥ 軌跡の認識閾値の調節を行う．軌跡の長さや時間などによってソートできるので，球体認識と同様に黄色のバーをドラッグし，認識閾値を調節する．

設定が終了したら，〈Finish〉ボタンをクリックすると，球体とその軌跡が画像上に表示される．

・画像のドリフト（ブレ）補正

下記の操作で動物の呼吸や心拍・体動などによる画像のブレを補正することができる．

球体・軌跡の表示が終了するとCreation/Editingパネルに[Editing]画面が表示される．

Edit Tracksのタブを開くと（図6A），それぞれの球体の軌跡が時系列で表示される．

ポインターモードを〈Select〉にし（図3②参照），動画を確認しながら，実際は生体内で静止していると思われる球体を画像上で選択する．

〈Correct Drift〉ボタンをクリックすると，選択し

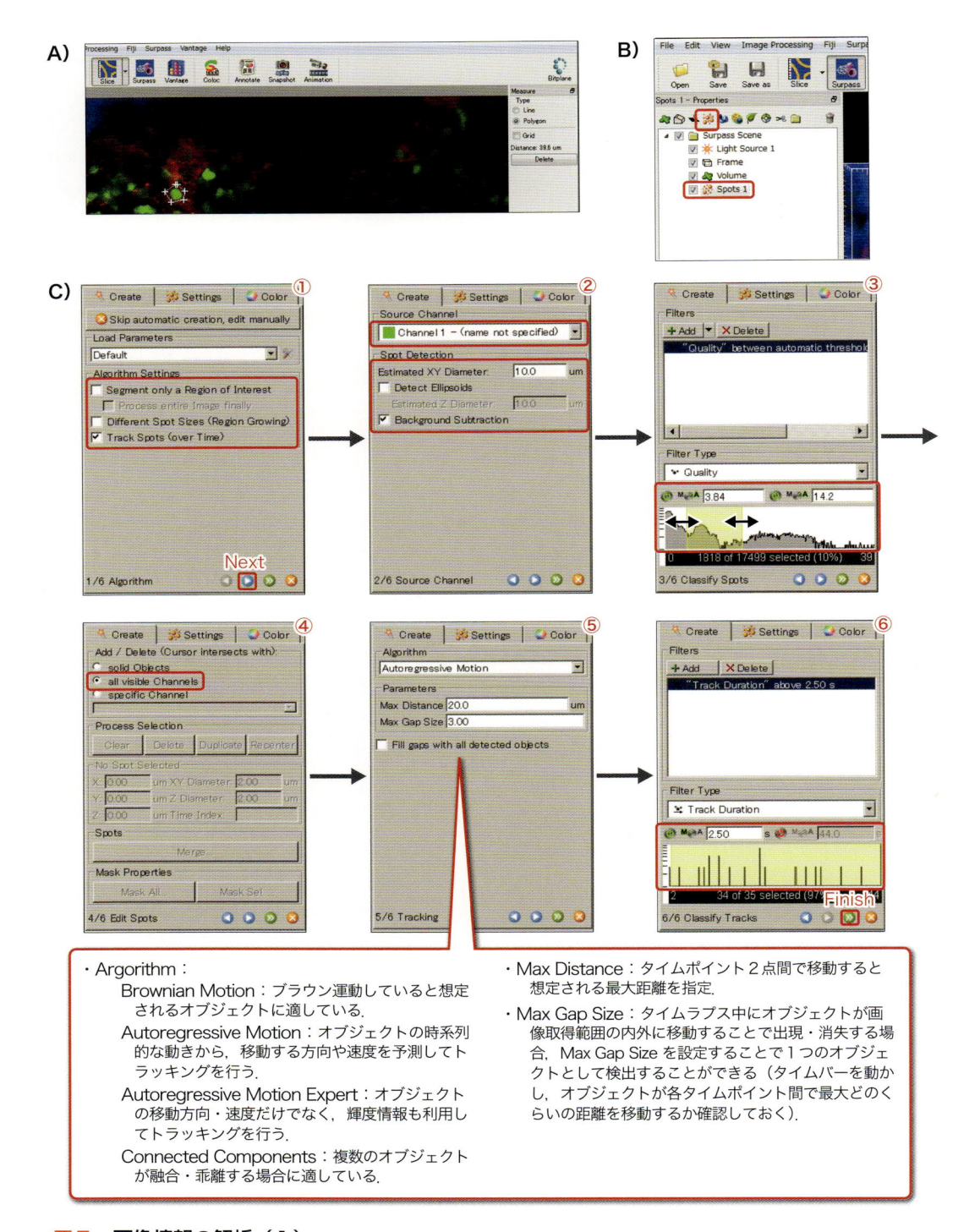

図5 画像情報の解析（1）
A) 2D画面での距離測定，細胞周囲径の測定．B) 3D画面でのトラッキング．C) トラッキングを行うためのCreation wizard

・Argorithm：
  Brownian Motion：ブラウン運動していると想定されるオブジェクトに適している．
  Autoregressive Motion：オブジェクトの時系列的な動きから，移動する方向や速度を予測してトラッキングを行う．
  Autoregressive Motion Expert：オブジェクトの移動方向・速度だけでなく，輝度情報も利用してトラッキングを行う．
  Connected Components：複数のオブジェクトが融合・乖離する場合に適している．

・Max Distance：タイムポイント2点間で移動すると想定される最大距離を指定．
・Max Gap Size：タイムラプス中にオブジェクトが画像取得範囲の内外に移動することで出現・消失する場合，Max Gap Size を設定することで1つのオブジェクトとして検出することができる（タイムバーを動かし，オブジェクトが各タイムポイント間で最大どのくらいの距離を移動するか確認しておく）．

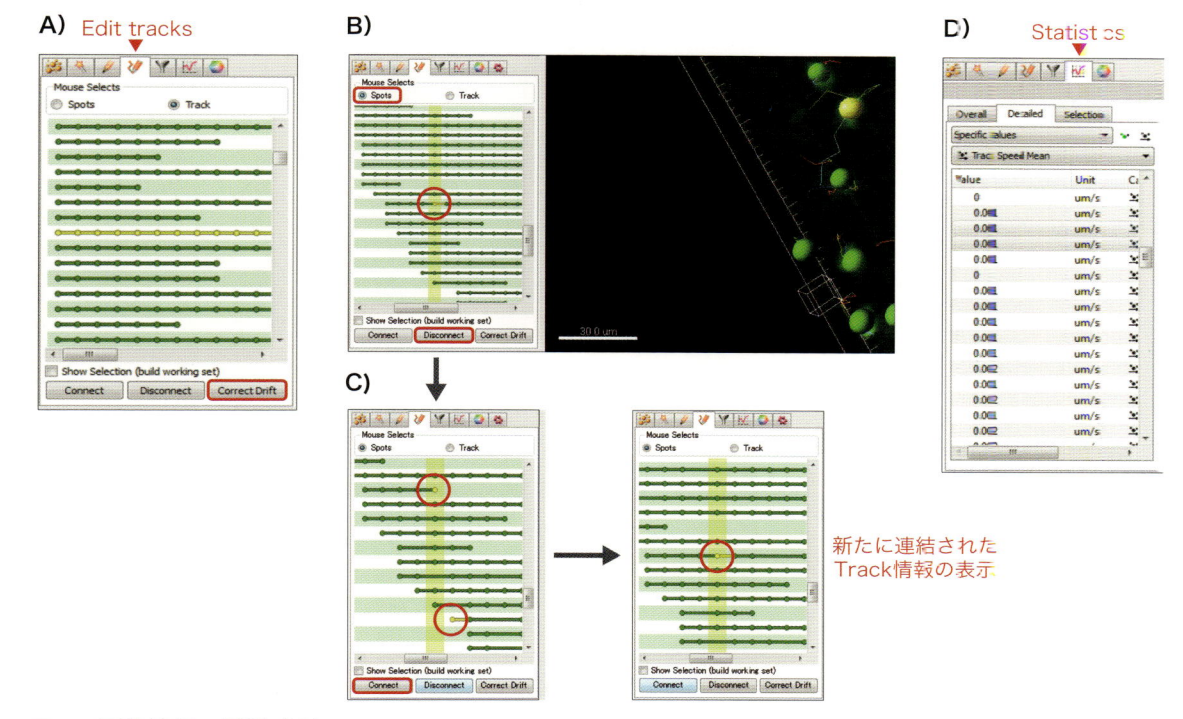

図6　画像情報の解析（2）
A）3D画面での軌跡の表示．B）間違ったSpot間の切り離しをしたい場合．C）本来連結されるべきSpotを連結したい場合．
D）細胞速度，球体情報の表示

た球体の動きが打ち消され画像のブレが補正される．

・**軌跡の補正**

　このとき球体の軌跡はソフトにより自動認識されているが，誤認識されていることもあるので，人の目で確かめることが必要である．手動での球体の追加・削除はAdd/Deleteタブを開き，Shiftキーを押しながら追加もしくは削除したい部位をクリックすることで行える．動画上で選択した球体の軌跡を確認し，途中で他の細胞の軌跡と混ざりあってしまっているようであれば，Edit Tracksタブを開き，その部位のspotを選択し，〈Disconnect〉をクリックすると結合が解除される〔Mouse Selectsを〈Spots〉にしておく（図6B）〕．逆に途中で軌跡が途切れてしまっているようであれば，離れてしまっている2つのspotをControlキーを押しながら選択し，〈Connect〉をクリックすると結合される（図6C）．

・**球体情報の解析**

　下記の操作で細胞のような球体の移動速度・移動距離などの定量を行うことができる．

　[Editing]画面にてStatisticsタブを開くと（図6D），細胞速度，球体情報が表示される．

　Statisticsタブ下のDetailedタブでは，表示されたすべての球体の情報が表示される．Selectionタブでは選択した球体のみの情報が表示される．複数個の球体を選択し，興味のある細胞のみの情報を選択して表示することも可能である．

・**解析情報の書き出し**

　Statisticsタブ下方に2つのアイコンがあり（図7），右の〈Export All Statistics to File〉では，現在選択中の球体全ての情報が，左の〈Export Statistics on Tab Display to File〉では選択中のタブの情報のみがExportされる．Save as typeでMS Excelを選べば，自動的にデータがExportされ，Excelが立ち上がる．

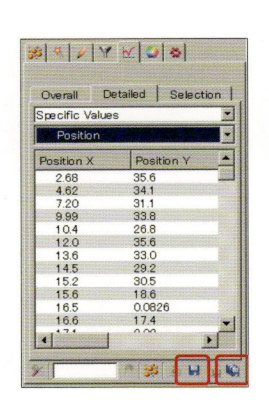

図7　解析情報の書き出し

図8　画像の保存

4. 画像の保存

1）編集途上での保存

　4Dイメージングによる動画データは情報量が多いため，画像編集中にコンピューターがフリーズするなどのトラブルに遭遇する可能性もある．このため編集途中でこまめに保存を行うことをお勧めする．

　編集途上で保存するには，メニューバーのFile→save asより.imsの形式で保存する．

　この形式のファイルを他のソフトで開くことはできない．

2）静止画の保存

　静止画として保存したい場合は，Main screen全体が保存されるので，事前に画像のサイズ調節を行い，背景部を小さくしておく．また前述の通りスケールバーの位置を調整する．画像の右下が最もわかりやすいと思われるが，その部位に関心領域がある場合は左下などに移動する．

　調整が終了したらツールバー上の〈Snapshot〉をクリックする（図8①）．プレビューが表示されるので，問題なければ保存先やファイル名を選択し，〈Do Snapshot〉をクリックすると保存が完了する（図8②）．

3）動画の保存

　最終的に動画として保存する際，現在画面上に表示中の3D表示で保存されるため，MIP形式で保存を行う場合はEasy 3D viewを選択する（図2D参照）．

　図8③のボタンをクリックすると保存が行われる．再生速度を設定しAVI形式で保存すると，そのまま動画再生ソフト（Quicktimeなど）での再生ができる．

　TIFFの連番画像として保存すると他の画像編集ソフト（Adobe After Effectsなど）でさらなる編集が可能である．

　回転画像や自由な角度で動いていくムービーとして保存したい場合は［Animation］画面で保存を行う（図8④）．

Volocityによる画像編集・解析

1. Libraryの作成と画像のインポート

　Volocityでは，Library（ライブラリ）とよばれるファイルシステムを使い画像を管理しており，初回使用時にライブラリの作成を行う．

図9 Volocityの初期画面
はじめにライブラリの作成・ファイルのインポートを行う必要がある

図10 汎用ファイルのインポート

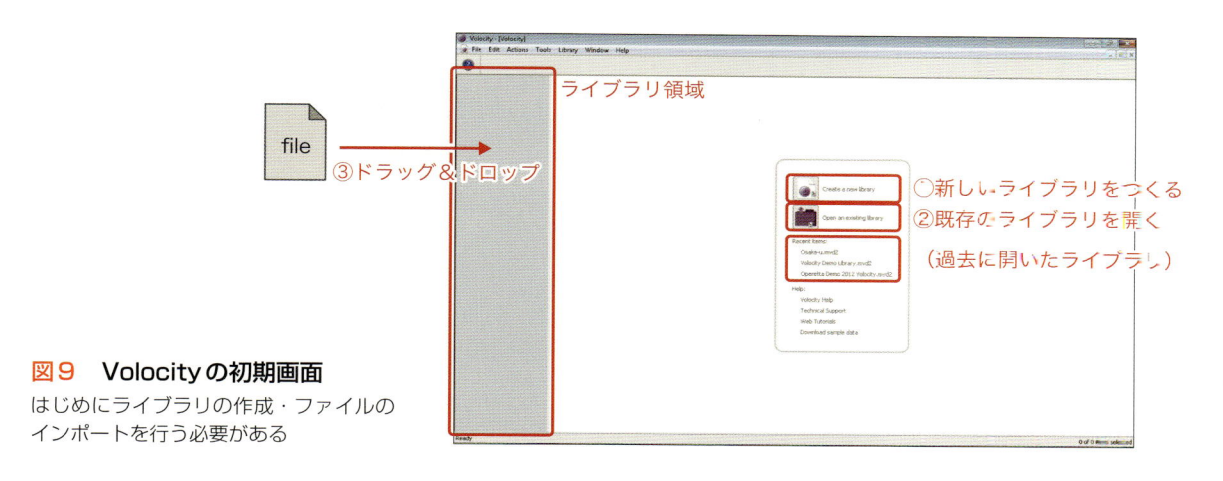

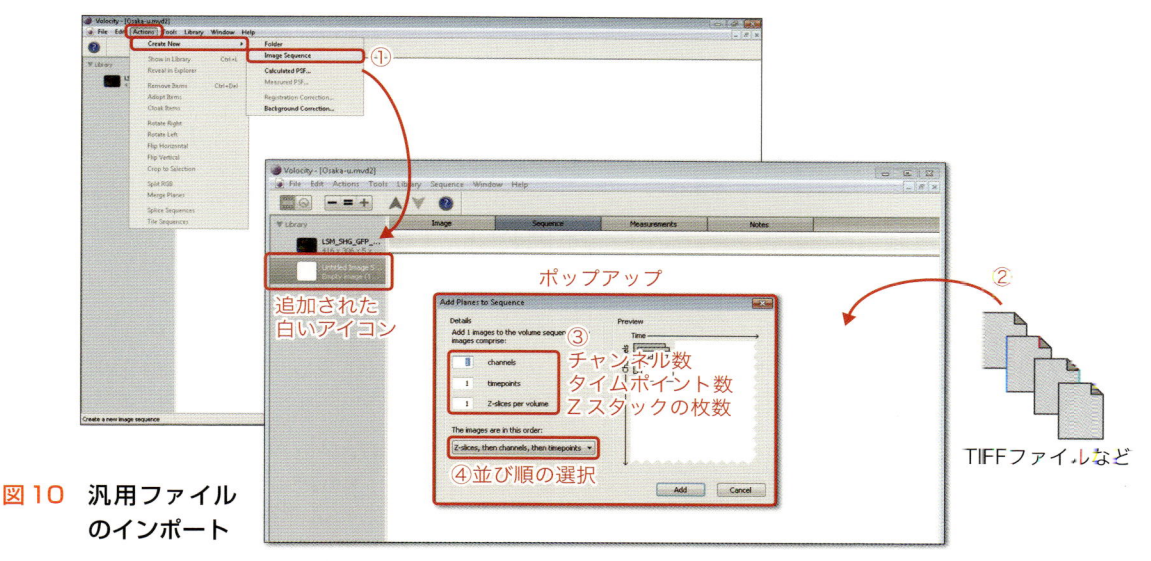

　画面中央のショートカットから，〈Create a new library〉を選ぶと，新しいライブラリを作成できる（図9①）．2回目以降は〈Open an exisiting library〉より（図9②），過去につくったライブラリを開き，画像の確認や追加を行う．作成したライブラリは画面左側に表示される．

　顕微鏡撮影画像をインポートするには，編集したい画像ファイルをそのままライブラリ領域へドラッグ＆ドロップする（図9③）．

　TIFFやJPGなどの汎用的な画像ファイルをインポートする際には，まずメニューバーのActionsからCreate New→Image Sequenceを選ぶ（図10①）．すると，ライブラリに白いアイコンが追加される．次に編集したい画像ファイルを右側の白い領域にドラッグ＆ドロップすると（図10②），新しいダイアログがポップアップするので，チャンネル数，タイムポイントの数，Zスタックの枚数を入力する（図10③）．次に，プルダウンメニューから，チャンネル，タイムポイント，Zスタックがどの順番で並んでいるかを選択し（図10④），右下の〈Add〉ボタンを押すと，画像のインポートが開始され，三次元画像の再構築が行われる．

1）*in vivo*イメージングで得られる4Dデータの解析の仕方　231

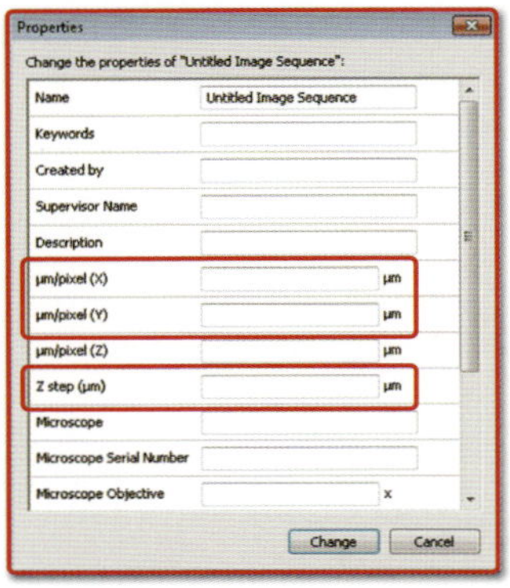

図11 三次元への再構築 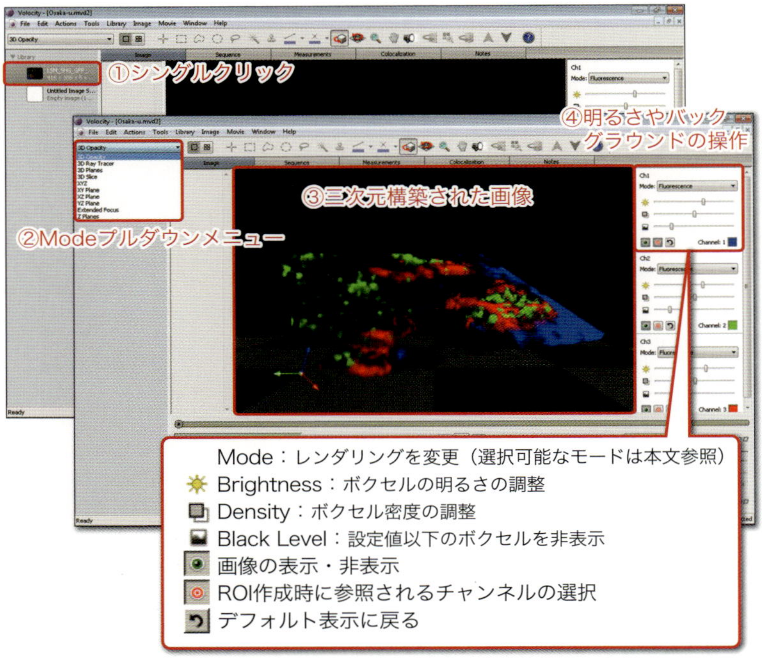　　**図12** イメージの三次元表示と操作

　最後に，メニューバーのEditからPropertiesを選択し，ピクセル長とZスタックの撮影間隔を入力し（図11）〈Change〉を選択する．これで，汎用的な画像ファイルも正確に三次元に再構築される．

2. 画像の表示

　ライブラリ上にインポートされたイメージを三次元表示するには，編集したい画像をシングルクリックで選択後（図12①），ウィンドウ左上にあるModeのプルダウンメニュー（図12②）から3D Opacityを選択すると，三次元構築された画像が表示される（図12③）．三次元表示方法は，他に3D Tracer, 3D Plane, 3D Sliceなどがある．

　マウスを左クリックしながら画像を左右にドラッグすると回転，Option＋左クリックで前後に動かすと拡大・縮小が可能である．

　画面右のカラムでは，各チャンネルごとに明るさやバックグランドを操作できる（図12④）．

　レンダリングモードは3種類あり，"Fluorescense"法（図13①）では，3Dオブジェクトの表面のレンダリングが行われ，手前にあるオブジェクトのみが表示される．"Max Intensity"法（図13②）では内部が透けて見える．"Isosurface"法（図13③）では，Black Levelで設定した蛍光強度以上をもつボクセルのみが表示される．表示されるボクセルには蛍光強度が反映されないため，コンピュータグラフィックのような表示になる．

　ここでメニューバーのToolsから，Remove Noiseを選択すると，ノイズの除去ができる（Volocityでは，ノイズの除去にメディアンフィルタを使用）．

3. 動画の作成

　続いてVolocityを用いた基本的な動画作成方法について説明する．パーキンエルマー社のホームページ上では，ムービー作成法が動画で紹介されているので参照されたい（http://www.perkinelmer.com/

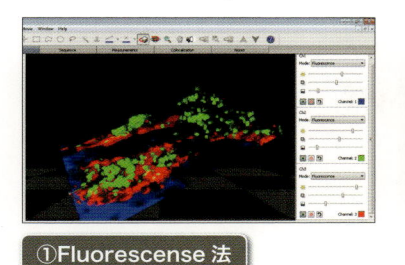

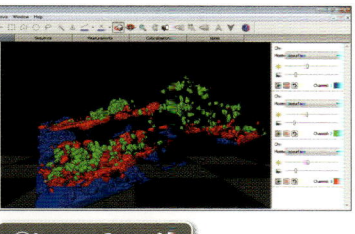

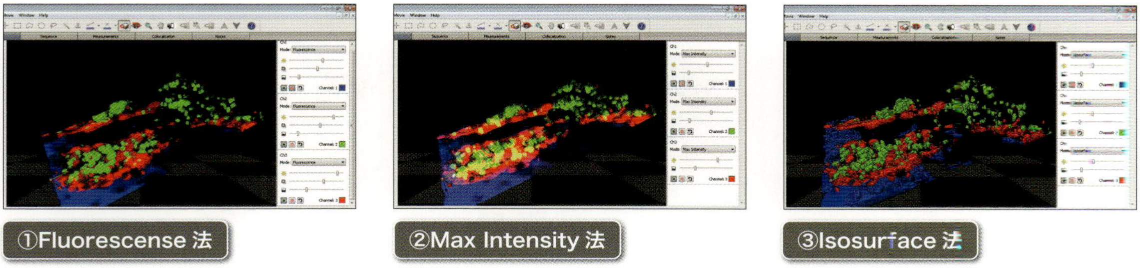

①Fluorescense法　②Max Intensity法　③Isosurface法

図13　モードの違いと蛍光画像の実際の表示

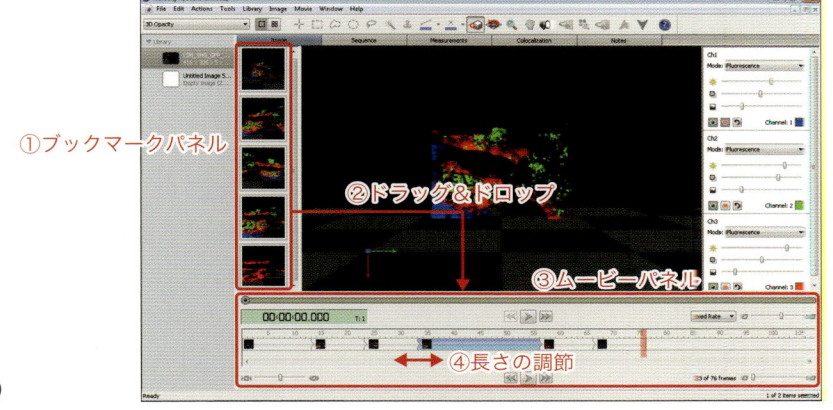

①ブックマークパネル
②ドラッグ&ドロップ
③ムービーパネル
④長さの調節

図14　動画の作成（1）

pages/020/cellularimaging/training/3dvisualizationmoviemakingvolocity.xhtml）．

1）静止画からの三次元ムービー作成

位置情報とレンダリング情報が保存されたブックマークを複数作成し，それらを並べてムービーを作成する．

まず，3D化された静止画像を回転拡大縮小し，見せたい部位を"ブックマーク（Ctrl＋B）"すると，ブックマークパネル上にブックマーク画像が作成される（図14①）．

ブックマーク画像を下段のムービーパネルにドラッグ&ドロップすると（図14②），回転や拡大などの情報の加わったムービーが自動で作成される（図14③）．ムービーパネル上では，ブックマークの境界を動かすことで（図14④）それぞれの長さを調整することができる．

調整後，メニューバーのMovieメニューからMake Movieを選び（図15①），サイズを調整すれば（図15②），自動でムービーが作成される．作成されたムービーは，ライブラリ上に表示される（図15③）．

2）タイムラプスムービーの作成

タイムラプスムービーをつくるには，メニューバーのMovie→Add Timepoint Sequenceをクリックし（図16①），ムービーに加えたいタイムラプスの範囲を入力する（デフォルトでは全タイムポイントが選択されているので，不要部分を削除する．図16②）．

OKをクリックすると，下段のムービーパネルにピンク色のタイムラプスバーが追加され（図16③），前述の回転・拡大縮小などの動きに時間軸が加えられたムービーが作成される．

画面上方のツールバーより〈Sequence〉を選択すると，チャンネルを消去したり，タイムポイントの設定しなおしや，等間隔でタイムポイントを抜き出すことも可能である（図16④）．

1）in vivoイメージングで得られる4Dデータの解析の仕方　233

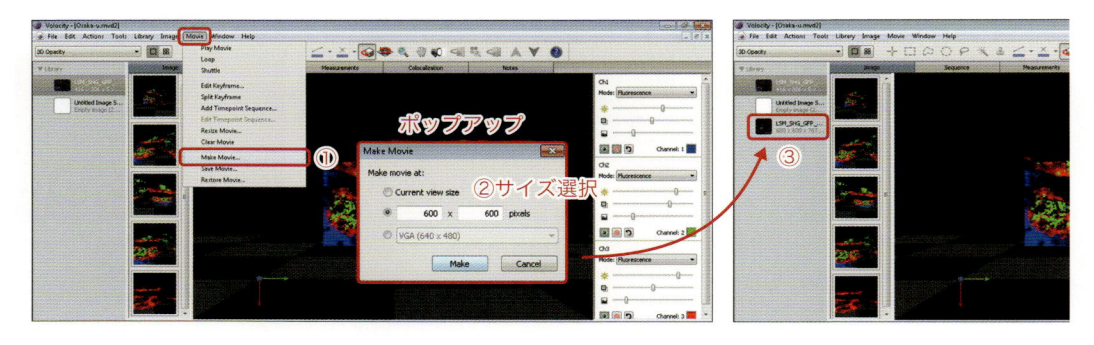

図15　動画の作成（2）

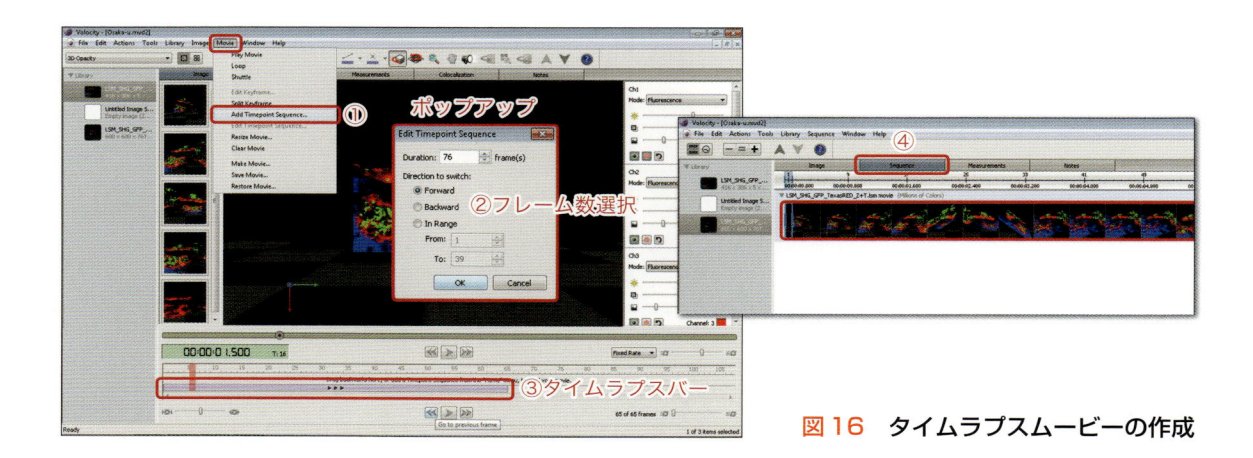

図16　タイムラプスムービーの作成

4. 動画の保存

ライブラリ上のムービーをクリックして選択した後，File→Exportを選択（図17①）．

保存したい形式（MOVやAVI形式）を選択後（図17③），〈Option〉をクリックし（図17④），圧縮率やフレームレートなどを入力する（図17⑤）．ついで〈Export〉を押し，ファイルを作成し保存する．

5. 三次元画像の解析

「Volocity Quantitation」ライセンスを利用すると，蛍光強度をもとに，細胞や核の大きさ，面積，体積，表面積，細胞内小器官の数や長さを自動で測定できる．また，サンプルに時間軸がある場合，対象となるオブジェクトをトラッキングし，移動距離や移動角度などの情報を数値化できる．さらに，対象の共局在性を定量する"Colocalization"の機能もある．

画像表示画面上方のツールバーより〈Measurement〉を選ぶと定量画面が表示され，Volocity Quantitationの機能を使うことができる（図18①）．

Volocity Quantitationを利用した定量は，3つのステップで成り立っている．

① 蛍光強度を指標にして「オブジェクト」を見つける．
② オブジェクトのなかから，定量したいものだけを絞り込む．
③ データをグラフ化したり，Excelなどで読める形式で打ち出す．

この①と②のステップは，タスク（図18の画面左下のタスクパネル内）を組合わせることによって実行する．

1）オブジェクトの抽出

タスクパネル内のタスクをメジャメントパネルにド

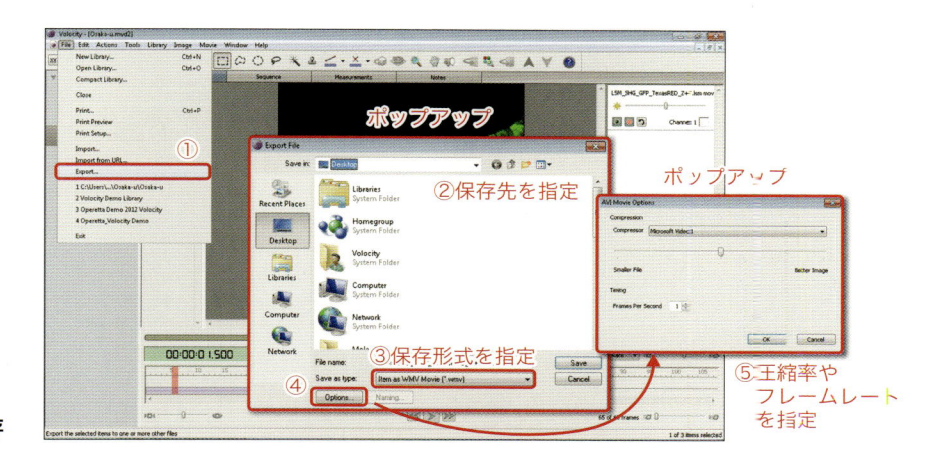

図17 動画の保存

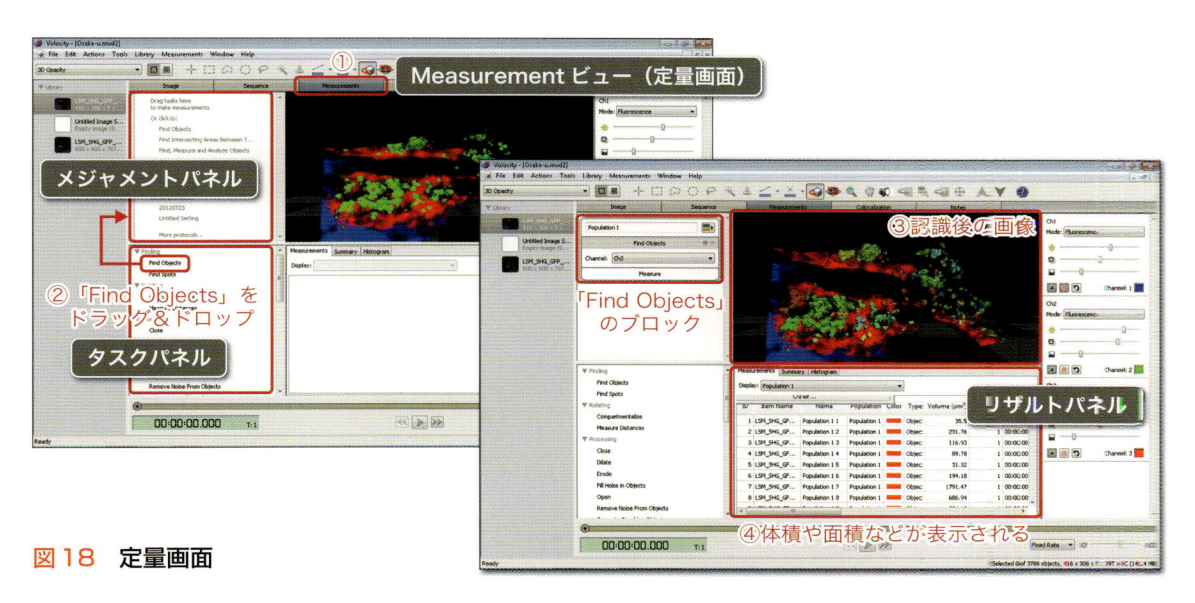

図18 定量画面

ラッグ&ドロップしていくことでプロトコールを作成する．

まずは，計測するオブジェクトを決定するためのプロトコールを作成する．例えば，Volocityに細胞を見つけさせるには，Find Objectsとよばれる「タスク」を，タスクパネルから選択する．ドラッグ&ドロップで，Find Objectsタスクを画面左上のメジャメントパネルにもっていく（図18②）．すると，自動で定量がはじまり，細胞が認識される（図18③）．定量された細胞の体積や表面積などの値は，イメージの下のリザルトパネルに表示される（図18④）．

もし，よい結果が得られない場合は，「定量したいものだけを絞り込んで」いくために，いくつかのタスクをタスクパネルから選び，メジャメントパネルに追加していき，プロトコールの最適化を行うこともできる．

2）トラッキング

次に，細胞の移動距離，速度，角度などの定量を解説する．トラッキングの解析には，プレインストールされたプロトコールを利用する．Volocityではトラッキングの方法として最少距離法（Shortest Path）を利用するため，時間nとn＋1でトラッキングするオブジェクトがなるべく重なるように撮像すると，ト

1) in vivo イメージングで得られる4Dデータの解析の仕方

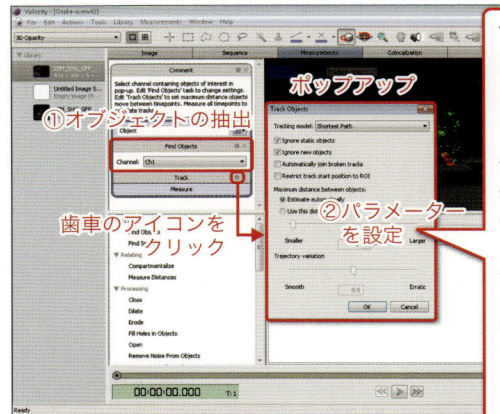

図19 オブジェクトの抽出と
　　　　トラッキング

- Tracking Model：
    - Shortest Path：オブジェクトのセントロイドの距離が最少になるようにトラックを結んでいく方法
    - Trajectory Variation：タイムポイント1と2のトラッキングで得た距離とスピードをもとに，オブジェクトをトラックする方法
- Ignore Static Objects：静止しているオブジェクトを無視する
- Ignore New Objects：新しく認識されたオブジェクトを無視する
- Automatically Join Broken Tracks：オブジェクトが見つからずにトラックが切れた場合でも，2タイムポイントまでは自動でつなげる
- Restrict Track Start Position to ROI：ROIを設定し，その内部からはじまるトラックだけを計算するように制限する
- Maximum distance Between objects（トラックの最大距離）：
    - Estimate automatically：トラックの最大距離をタイムポイント1と2のトラッキングの平均距離から自動で推定する
    - Use This Distance：ユーザーが最大距離を設定する
- Trajectory Variation：トラッキングモデルで，Trajectory Variationを選んだ時に選択可能なパラメーター．値が小さくなると，トラッキングの接続が直線的になっていく．

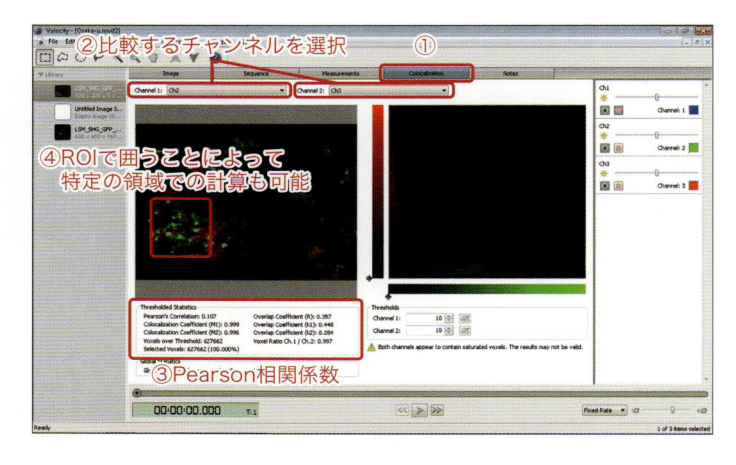

図20 共局在解析

ラッキングの自動化がうまくいく．

　ツールバーの〈Measurement〉からRestore Protocolを選択し，Track Objectsを選択．

　最初に，Find Objectsタスクを利用し，各チャンネルからオブジェクトを抽出した後（図19①），Track Objectsタスクの右肩にある歯車のアイコンをクリックし，トラッキングのパラメーターを設定する（図19②）．すると，自動で定量がはじまり，細胞がトラッキングされる．

3）共局在解析

　［Colocalization］画面（図20①）を用いて，共局在性を定量できる．比較する2つのチャンネル（図20②）の蛍光強度が，どの程度相関しているかをPearsonの相関係数（図20③）を使って定量する．

　局在性は，細胞イメージ上でROIを作成すると（図20④），任意の領域だけの値を得ることができる．

4）関係性の定量

　Compartmentalizeタスクを使うと，複数のポピュレーション（Population）を関連づけることができる．このタスクを利用すると，コンパートメント内に限定した定量ができる．例えば，核内のfociの数，組織の中の細胞の数，マーカー細胞の近傍の細胞の数な

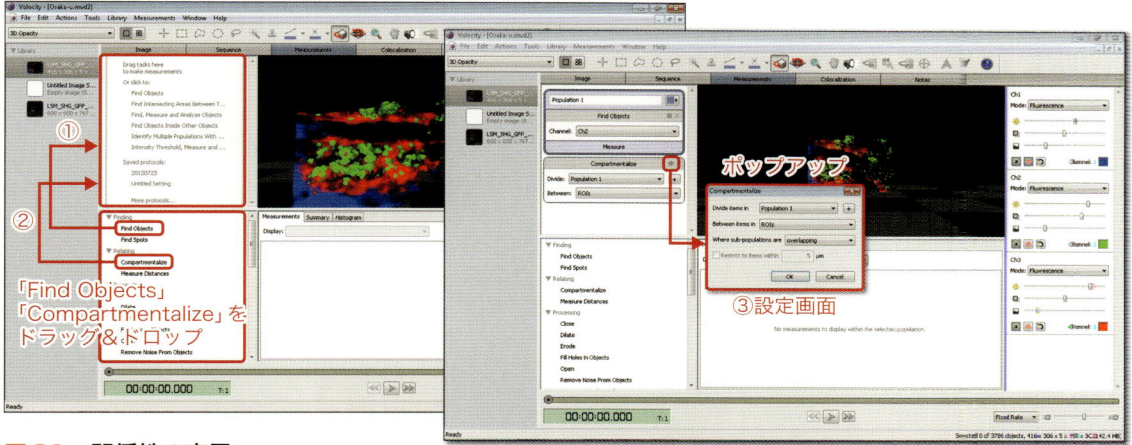

図21　関係性の定量

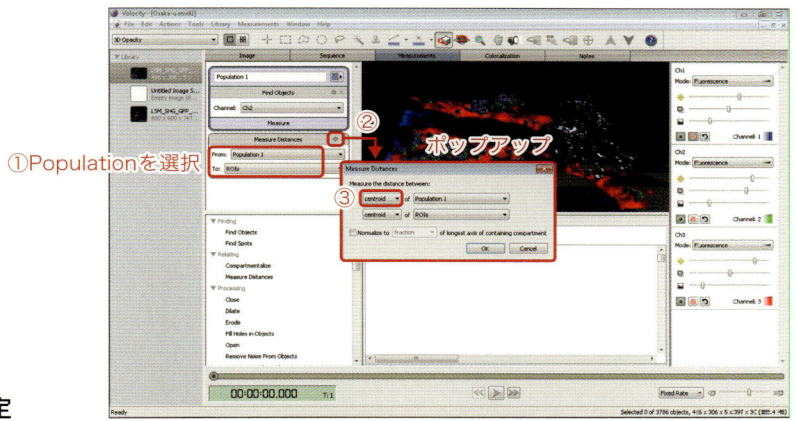

図22　距離の測定

どが簡単に定量できるようになる．

最初に，Find Objectsタスクを利用し（図21①），各チャンネルからオブジェクトを抽出する．次に，Compartmentalizeタスクを加え（図21②），関係性を定義する．右肩にある歯車を押すと（図21③），オブジェクトの関係性の設定が可能となる．

5) 距離の測定

2つのポピュレーション（Population）間の距離を自動で測定することができる．

最初に，Find Objectsタスクを利用し，各チャンネルからオブジェクトを抽出した後，Measure Distancesタスクを加え，距離を測りたいPopulationを選択する（図22①）．もし，2つ同じPopulationを選択すると，Population内での，それぞれのオブジェクト間の距離を測定できる．右肩にある歯車を押すと（図22②），それぞれ重心（Centroid）（図22③）と辺縁（Edge）から測定の起点と終点を選ぶことができる．辺縁を選択した場合，常に対象にもっとも近い辺縁からの距離が測定される．

6) 定量結果のアウトプット

メニューバーのMeasurementからMake Measurement Itemを選択し（図23①），新しいデータセットを作成すると（図23②），ライブラリにMeasurement Itemアイコンが作成される（図23③）．メニューバーのFileからcsv形式でExportすると（図24），Excelで数値データとして開くことができる．

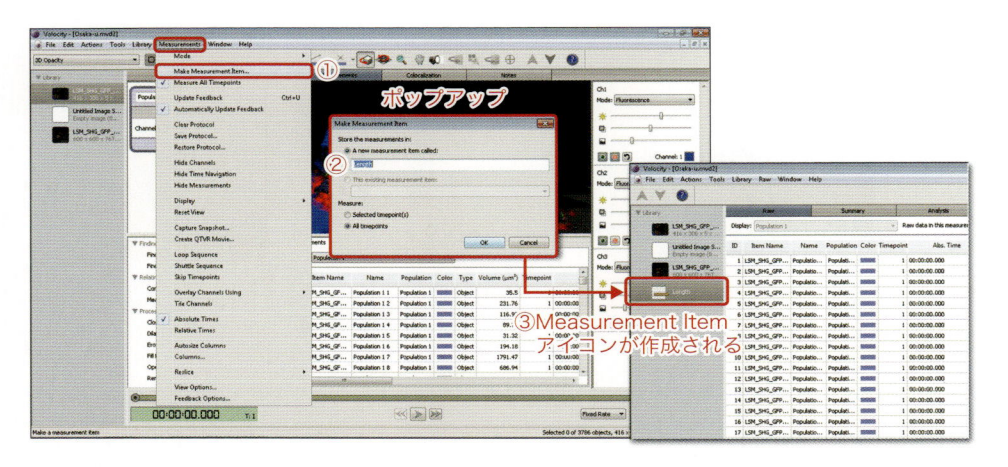

図23 定量結果のアウトプット

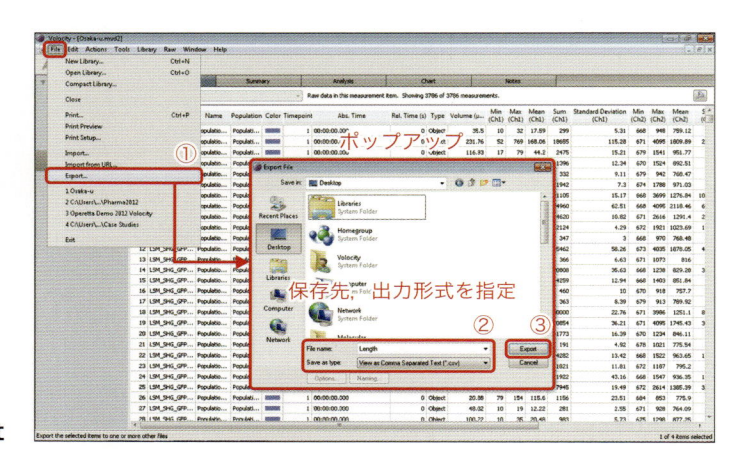

図24 csv形式でのExport

Measurement Itemでは，①数値データのフィルタリングと並び替え，②数値データの管理，③グラフ化が可能である．

おわりに

近年，4D観察を実現する*in vivo*イメージング技術の急速な進歩のおかげで，膨大かつ高分解能の時空間データを得ることができるようになり，それに伴い画像解析は複雑になっている．しかし，情報量が多い分，さまざまな切り口での解析を行うことができるので，画像解析ソフトをうまく使いこなせば，これまでに無い細胞動態の定量化を行うことも可能であろう．まずはソフトに触れ基本機能を習得し，さまざまな解析の可能性を発見していただきたい．

謝辞

本稿の執筆に際し，カールツァイス社の佐藤康彦氏，パーキンエルマー社の山新田康平氏にご協力をいただきました．

研究発表編

2 *in vivo* イメージングで取得した4Dデータのプレゼンテーションの仕方
いかに「動き」を伝えるか

賀川義規，前田　栄，内藤　敦，石井　優

　動画を用いたプレゼンテーションは，非常にインパクトがある．特に現象を示す場合，動画を用いたプレゼンは有効である．動画のメリットは動きを示せることであり，その研究の性質から *in vivo* イメージングでは，顕微鏡で得られた画像を動画に編集してプレゼンすることが求められる．本稿では，動画を扱うにあたり，動画ファイルの基本的知識と編集方法について説明し，WindowsとMacintoshでのPowerPointを使用したプレゼンテーション法を示す．

はじめに

　学会発表では，動画を用いたプレゼンテーションが多用されるようになっている．*in vivo* イメージングのような4D（空間＋時間軸を有する）イメージングは，生体内の細胞の動態を解析する強力なツールである．静止画では表現できなかった細胞の形態の変化や移動を動画で表現することで，視聴者の視覚に訴えることができるというメリットがある．しかし，動画の編集方法はパソコンや編集ソフトによって異なり，非常に煩雑で時間がかかるというデメリットもある．本稿では，2光子励起顕微鏡で得られた画像を動画として編集する際のポイントと，その動画を口頭発表やポスター発表でプレゼンテーションする方法について紹介する．

3D/4Dイメージングデータの作製

1. 3D画像の作成

　顕微鏡で得られる写真はあくまで2D（二次元）であるため，まずは3D（三次元）画像の作成を考える必要がある．3D構築には，2D画像を重ね合わせて立体的に画像を作成する方法以外に，MIP（maximum intensity projection）などがある．これは，それぞれの2D画像の蛍光の強度（intensity）が一番高い物をレンダリングする方法である．3D画像を効果的に平面上で見るときに用いられる．4Dイメージングにする時は，MIP画像をしばしば用いる．

2. 4Dイメージング動画の作成（時間軸の追加）

　4Dイメージング動画の作成には，「Z軸方向に○μmおき合計○枚のシリーズを○分に1回撮影する」という画像取得時の設定が重要になる．観察する物によって設定を適宜調整する．

　いざ動画にする時には，時間軸は，画像1枚/100〜200 msecのスピードで作成し，タイムスケールを動画の一部に表示すると親切である．静止画を動きのわかる動画にするには，少なくとも20枚の連続した画像があった方がいい．

表　動画ファイル形式とその特徴

ファイル形式	特徴	Windows	Macintosh
Audio Video Interleave（AVI）	かつてのWindows標準動画ファイル形式	○	
Moving Picture Experts Group（MPEG）			
MPEG1	MPEGのなかでは古い規格で，画質がVHSビデオ並みでよくない	○	
MPEG2	DVD・地上デジタル放送で使用されている高画質な代表的形式		
MPEG4	モバイル機器やインターネットなどでの使用を想定した高圧縮形式		
Windows Media Video（WMV）	Windows Media Playerで使用される形式で高画質・高圧縮なWindows標準動画形式	○	
Quick Time（MOV）	Macintoshでの標準動画形式		○
Video Object（VOB）	標準的なDVDで使用されている形式		

3. 動画ファイルの形式について知っておきたいこと

　動画解析ソフト（研究発表編1も参照）で作成した動画は，通常AVI形式になっている．主な動画形式を表に示す[1]．パソコンを変えると動画が再生できなくなることがよくある．これはパソコン内のコーデック（データの圧縮・変換形式のようなもの）の種類によって再生できる動画が変わってくるためである．通常，Windowsであれば，AVI，MPEG1，WMV形式であればそのまま再生可能である．Macintoshの時は，MOVが基本となり，AVIやWMVは再生できないため，これらのコーデックをインストールするか，動画をMOVに書き換える必要が出てくる．

■ プレゼンテーション用の動画編集のコツ

1. 動画の編集で大切なこと

　動画編集においては，一番表現したいもの（クライマックス像）をどう強調するかが重要になってくる．プレゼンテーションで最初からクライマックス像を見せられても，頭がついていかない．このため，口頭で動画の説明をしている間，同じ動画を繰り返すのもいいが，ストーリーをつくって動画をプレゼンするとわかりやすい．例えば動画編集ソフトを用いて，全体像→編集動画1→編集動画2→クライマックス像という組み立てをする．全体像を流している間に，部位や時間などの撮影条件，蛍光ラベルの説明をしておく．そして，その動画の中で強調したいことを編集した動画1（例えばGFPのみ），動画2（例えばRFPのみ）で示し，最後に一番注目してほしいクライマックス動画を出すと効果的である．

2. おさえておきたい7つのポイント

　以下に，インパクトのあるプレゼンテーションを行うための動画編集のポイントをあげてみたい．

1) オリエンテーションをつける

　動画の弱点は，いきなり映像が動きはじめるためどの部分を見ているかが認識しにくい点である．このため口頭発表では全体画像を出しながら，どの部分を示しているのか蛍光シグナルが何をラベルしているのかをまずはじめに表現する．

2) シグナルをわけて表示する

　4つの検出器で得られたシグナルを重ね合わせた融合像では，複雑になりすぎて表現したいことが強調できないときがある．このとき検出器でとらえたシグナルを別々で示し，注目してほしいシグナルを強調する（図1A）．

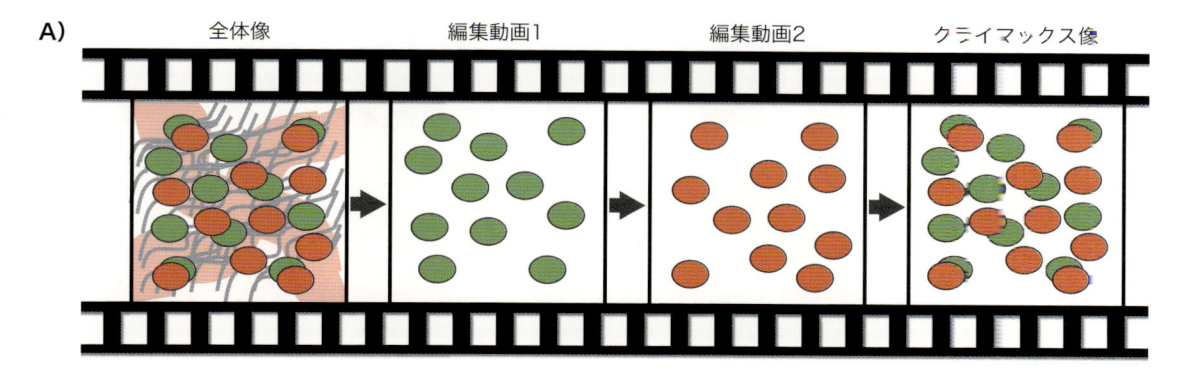

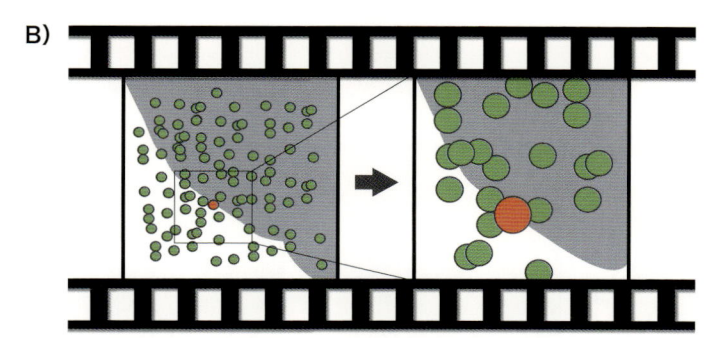

図1 見せたいものを見てもらうための強調の仕方
A) 4つの検出器から得た動画（全体像）を，緑のチャンネルのみ（編集動画1），赤のチャンネルのみ（編集動画2），最後に赤と緑のチャンネルの動画を連結させて，強調したい動画（クライマックス像：例えば2種の細胞の相互作用）を作成する．
B) ズームして見せたいものを強調する

3) 動画解析過程の画像を利用する

　動画の解析はまだまだ，一般的ではない．このために，実際にどのように解析をして，蛍光の変化や細胞運動の差異などの結果を得ることができたのかを動画で示すと効果的である．方法は簡単で，画像解析ソフトで細胞のマーキングやトラッキングをしている過程の像を，そのまま動画にする．

4) 矢印や文字を入れる

　動画編集ソフトで，注目してほしい細胞に矢印をつけておき強調するのも有効だ．また，文字を入れることで強調したいことを的確に視聴者に伝えることができるようになる．

5) ズームアップする

　最初に全体像を見せておき，編集ソフトを用いてズームアップするのも一策だ．一番見てほしいところを，動画の途中でズームアップすることで，その効果は際立つ．一見あまり変化のない動画において，注目してほしいところを示すのに効果的である（図1B）．

6) その他のエフェクトを利用する

　動画のつなぎ目にトランジションエフェクトを追加することで，動画のつながりをスムーズにするなど，動画編集ソフトによってさまざまなものがあるが，やりすぎると逆効果になる．クライマックスをひきたてるエフェクトを効果的に利用したい．

7) 動画の長さ

　あまり長い動画は，聴衆を退屈させてしまうため，せいぜい1分以内の動画を用意するのが望ましい．動画再生中に話す内容と動画の時間を調整し，ポイントを絞り聴いている人を飽きさせないようにすると効果的である．

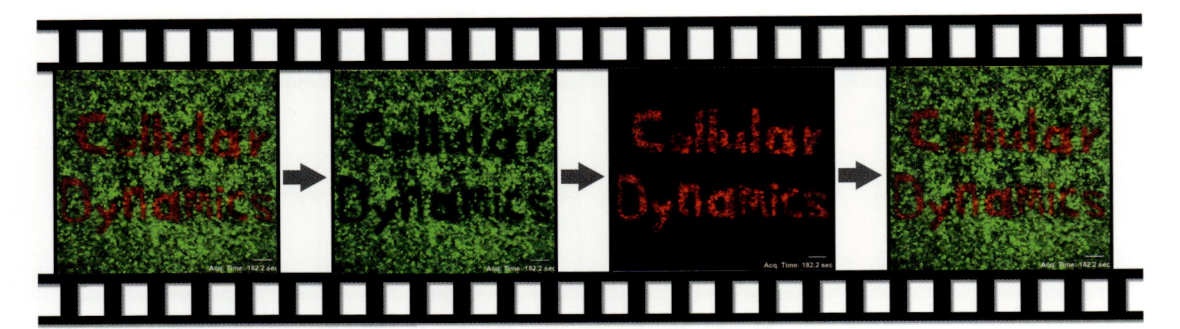

図2 チャンネルごとの動画作成
Kikume Green-Redを大腸がん細胞（HCT116）に遺伝子導入し，ROI（Region of Interest）を描き光照射（450 nm）依存的に緑色から赤色へと蛍光色を変換させた．この動画を，緑のみのチャンネル，赤のみのチャンネルを出すことで，色の変化を強調した

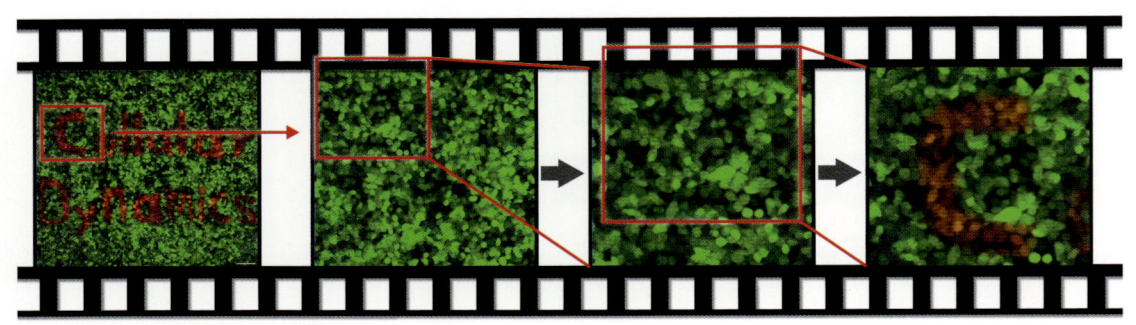

図3 ズームアップエフェクト

3. プレゼンテーション用動画の作成例

　光照射依存的に緑から赤へと蛍光が変化する蛍光タンパク質 KikGR（Kikume Green-Red）[2] を遺伝子導入した培養大腸がん細胞（HCT116）に，「Cellular Dynamics」という文字型にROI（Region of Interest）を描き光照射（450 nm）することで，ROIの部分のみを緑色から赤色へと蛍光色を変換させた．この過程を動画で示すため，まず，赤と緑のシグナルを示し，次に緑のみ，赤のみのシグナルを出すことで，光による色の変化を強調した．緑から赤へ細胞の色が変化していることを動画で示している（図2）．ズームアップエフェクトは，動画の中の一部をより強調したいとき有効である（図3）．

PowerPointでのプレゼンテーション

1. 見やすくわかりやすいスライド

　口頭発表で動画をプレゼンするには，そのための"スライド"を用意する必要がある．ここでは一般によく使われている PowerPoint（Microsoft社）を用いたスライド作成について解説する．PowerPointには，〔メニュー〕→〔挿入〕→〔ムービーの挿入〕からスライドに動画を貼り付けることができる．スライドの背景は暗い色を選択した方が，蛍光のシグナルをより鮮明に提示できる．貼り付けた動画の蛍光ラベルも同一のスライドの中に示すとわかりやすくなる．

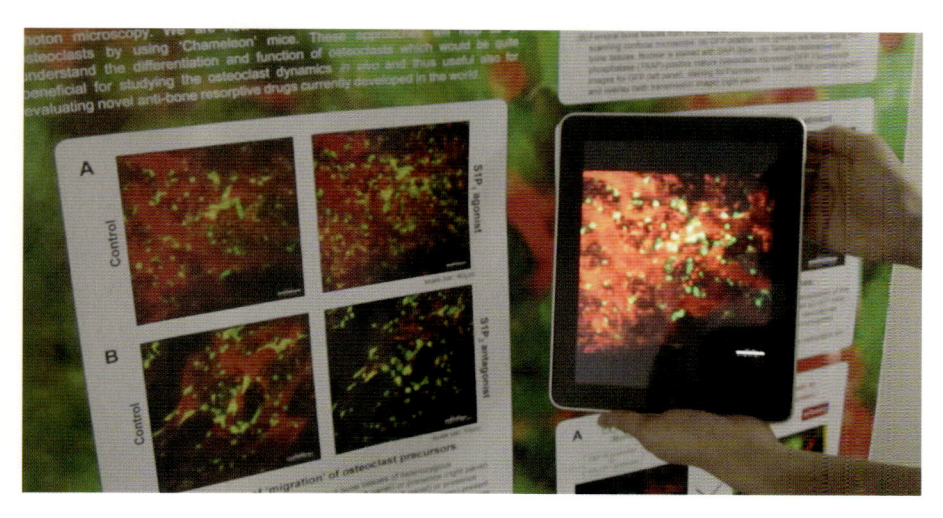

図4　ポスター発表での動画のプレゼン
iPadなどのタブレット端末を用いて動画を提示し説明することで，細胞の動きに注目してもらう

2. 動画再生トラブルを回避するための注意点

　学会発表で動画が動かなくなるトラブルを見かけたり，経験された方もおられるのではないだろうか？前述のとおり，動画にはさまざまなファイル形式とコーデックが存在している．このため使用しているパソコンによっては，動画が動かなくなってしまうことがある．このようなトラブルに遭遇しないために，動画ファイル形式（表）やファイルの保存に関する注意点を以下に紹介する．

1) Windows編

　PowerPoint上で問題なく再生できる動画ファイル形式は，MPEG1（拡張子：.mpg）とWindows Media Video（.wmv）である．MPEG1の場合は，高画質で作成したビデオは画質が落ちてしまうことがある．AVI形式のファイルをそのまま貼り付けることも可能なケースもあるが，機種によっては動かなくなってしまうことがある．その時は，再生可能なコーデックを新たにインストールするか，動画を直に貼付けるのではなく他の動画再生ソフトにリンクする形で動画を動かすことが必要になってくる．なお，Windowsの場合は，PowerPointに動画を貼り付けしたとき，実際にはリンクされているだけのため，動画ファイルとプレゼンファイルは同じフォルダーに入れておかなければ，ファイルを移動させたときにリンクが切れてしまうことになる．うっかりPowerPointのファイルだけをメモリに保存し，学会に行くようなことのないよう注意が必要である．

2) Macintosh編

　Macの場合は，基本の動画ファイル形式がQuickTime（.mov）になる．AVIやMPEGは再生できないため，コーデックをインストールするかQuickTimeに書き換えなければならない．Macの場合は，PowerPointに貼り付けるだけで動画ファイルがプレゼンファイルに組み込まれる．このため動画ファイルを同じフォルダーに収納する必要はない．

　しかしMacで動画プレゼン用のPowerPointファイルを作成した時は，学会会場に自身のMacをもち込んだ方が無難である．多くの学会では，Windowsにしか対応しておらず，コーデックがインストールされているかも不明だからだ．再生確認のできている自分のMacを使用する方が安心である．

ポスター発表での動画のプレゼンテーション

ポスター発表は紙であるから，動画は示すことは難しい．このため，代表的な部分の静止画を抜粋し細胞の動きを示すしかない．なかなか本当に表現したい動きを静止画で示すことは大変である．しかし最近はiPadなどのタブレットも普及してきている．コンピューターを片手に，というのは骨が折れるが，これらのデバイスを片手にポスター発表の時間はプレゼンするのもいいかと考える（図4）．

おわりに

4Dイメージングは直感的に生体内の細胞の動きを理解できるため，プレゼンの時の強力なツールである．この「動き」をわかりやすく伝えるために，動画の編集はこだわりをもって臨みたいところである．本稿で紹介させていただいた方法は，ほんの一部の例でしかないので，参考にしていただき，よりよいプレゼンのお手伝いになればうれしく思う．生体内の現象を「目で見てわかる」のは素晴らしいことで，その動画がただ綺麗なだけではなく，メッセージ性のある内容の濃いものに仕上がることが期待される．

◆ 文献

1) 『学会発表のための動画編集マニュアル』（松村 明／著），金原出版，2010
2) Tsutsui, H. et al.：EMBO Rep., 6：233-238, 2005

研究発表編

3 4Dイメージングデータを
いかに紙上に表すか
論文投稿の仕方

菊田順一

　近年，新しい蛍光タンパク質や蛍光プローブの開発，顕微鏡・レーザー技術の飛躍的向上などにより，蛍光イメージング技術が急速に進歩している．それに伴い，マルチカラーの図や動画を掲載した論文が急増している．しかしながら，論文自体は紙媒体であるため，イメージングデータを編集した動画はonline上でしか見ることができず，その紙上での表現方法には制約がある．本稿では，時間・空間情報を伴う4Dイメージングデータをどのように論文上で表現するか，実際の投稿例を紹介しながら概説する．

■ はじめに

　動物の本質は「動き」にある．生体内においても，多彩な生命活動の維持のためには，さまざまな細胞がそれぞれ適切な場所に適切なタイミングで移動・遊走し，活動拠点を正確に定めることがきわめて重要である．
　近年，これら細胞の活動を明らかにするため，*in vivo*イメージング技術を扱った論文が急増している．特に，2光子励起顕微鏡の登場により，時間・空間情報を伴う4Dイメージングデータに基づいた論文が増加傾向にある．しかしながら，論文は紙媒体であるため，イメージングデータの表現方法には制約がある．本稿では，時間・空間情報を伴う4Dイメージングデータをどのように論文上で表現するか，実際の投稿例を紹介しながら概説する．

■ 論文投稿規定の確認

　4Dイメージングデータを扱った論文を投稿する際，まず投稿したい雑誌の投稿規定を確認する必要がある．図（figure）に関しては，画像解像度（dpi），サイズ，色（CMYK形式なのか，RGB形式なのか）などを確認する．論文投稿時と論文掲載時で，要求される解像度が違う場合もあるので注意を要する．例えば，論文をはじめて投稿する時は，低解像度で（レビューアーがダウンロードしやすいように），論文がアクセプトされた時に高解像度の図を要求されることがある．
　動画（video）を投稿する際には，動画のサイズ，容量，投稿可能なファイル形式（mov，avi，mpegなど）を確認する．雑誌によっては，投稿可能な動画数や，全体の容量に制限がある場合があるので注意を要する．

■ 論文投稿時に必要な情報

　図が正しい形式で用意できたら，次はその内容をどのように説明するかである．まず4Dイメージングを用いて実験を行った場合，実験に使用した顕微鏡やレーザーの基本的な情報，それらの設定条件を記載する必要がある．また，使用した動物の情報，観察方法，撮影条件，時間（撮影時間，撮影間隔）なども詳細に記載する．以下にメソッドとレジェンド（図の説明文）にわけて，一般的な論文掲載例をもとに説明していく．

> **Two-photon intravital bone tissue imaging.**
> Mice were anesthetized with isoflurane (Escain; 2.0% vaporized in 100% Oxygen), and the hair in the neck and scalp was removed with hair removal lotion (○○ Company). The frontoparietal skull was exposed and the mouse head was immobilized in a custommade stereotactic holder.
> The imaging system was composed of a multiphoton microscope (○○ Company) driven by a laser (○○ Company) tuned to 880 nm and an upright microscope (○○ Company) equipped with a 20× water immersion objective (○○ Company). The microscope was enclosed in an environmental chamber in which anesthetized mice were warmed by heated air.
> Fluorescent cells were detected through a bandpass emission filter at 525/50 nm (for EGFP). Vessels were visualized by injecting 70 kD of Texas red-conjugated dextran (detected using a 650/50 nm filter) intravenously immediately before imaging.
> Image stacks were collected at a 3-μm vertical step size at a depth of 100-150 μm below the skull bone surface. For three-dimensional videos, four sequential image stacks were acquired at 3-μm z spacing to cover a volume of 154 μm × 154 μm × 9.0 μm. The time resolution was 1 min.
> Raw imaging data were processed with Imaris with a Gaussian filter for noise reduction. Automatic 3D object tracking with Imaris Spots was aided with manual corrections to retrieve cell spatial coordinates over time.

- 動物（この場合はマウス）の観察方法
- 顕微鏡の情報・レーザーの設定条件
- 細胞・血管の標識方法および検出法
- 撮影条件
- 画像解析の方法

図1　メソッドの記述例
マウスの情報（系統やトランスジェニックなど）は，また別に記載したうえでの記述例である

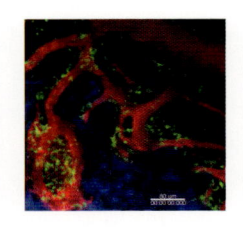

> **Video 1.　Intravital two-photon imaging of mouse skull bone tissues of CX_3CR1-EGFP heterozygous knockin mice.**
> 2 h after intravenous injection of 3 mg/kg of the potent S1PR2 antagonist, CX_3CR1-EGFP-positive cells, microvasculature (visualized by intravenous injection of 70 kD dextran-conjugated Texas red), and bone matrices (visualized using second harmonic imaging) were seen as green, red, and blue, respectively.
> Bar, 70 μm.　Playback speed is 600×.

- 動物の情報・観察部位
- 処置情報
- 画像の色の情報
- スケールバー・再生スピード

図2　レジェンドの記述例
動画の場合を例にとったが，図（figure）でも基本的に同様である（文献2より転載）

1. メソッドの書き方

メソッドには，最低限，以下の情報を記載する（図1）．

- **動物の観察方法**：どの臓器をどのように固定・処置したか
- **顕微鏡の情報**：対物レンズ，フィルターは何を使用したか
- **レーザーの設定条件**：どれぐらいの波長を使用したか
- **細胞・血管の標識方法および検出法**：蛍光タンパク質の遺伝子導入か，蛍光化合物か
- **撮影条件**：Zスタックや撮影時間・間隔はどのように設定したか
- **画像解析の方法**：生データをどのように画像処理したか，解析はどのように行ったか

2. レジェンドの書き方

レジェンドには，最低限，以下の情報を記載する（図2）．

- **動物の情報**：動物の種類・系統が何なのか
- **観察部位**：何を観察しているのか
- **処置情報**：薬剤投与などを行った場合
- **画像の色の情報**：何をどのように標識・可視化しているのか
- **スケールバー**
- **再生スピード**（動画の場合）

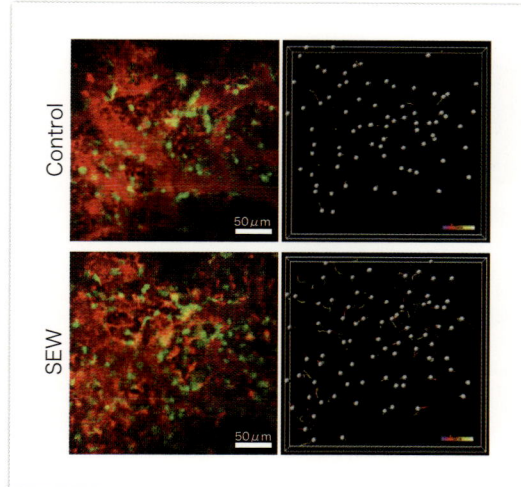

Figure 3. *In vivo* S1P-mediated increase in motility of osteoclast precursor monocytes visualized using intravital two-photon imaging.
Intravital two-photon imaging of mouse skull bone tissues of heterozygous CX$_3$CR1–EGFP knock-in mice, in the absence (top panels; Supplementary Video X) or presence (bottom panels; Supplementary Video X) of the S1PR1 agonist SEW2871 (SEW; 5 mg/kg). CX$_3$CR1–EGFP-positive cells appear green. The microvasculature was visualized by intravenous injection of 70 kDa dextran-conjugated Texas Red (red; left panels). The movements of CX$_3$CR1 EGFP positive cells were tracked for 10 min (right panels). Grey spheres represent cells and coloured lines show the associated trajectories. Scale bars represent 50 μm.

図3 解析ソフトのトラッキング機能を用いた時系列の表現例
破骨前駆細胞を含む単球系細胞を緑色に標識したマウス（CX$_3$CR1-EGFP$^+$マウス）の骨髄腔を生体2光子励起顕微鏡で観察したもので，左側が実際のイメージング画像，右側が各細胞を球体に置き換え，軌跡を描いたものである．図に示すように，定常状態（Control）では，単球系細胞（CX$_3$CR1-EGFP$^+$細胞）は，ほとんど静止しているのに対し（上部右パネル），薬剤（S1PR1アゴニスト：SEW）を投与すると，急速に細胞の運動能が亢進している様子がわかる（下部右パネル）．赤色は，骨髄腔内の血管を示す．右側のグラデーションになっているバーは，時間（経時的変化）を表している（文献1より転載）．

論文上での時系列の表現の仕方

論文は紙媒体であるため，細胞が経時的にどのように動いているかという時間情報を2Dで表現しなければならない．ここでは，下記の2通りを紹介する．

1. 解析ソフトを用いて，細胞のトラッキング結果を表示する

研究発表編1で細胞のトラッキング方法を述べたが，トラッキング結果を図で表現する際に，個々の細胞の軌跡をラインで表示すると，細胞がどの方向にどれだけ移動したかということが一目瞭然となる（図3）．

2. 時系列に沿って，静止画像を並べて表示する

撮影したイメージング画像を静止画像（TIFFやJPGなど）で書き出し，時系列に沿って等間隔で並べる．このとき注目している細胞に目印をつけると，それぞれが経時的にどのように動いているかがわかりやすくなる（図4）．静止画像は，細胞の動くスピードにもよるが，その動きがわかる程度に4〜5枚ほど並べることが多い．

論文上での解析結果の表現の仕方

「細胞が動いているかどうか」ということを2Dで表現できれば，次に，「細胞がどの程度（どのように）動いているのか」ということを客観的に評価し，統計をとらなければならない（有意差があるのか無いのか）．イメージング画像の定量化の方法については研究発表編1で述べたが，細胞の「動き」を表現するのによく用いられるのが，細胞の移動速度である．血液系の細胞であれば（リンパ球や単球など），平均移動速度（mean tracking velocity，単位：μm/min）として表現することが多い（図5）．

3）4Dイメージングデータをいかに紙上に表すか

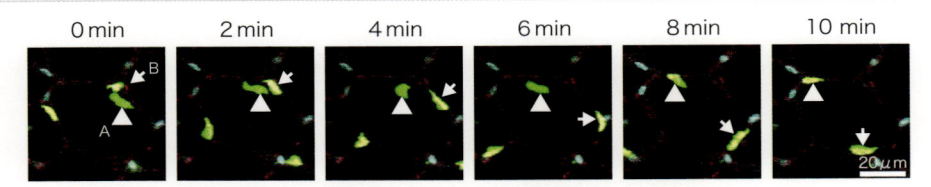

Figure 4. Dynamic *in vivo* imaging of granulocytes in live adipose tissues.
The epididymal adipose tissue of a LysM-EGFP mouse was observed by using intravital two-photon microscopy. Granulocytes patrolling around adipocytes were visualized. Time-lapse images show the movement of granulocytes (arrowhead: granulocyte-A, arrow: granulocyte-B). The LysM-EGFP positive cells, the fat droplet (visualized by BODIPY) and nucleus (visualized by Hoechst) were seen as green, red, and blue, respectively. Scale bars represent 20 μm.

図4　静止画像を並べることによる時系列の表現例

顆粒球系を緑色に標識したマウス（LysM-EGFP$^+$マウス）の脂肪組織を生体2光子励起顕微鏡で観察したもので，顆粒球（細胞A：▷，細胞B：⇨）が随時，脂肪細胞の周りを哨戒している様子がわかる．脂肪滴をBODIPYで赤色に，核をHoechstで青色に標識

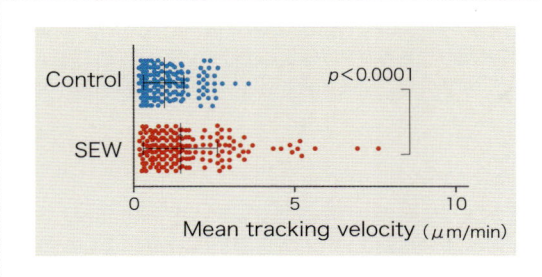

Figure 5. *In vivo* S1P-mediated increase in motility of osteoclast precursor monocytes visualized using intravital two-photon imaging.
Summary of mean tracking velocity of CX$_3$CR1-EGFP positive cells treated with the S1PR1 agonist SEW2871 (red circle) or vehicle (blue circle). Data points (n=5231 for vehicle and n=5210 for SEW2871) represent individual cells compiled from five independent experiments.

図5　細胞の「動き」の表現例

薬剤の投与前後で細胞の平均移動速度がどの程度変化したかを，動画解析ソフトにより解析した結果を示す．図3各細胞の平均移動速度（mean tracking velocity）を動画解析ソフトImarisにより計測した．その後，計測結果を，図表作成ソフトGraphPad Prismを用いて作図した．各点が，個々の細胞の平均移動速度を示している．単球系細胞（CX$_3$CR1-EGFP$^+$細胞）は，定常状態（Control）と比較して，薬剤（S1PR2アンタゴニスト：SEW）を投与後に，急速に細胞の運動能が亢進している様子がわかる（文献2より引用）

おわりに

4Dイメージングは，撮影から解析，そして発表まで，一連の流れに慣れるのに苦労も多いが，美しい画像，よいデータが取れた時の感動は，筆舌に尽くしがたい．本稿をきっかけにして，多くの研究者が*in vivo*イメージングに興味をもっていただき，医学や生命科学の発展に繋がれば幸いである．

◆ 文献

1) Ishii, M. et al.：Nature, 458：524-528, 2009
2) Ishii, M. et al.：J. Exp. Med., 207：2793-2798, 2010

INDEX

数字・欧文

2A 配列	216
2光子励起顕微鏡	19, 28, 32, 136, 148
2-デオキシグルコース (2-DG)	45
3D 画像	225
IV型アレルギー	135

A～C

AVI	240, 243
BAC-transgenic マウス	220
BAC クローン	206
BODIPY 558/568	184
BRC	34
CAG-ERT2-Cre (CAG-Esr1-Cre)	221
CAG プロモーター	218
CARD	34
Caspase-3	212
CellTracker	111
Coelenterazine	48
COX-2 (シクロオキシゲナーゼ-2)	43
Cre-loxP システム	22, 34, 210, 218

D～G

DAPI	110
dextran conjugated-Texas Red	150, 152
D-Luciferin	48
Dorsal skinfold chamber	21
EMMA	34
ERP (enhanced permeability and retention) 効果	44
explant	54
extravasation	159
FRET	14
Fucci	146, 161, 212
FX PRO	165
Germline transmission	219

H～K

HeLa 細胞	162
HER2	46
hKikGR	212, 213
Hoechst 33258	110
Hoechst 33342	110, 145, 150, 184
Imaris	56, 224
IMSR	34
intravital イメージング	21, 54
in vivo イメージング	32
in vivo イメージングシステム	18, 163
in vivo カルシウムイメージング	178
iPS 細胞由来人工血小板	194
IRES (internal ribosomal entry site)	33, 216
JMSR	34
Kaede	212
KikGR (Kikume Green-Red)	242

L～R

LysM-EGFP マウス	133, 145, 150, 154
MIP (maximum intensity projection)	225, 239
MMRRC	34
Mouse BAC browser	206
MOV	240, 243
MPEG	240, 243
NOD/SCID マウス	161
open skull 法	171, 174
O-ring	131, 132
PolyA	218
Qtracker	162
Red/ET 組換え法	206
ROI (Region of Interest)	242
Rosa26 領域	211, 218

S～Z

SCAT3.1	213
SHG (second harmonic generation：二次高調波発生)	16, 123, 129, 139, 154
thin skull 法	171
tissue explant イメージング	20
T 細胞	137, 139
Volocity	224
Volocity Quantitation	234
WMV	240
WPRE 配列	218
X 線	164
Z スタック (三次元画像取得)	61

和文

あ行

アストロサイト	178
安定細胞株	215
位置効果	204
インシュレーター	205
インテグリン $\alpha_v\beta_3$	45
インラインヒーター	119, 120, 121
「動き」の表現	248
エンハンサー	205

か行

化学蛍光色素	23
化学プローブ	42
可視化	15
画像取得のさまざまな方法	6
画像の編集	226
開口数	54
活性酸素	192
カテプシン	42
カルシウムインディケーター	212
カルシウム蛍光プローブ	116
ガルバノスキャナー	27
がん	156, 163
関係性の定量	236
がん細胞イメージング	157
肝臓	142
間葉系細胞	220
気化器	129
機能可視化プローブ	14
球体情報の解析	229
共局在解析	236
共焦点顕微鏡	26, 151, 183
距離の測定	237
クロストーク	64
蛍光イメージング	164
蛍光タンパク質	22
蛍光とは	42
蛍光プローブ	14, 42
蛍光顕微鏡	25
蛍光標識	32
蛍光標識 dextran/蛍光標識 lectin	187
蛍光標識マウス	32

索引　249

INDEX

形態学 … 12	生組織イメージング … 183	皮膚 … 135
血管イメージング … 189	生体分子イメージング … 187	ビブラトーム … 21
血管の蛍光標識 … 132	生物発光 … 20	肥満 … 182
血管内細胞動態 … 187	正立顕微鏡 … 198	フェムト秒近赤外線レーザー … 55
血球系細胞 … 220	接触過敏反応 … 135	フォトマルチプライアー … 27
血小板 … 191	増殖 … 163	プレゼンテーション … 239
顕微鏡の設置 … 61	鼠径リンパ節 … 122	フローサイトメトリー … 214
好中球エラスターゼ … 43	組織学 … 201	フローチャンバー … 119, 120, 121, 122, 123, 124
光毒性(phototoxicity) … 124	組織リモデリング … 191	プロモーター … 205
コーデック … 240		ベクター … 215
骨リモデリング … 44	## た行	放射線・核医学イメージング … 164
骨髄イメージング … 127	ターゲティングベクター … 208	ボクセル … 225
骨組織 … 127	大脳皮質 … 171	
固定台 … 130, 198	タイムラプスムービー … 62, 148, 233	## ま行
コリメーターレンズ … 27	タモキシフェン … 221	マウス系統の検索 … 34
	炭酸脱水酵素-IX(CA-IX) … 46	マウス固定台 … 154
## さ行	中枢神経系 … 171	麻酔箱 … 129
細胞核の標識 … 110	テトラサイクリン … 222	マトリックスメタロプロテアーゼ(MMP) … 43
細胞間相互作用 … 13	転移 … 163	慢性炎症 … 182
細胞死 … 212	電動XYステージ … 120	ミエロペルオキシダーゼ(MPO) … 48
細胞内シグナル伝達 … 14	動画の作成 … 232	(論文の)メソッドの書き方 … 246
細胞標識 … 109	動態学 … 12, 13	メタボリックシンドローム … 182
細胞遊走 … 13	動脈硬化 … 189	免疫細胞 … 148
サイレンサー … 205	倒立顕微鏡 … 152, 198	
作動距離 … 54, 149	トラッキング … 227, 235	## や行
シーケンシャルスキャン(順次取り込み) … 61	トランスジェニック(Tg)マウス/トランスジェニック法 … 22, 32, 204	葉酸受容体α … 46
自家蛍光 … 27	ドリフト(ブレ)補正 … 227	抑制性ニューロン … 177
時系列の表現 … 247		
自作ステージ … 142, 157	## な行	## ら行
自作マウス固定台 … 149	ニッチ環境 … 15	ランゲルハンス細胞 … 140
脂肪組織 … 183	熱膨張 … 199	リモデリング … 127
視野探し … 61	ノックイン(KI)マウス/ノックイン法 … 22, 32, 208	リンパ節explant/リンパ節のプレパレーション … 118, 122
樹状細胞 … 140		ルシフェラーゼとルシフェリン … 163
受託施設 … 206	## は行	(論文の)レジェンドの書き方 … 246
腫瘍 … 163	破骨細胞 … 127	レニン … 43
上皮細胞増殖因子受容体(EGFR) … 46	発光イメージング … 163	レポーターマウス … 203
神経科学 … 171	発光とは … 42	レンダリング … 225
神経細胞活動イメージング … 178	発光プローブ … 47	レンチウイルスによる遺伝子導入法 … 113
人工染色体ベクター … 205	ハプテン … 137	ローダミン … 16
浸潤 … 163	ヒーター … 131	濾胞樹状細胞(follicular dendritic cell:FDC) … 125
ステージアダプター … 119, 120	ヒーターコントローラー … 119, 120, 121	論文投稿 … 245
スパイン … 173	皮下腫瘍 … 158	
スペクトルイメージング … 62		
生活習慣病 … 182		

◆ 編者プロフィール ◆

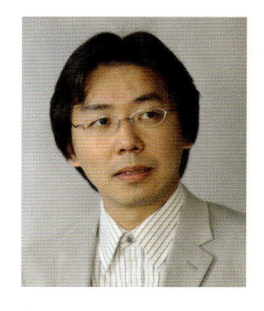

石井　優（いしい　まさる）

1998年，大阪大学医学部医学科卒．大阪大学医学系研究科助手，米国国立衛生研究所（NIH）客員研究員などを経て，2009年に大阪大学免疫学フロンティア研究センター・主任研究員（准教授），2011年より同・教授．生きた骨の中を見てみたいという無謀な挑戦から，現在の研究が始まりました．現在では，骨に限らず，免疫・炎症組織やがんの *in vivo* イメージングにも取り組んでいますが，これからも「見ることによって初めて分かる」新概念を明らかにして，永く人の記憶に残ってもらえるような仕事をしていきたいと考えています．

実験医学別冊　最強のステップUPシリーズ

in vivo イメージング実験プロトコール
原理と導入のポイントから2光子顕微鏡の応用まで

2013年1月1日　第1刷発行	編　集	石井　優
	発行人	一戸裕子
	発行所	株式会社　羊　土　社
		〒101-0052
		東京都千代田区神田小川町 2-5-1
		TEL　03（5282）1211
		FAX　03（5282）1212
		E-mail　eigyo@yodosha.co.jp
		URL　http://www.yodosha.co.jp/
ⓒ YODOSHA CO., LTD. 2013	装　幀	コミュニケーションアーツ株式会社
Printed in Japan	印刷所	株式会社加藤文明社
ISBN978-4-7581-0185-1		

本書に掲載する著作物の複製権，上映権，譲渡権，公衆送信権（送信可能化権を含む）は（株）羊土社が保有します．
本書を無断で複製する行為（コピー，スキャン，デジタルデータ化など）は，著作権法上での限られた例外（「私的使用のための複製」など）を除き禁じられています．研究活動，診療を含み業務上使用する目的で上記の行為を行うことは大学，病院，企業などにおける内部的な利用であっても，私的使用には該当せず，違法です．また私的使用のためであっても，代行業者等の第三者に依頼して上記の行為を行うことは違法となります．

JCOPY ＜（社）出版者著作権管理機構　委託出版物＞
本書の無断複写は著作権法上での例外を除き禁じられています．複写される場合は，そのつど事前に，（社）出版者著作権管理機構（TEL 03-3513-6969，FAX 03-3513-6979，e-mail：info@jcopy.or.jp）の許諾を得てください．

「in vivo イメージング実験プロトコール」広告 INDEX

広告資料請求サービス

会社名	掲載箇所
㈱オプトサイエンス	記事中 181
オリンパス㈱	表2
カールツァイスマイクロスコピー㈱	記事中 83
サンコー㈱	記事中 52
㈱スクラム	後付 10
住商ファーマインターナショナル㈱	後付 11
ソーラボジャパン㈱	記事中 17, 59
㈱ニコンインステック	後付 4
㈱日本ローパー	後付 1
プネウム㈱	後付 9
プライムテック㈱	後付 12
㈱フローベル	後付 2
㈱ベイ・バイオ・イメージング	後付 1
ベルトールドジャパン㈱	表3
㈲メリディアン貿易	後付 3
和光純薬工業㈱	記事中 51

(五十音順)

【PLEASE COPY】

▼広告製品の詳しい資料をご希望の方は、この用紙をコピーしFAXでご請求下さい。

	会社名	製品名	要望事項
①			
②			
③			
④			
⑤			

お名前(フリガナ)	TEL.	FAX.
	E-mail アドレス	
勤務先名	所属	
所在地(〒)		

─ご専門の研究内容をわかりやすくご記入下さい─

FAX:03(3230)2479　E-mail:adinfo@aeplan.co.jp　HP:http://www.aeplan.co.jp/

広告取扱　エー・イー企画

「実験医学」別冊
最強のステップUPシリーズ
in vivo イメージング実験プロトコール

驚異のコストパフォーマンス!!
高感度冷却 EMCCD カメラ「Evolve512」使用 の発光検出装置が 630 万円より!

インビボマクロイメージングシステム Lumazone シリーズ

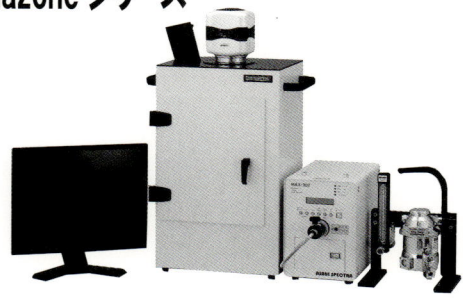

Roper Scientific Lumazone

Lumazone-CMS 発光専用システム
¥6,300,000～

Lumazone-FA オートマチック制御
発光・蛍光対応システム
¥17,680,000～

NIPPON ROPER

株式会社日本ローパー SI事業部　www.roper.co.jp/lifescience
TEL 03-5639-2731　FAX 03-5639-2775

分子イメージングの受託サービス
Micro-PET, Micro-CT, In vivo 蛍光イメージング etc.

小動物PETイメージング
マウス、ラットなどの小動物PET撮像試験を受託いたします。[F-18]FDG試験のほかご希望のPET薬剤の合成や、化合物のPET標識合成など、ご要望に応じて検討・実施させて頂きます。

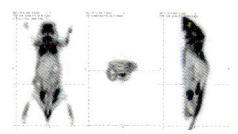

マウスのFDG-PETイメージング

小動物CT撮像
小動物用のCT装置を用いたイメージングを受託致します。生体の検査だけでなく、体脂肪解析、骨密度解析など、広くご研究にお役立て頂けます。また弊社では解析用ワークステーション等を強化しており、より充実したデータの提供が可能です。

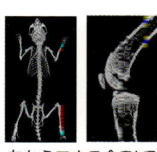

左からマウス全身VR像、膝関節断面、後技

In vivo 蛍光イメージング
蛍光標識された物質を動物に投与し、小動物 in vivo 蛍光イメージング装置により蛍光画像を取得します。これによりターゲット物質の薬物動態を、単一個体で経時的に追うことが可能です。

その他、化合物の放射性標識合成、蛍光標識、オートラジオグラフィ試験など、様々な試験を受託しております。また、弊社で薬剤投与、飼育、解剖なども可能です。お気軽にお問合せ下さい。

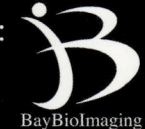

お問合せ先:
株式会社ベイ・バイオ・イメージング
BayBioImaging
〒236-0004 神奈川県横浜市金沢区福浦3-9（横浜市立大学医学部内）
TEL：045-789-2100　FAX：045-789-2277
E-mail：info@baybioimaging.com
URL: http://www.baybioimaigng.com/

in-vivoはじめませんか?

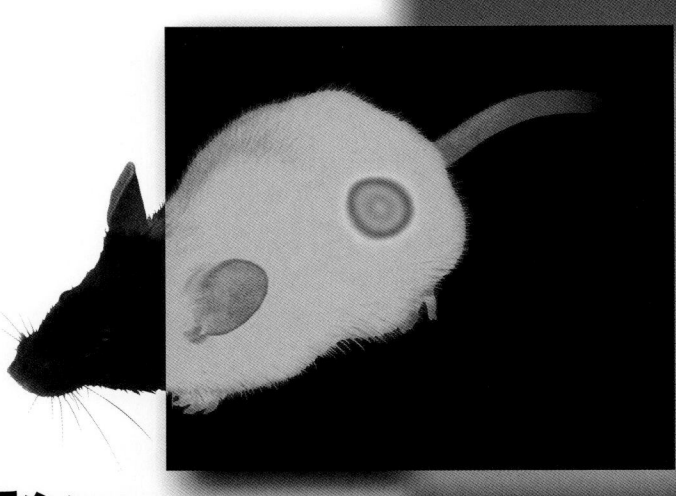

初心者でも使いやすい!

クラボウの
in-vivo蛍光イメージングシステム

小動物のイメージングにご興味をお持ちのみなさまへ。
新しい蛍光イメージングシステムが、**2013年春**発売予定です。

■主な仕様　●140万画素冷却CCDカメラ　●Xenon光源　●マルチ波長撮影
　　　　　●ズーム機構　●保温ヒーター標準搭載

※外観・仕様は予告なく変更することがあります。

興味のある方は下記までご連絡ください。

クラボウ バイオメディカル部　URL; http://www.kurabo.co.jp/bio/

バイオ機器課　●大阪：〒572-0823　大阪府寝屋川市下木田町14-5　クラボウ寝屋川テクノセンター3F　TEL.072-820-3079　FAX.072-820-3095
　　　　　　●東京：〒103-0023　東京都中央区日本橋本町2-7-1　NOF日本橋本町ビル2F　　　　　　TEL.03-3639-7077　FAX.03-3639-6998

[接触観察式生体顕微鏡]

"Touch Scope®"

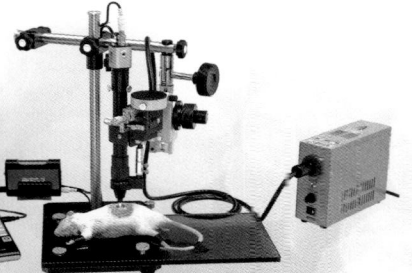

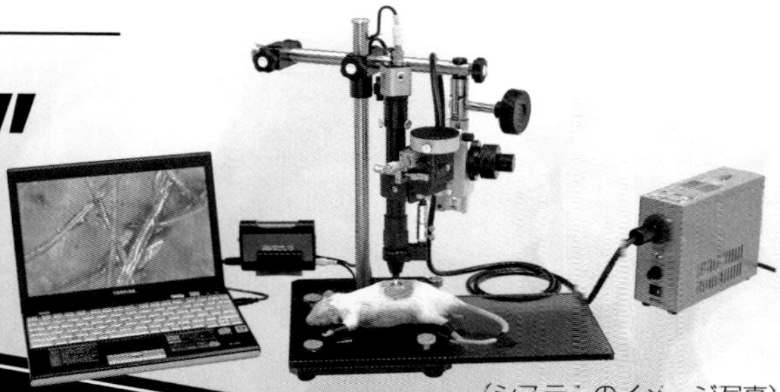

（システムのイメージ写真）

生体深部の画像を捉える！

超小型 [顕微鏡倍率：600X，300X，150Xの各種]
（倍率表示：モニターサイズ　10インチ）

主要用途
小動物の拍動する
毛細血管像の観察，血流測定，
生細胞観察など…

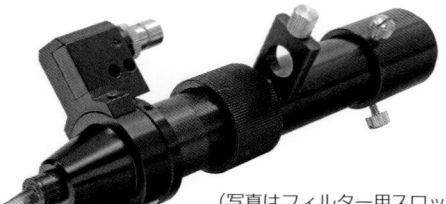

（写真はフィルター用スロット付150Xタイプ）

この対物レンズの先端を見たい箇所に押し当ててください。

特殊な照明装置によって、対物レンズ先端接触面の鮮明な拡大画像を取得できます。

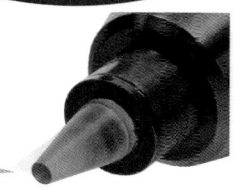

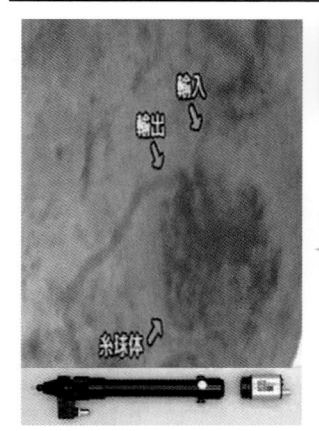

（対物レンズ先端の円錐形レンズ面）
[製造元：クリヤ精光株式会社]

倍率600Xタイプでの画像取得例
生体ラットの腎糸球体画像（実視野＝0.3mm）

投薬によって細動脈径が変化する様子が観察出来ます

1mm径の円錐レンズ先端を麻酔下の生体ラットの腎皮膜を経由して腎糸球体に接触させた画像

- 輸入細動脈は11.6ミクロン径
- 輸出細動脈は12.5ミクロン径
- 腎糸球体サイズは約150ミクロン

（600XタイプとCCDカメラ）

[画像提供]
名古屋大学大学院医学系研究科
泌尿器科学　准教授　山本徳則先生

Meridian

有限会社 メリディアン貿易
http://meridian.b-info.jp/

〒196-0012
東京都昭島市つつじが丘3-2-1-1006
TEL/FAX：042-543-7135
E-mail：meridian@mva.biglobe.ne.jp

Nikon

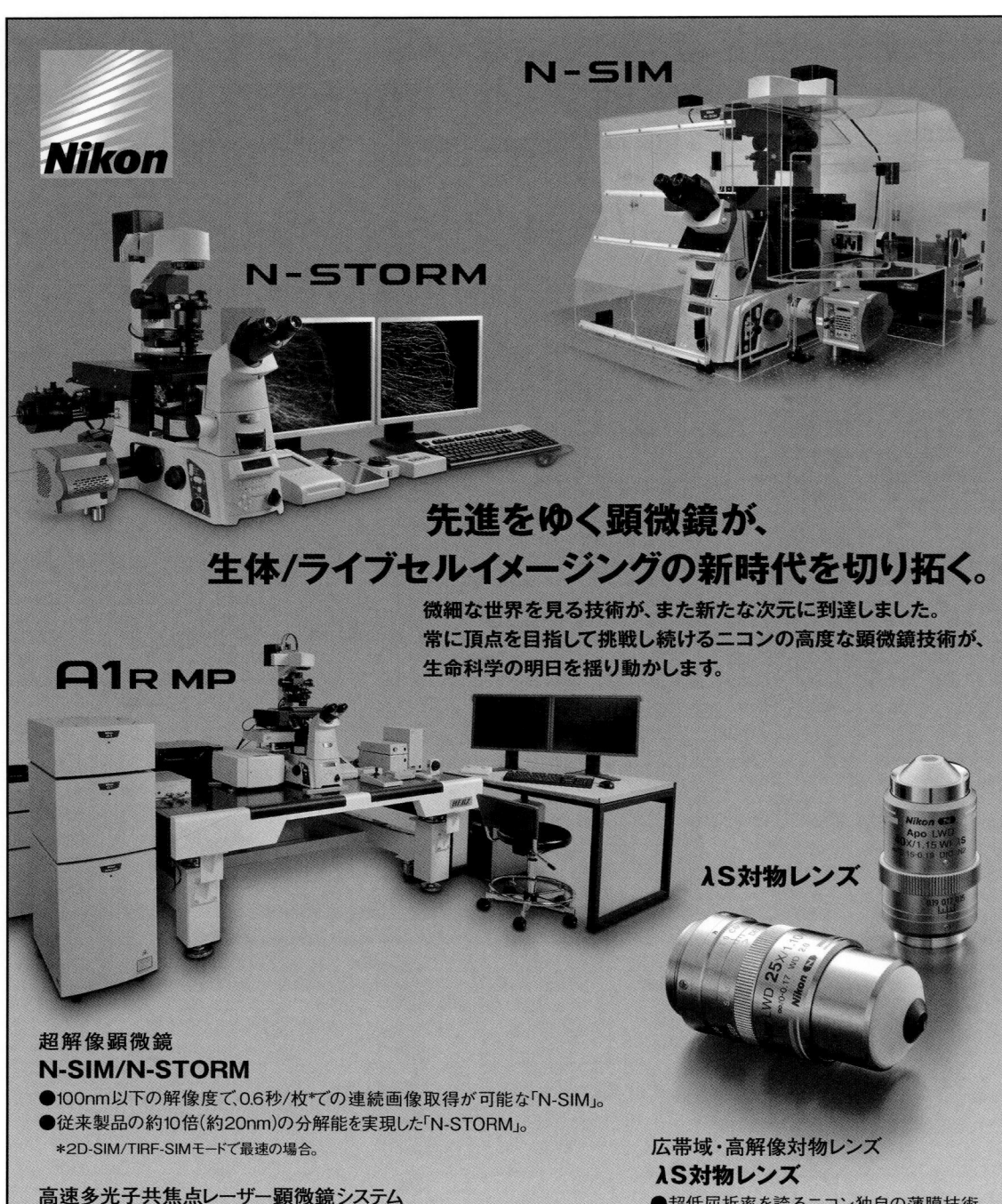

N-SIM

N-STORM

A1R MP

先進をゆく顕微鏡が、生体/ライブセルイメージングの新時代を切り拓く。

微細な世界を見る技術が、また新たな次元に到達しました。
常に頂点を目指して挑戦し続けるニコンの高度な顕微鏡技術が、
生命科学の明日を揺り動かします。

λS対物レンズ

超解像顕微鏡
N-SIM/N-STORM
- 100nm以下の解像度で、0.6秒/枚*での連続画像取得が可能な「N-SIM」。
- 従来製品の約10倍(約20nm)の分解能を実現した「N-STORM」。
  * 2D-SIM/TIRF-SIMモードで最速の場合。

高速多光子共焦点レーザー顕微鏡システム
A1R MP
- 独自の高速スキャニング技術と高感度受光技術により、600μm以上の深部からの画像を420枚/秒(512×32画素)で可視化します。

広帯域・高解像対物レンズ
λS対物レンズ
- 超低屈折率を誇るニコン独自の薄膜技術、ナノクリスタルコートを採用。
- 広範囲波長での高い透過率と同時に、広い色収差補正を実現しています。

株式会社 ニコン / 販売元 **株式会社 ニコン インステック**

カタログ・パンフレット等のご請求は、(株)ニコンインステック　バイオサイエンス営業本部へ
100-0006　東京都千代田区有楽町1-12-1 (新有楽町ビル4F)　電話 (03)3216-9163
■本社カスタマーセンター　(フリーダイヤル) 0120-586-617　■ニコンインステックホームページ　www.nikon-instruments.jp/instech/

羊土社おすすめの新刊書籍

イラストで徹底理解する
シグナル伝達キーワード事典

山本 雅, 仙波憲太郎, 山梨裕司／編

豊富なイラストでシグナル伝達の全体像がわかる！

第1部ではシグナル伝達の主要な経路31を，第2部では重要な因子115を網羅．各因子の詳細機能から疾患・生命現象とのかかわりまでネットワークの全体像が一望できる決定版．

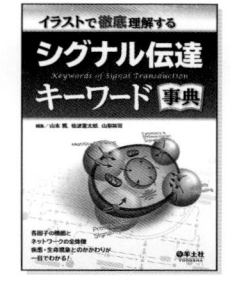

- 定価（本体6,600円＋税）
- B5判　■ 351頁　■ ISBN978-4-7581-2033-3

バイオ実験に絶対使える
統計の基本 Q&A
論文が書ける 読める データが見える！

秋山 徹／監
井元清哉, 河府和義, 藤渕 航／編

統計を「ツール」として使いこなすための解説書！

研究者の悩み・疑問の声を元に，現場で必要な基本知識を厳選してQ&A形式で解説．豊富なケーススタディーで，データ処理の考え方とプロセスがわかる一冊．

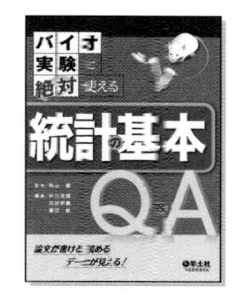

- 定価（本体4,200円＋税）
- B5判　■ 254頁　■ ISBN978-4-7581-2034-0

医療に必ず役立つ
iPhone/iPad
日常診療・文献管理・勉強・学会などにアプリやWebサービスを徹底活用！

井内裕之／著

iPhone/iPadを医療に役立てる便利ワザが満載！

医療従事者のためのiPhone/iPad活用書が登場！　仕事をより便利に，より効率的に行うために厳選されたアプリやWebサービスを使いこなす方法が満載で，初級者にもわかりやすい実用的な一冊．

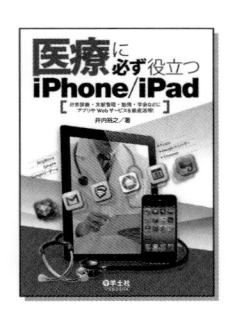

- 定価（本体3,400円＋税）
- B5判　■ 206頁　■ ISBN978-4-7581-0813-3

ライフサイエンス英語
動詞使い分け辞典
動詞の類語がわかればアクセプトされる論文が書ける！

河本 健, 大武 博／著
ライフサイエンス辞書プロジェクト／監

大好評『類語使い分け辞典』の続刊が登場！

主要学術誌掲載のネイティブ執筆論文の分析をもとに，意味が似ている動詞の使い分けと，動詞と一緒によく使われる単語の組合わせが一目でわかる類語辞典．論文執筆の即戦力に．

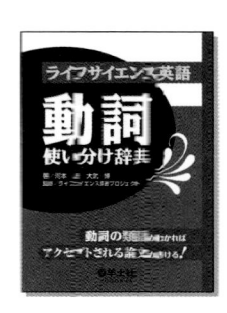

- 定価（本体5,600円＋税）
- B6判　■ 733頁　■ ISBN978-4-7581-0343-0

発行　**羊土社 YODOSHA**
〒101-0052　東京都千代田区神田小川町2-5-1　TEL 03(5282)1211　FAX 03(5282)1212
E-mail：eigyo@yodosha.co.jp
URL：http://www.yodosha.co.jp/

ご注文は最寄りの書店，または小社営業部まで

バイオサイエンスと医学の最先端総合誌

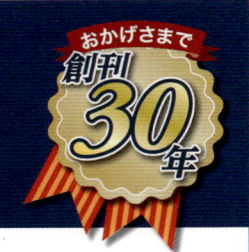

実験医学

おかげさまで **創刊30年**

**2012年8月号で創刊500号を迎えた実験医学は
これからも誌面・ウェブ双方で進化してまいります！**

誌面

研究が楽しくなる連載と
最先端の特集が続々！

月刊 実験医学

【500号記念特集】
世界を動かした生命医科学のマイルストーン
監修／井村裕夫

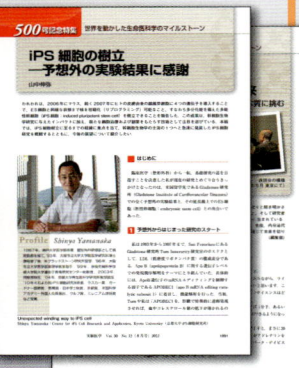

実験医学を毎号お届け！
便利な**定期購読**は最寄の書店，
または弊社営業部まで

- 月刊のみ（通常号12冊）
  定価（本体**24,000円**＋税）
- 月刊＋増刊（通常号12冊＋増刊号8冊）
  定価（本体**67,200円**＋税）

※ 国内送料弊社負担

▼ 詳しい情報はこちらから！今すぐアクセス ▼

www.yodosha.co.jp/jikkenigaku/

twitter.com/Yodosha_EM Facebook 実験医学

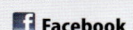

ウェブオリジナル連載をはじめ
さらにコンテンツ充実！

ウェブ

実験医学online

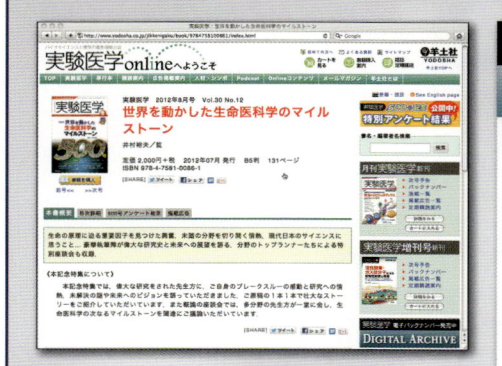

実験医学 online

DIGITAL ARCHIVE ～ 電子バックナンバー ～

「実験医学」既刊誌をデジタルデータで復刻いたしました

現在市販されていない既刊誌をデジタルデータ（PDF）で復刻し，実験医学online内の「DIGITAL ARCHIVE」を通じてお求めいただけるようになりました．**PC**はもちろん，**タブレット端末**や**スマートフォン**等でもご覧いただけますので，歴代の誌面をぜひお役立てください．

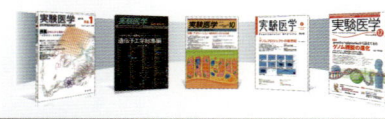

実験医学 増刊号

注目分野の最前線を1冊に凝縮

Vol.30 No.20（2012年12月発行）

感染・共生・生体防御システム

ウイルス・細菌と宿主のクロストークから
ワクチン開発を始めとする予防戦略まで

編集／笹川千尋，柳 雄介，大野博司，石井 健

■ 定価（本体 5,400円＋税） ■ B5判 ■ 222頁 ■ ISBN978-4-7581-0327-5

目次
- 第1章 感染のバイオロジー
- 第2章 共生のバイオロジー
- 第3章 宿主の生体防御・免疫
- 第4章 予防・治療へ向けて

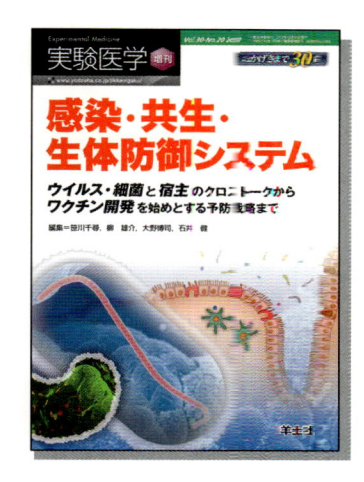

既刊

定価（本体5,400円＋税）［B5判］

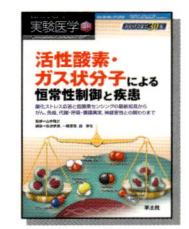

Vol.30 No.17（2012年10月発行）
活性酸素・ガス状分子による
恒常性制御と疾患
酸化ストレス応答と低酸素センシングの最新知見から
がん，免疫，代謝・呼吸・循環異常，神経変性との関わりまで
監修／山本雅之
編集／赤池孝章，一條秀憲，森 泰生
219頁　ISBN978-4-7581-0327-5

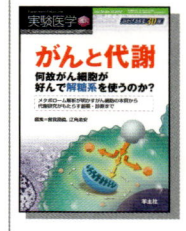

Vol.30 No.15（2012年9月発行）
がんと代謝
何故がん細胞が
好んで解糖系を使うのか？
メタボローム解析が明かすがん細胞の本質から
代謝研究がもたらす創薬・診断まで
編集／曽我朋義，江角浩安
213頁　ISBN978-4-7581-0325-1

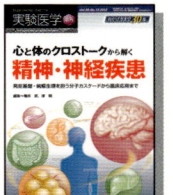

Vol.30 No.13（2012年7月発行）
心と体のクロストークから解く
精神・神経疾患
発症基盤・病態生理を担う
分子カスケードから臨床応用まで
編集／櫻井 武，澤 明
221頁　ISBN978-4-7581-0324-4

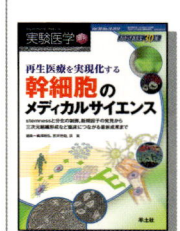

Vol.30 No.10（2012年6月発行）
再生医療を実現化する
幹細胞のメディカルサイエンス
stemnessと分化の制御，重要因子の発見から
三次元組織形成など臨床につながる最新成果まで
編集／梅澤明弘，笹井芳樹，洪 実
205頁　ISBN978-4-7581-0323-7

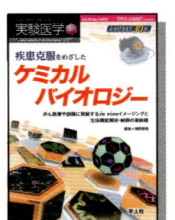

Vol.30 No.7（2012年4月発行）
疾患克服をめざした
ケミカルバイオロジー
がん医療や創薬に貢献する in vivo イメージングと
生体機能解析・制御の最前線
編集／浦野泰照
225頁　ISBN978-4-7581-0322-0

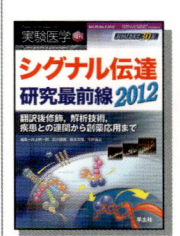

Vol.30 No.5（2012年3月発行）
**シグナル伝達
研究最前線2012**
翻訳後修飾，解析技術，疾患との連関から
創薬応用まで
編集／井上純一郎，武川睦寛，徳永文稔，今井浩三
224頁　ISBN978-4-7581-0321-3

発行　**羊土社 YODOSHA**　〒101-0052　東京都千代田区神田小川町2-5-1　TEL 03(5282)1211　FAX 03(5282)1212
E-mail：eigyo@yodosha.co.jp
URL：http://www.yodosha.co.jp/

ご注文は最寄りの書店，または小社営業部まで

羊土社の *in vivo* イメージング関連実験書

目的別で選べる 遺伝子導入プロトコール
実験医学別冊

発現解析とRNAi実験がこの1冊で自由自在！
最高水準の結果を出すための実験テクニック

仲嶋一範, 北村義浩, 武内恒成／編

あらゆる遺伝子導入法を自由自在に操る！

蛍光遺伝子の導入も本書におまかせ！ 具体的方法・手技の徹底解説に加え，各方法の比較や実験のプロによるコツ，さらには実験デザインまで，実験の見通しがグンとよくなる一冊．

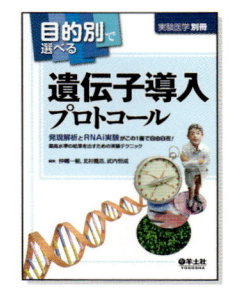

- 定価（本体5,200円＋税）
- B5判　■ 252頁　■ ISBN978-4-7581-0184-4

顕微鏡の使い方ノート
無敵のバイオテクニカルシリーズ　改訂第3版

はじめての観察からイメージングの応用まで

野島　博／編

多光子励起顕微鏡などの最新技術も掲載！

顕微鏡入門のバイブルが大改訂！ 多光子励起顕微鏡などの最新技術も追加され，より充実した一冊に．メーカーの技術者が伝授するコツが満載で，初めて顕微鏡を扱う方にも安心．

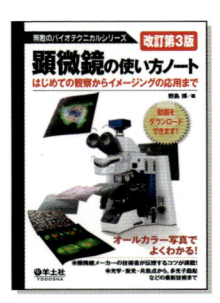

- 定価（本体5,700円＋税）
- A4判　■ 247頁　■ ISBN978-4-89706-930-2

顕微鏡活用なるほどQ&A

意外に知らない基礎知識＋
一歩進んだ観察のコツもつかめる！

宮戸健二, 岡部　勝／編

誰もが知っておきたい顕微鏡の基礎知識が満載！

像が暗い，蛍光がよく見えない，うまく写真が撮れない…こんな時に確実に対処できるようになるための基礎知識が満載．顕微鏡だからこそ確実な知識を身に付けよう

- 定価（本体4,200円＋税）
- B5判　■ 203頁　■ ISBN978-4-7581-0731-0

完全版 マウス・ラット疾患モデル活用ハンドブック

表現型, 遺伝子情報, 使用条件など

秋山　徹, 奥山隆平, 河府和義／編

研究でよく使うマウス・ラットを厳選収録！

マウス・ラットをがん・脳神経・免疫などの研究分野ごとに厳選，遺伝子情報や使用条件などの実践的データをコンパクトに解説したガイドブック．満載の図表で表現型がよくわかる．

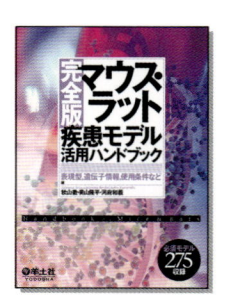

- 定価（本体8,500円＋税）
- B6判　■ 605頁　■ ISBN978-4-7581-2017-3

発行　羊土社 YODOSHA
〒101-0052　東京都千代田区神田小川町2-5-1　TEL 03(5282)1211　FAX 03(5282)1212
E-mail : eigyo@yodosha.co.jp
URL : http://www.yodosha.co.jp/

ご注文は最寄りの書店，または小社営業部まで

蛍光イメージングの強力サポーター
極微の世界を鮮やかに映し出す、多種多様なレーザー光源

▼ 共焦点顕微鏡、顕微ラマン分光、光ピンセット

Cobolt 社
半導体励起固体レーザー

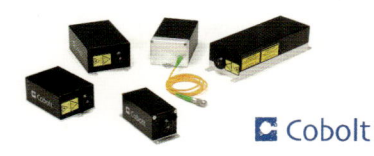

波長	出力	ビーム径	線幅	M^2
355nm	10, 20mW	0.7mm	<1MHz	<1.1
457nm	25, 50mW	0.7mm	<1MHz	<1.1
473nm	25, 50mW	0.7mm	<1MHz	<1.1
491nm	25, 50, 75, 100, 200mW	0.7mm	<1MHz	<1.1
515nm	25, 50, 100, 150mW	0.7mm	<1MHz	<1.1
532nm	25, 50, 100, 150, 300, 500, 1000, 1500mW	0.7mm	<1MHz	<1.1
561nm	25, 50, 75, 100, 150, 200, 300, 500mW	0.7mm	<1MHz	<1.1
594nm	25, 50, 100mW	0.7mm	<1MHz	<1.1
660nm	100, 300, 400, 500mW	0.7mm	<1MHz	<1.1
1064nm	500, 1000, 2000mW	1.0mm	<1MHz	<1.1

- 空冷 Ar レーザーの置き換えに最適
- 単一縦モード　<1MHz
- コヒレント長　>100m
- レーザーヘッドサイズ
  04-01 Series: 95×60×40mm
  05-01 Series: 125×70×45mm

▼ 共焦点顕微鏡、フローサイトメーター、DNAシーケンサー

VORTRAN LASER TECHNOLOGY社
半導体レーザー

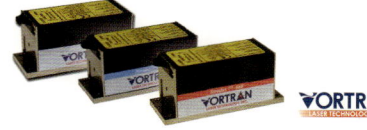

波長	出力	ビーム径 ($1/e^2$)		M^2
375nm	16mW, 60mW	1.3mm		<1.25
405nm	100mW, 250mW	0.8mm cr	1.3mm	<1.25
445nm	40mW, 80mW	0.8mm cr	1.3mm	<1.25
473nm	80mW	0.8mm cr	1.3mm	<1.25
488nm	50mW, 150mW	0.8mm cr	1.3mm	<1.25
514nm	60mW	1.0mm cr	1.3mm	<1.25
637nm	140mW	0.8mm cr	1.3mm	<1.25
642nm	110mW	0.8mm cr	1.3mm	<1.25
660nm	100mW	1.0mm cr	1.3mm	<1.25

- 出力安定度（24時間）<0.5%
- 変調　デジタル：200MHz（<2ns rise time）
- レーザーヘッドサイズ 100×40×45.11mm

▼ マルチフォトン（多光子）顕微鏡、テラヘルツ分光、OCT

FEMTOLASERS 社
フェムト秒レーザー
超短パルスオシレーター

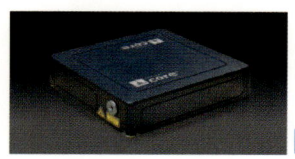

モデル	INTEGRAL core PRO	INTEGRAL core 20	INTEGRAL core 50
パルス幅	<10fs	<20fs	<50fs
スペクトル幅*	>100nm @ 800nm	>40nm @ 800nm	>15nm @ 500nm
繰り返し周波数	300MHz	300MHz	300MHz
平均出力	>100mW	>150mW	>200mW
ノイズ**	0.05% rms	0.05% rms	0.05% rms
出力安定度	±1%	±1%	±1%

* FWHM @800nm±10nm　**10Hz−100kHz

- サイズ 225×225×60mm

プネウム株式会社

〒343-0845 埼玉県越谷市南越谷5-15-3　TEL: 048-985-2720　FAX: 048-985-2721
http://www.pneum.co.jp

米国 Carestream Health 社製

Carestream
Molecular Imaging

小動物用 In-Vivo イメージングシステム

モード、フィルター切替 完全自動化！

1台に4つの撮影モード
- ルミネセンス
- デジタルX線
- 多波長蛍光
- アイソトープ

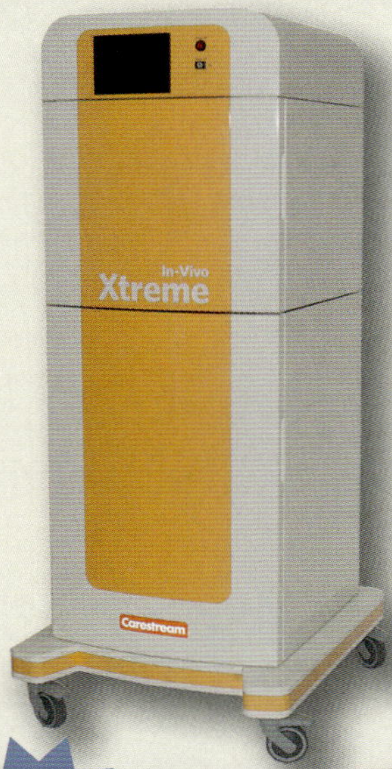

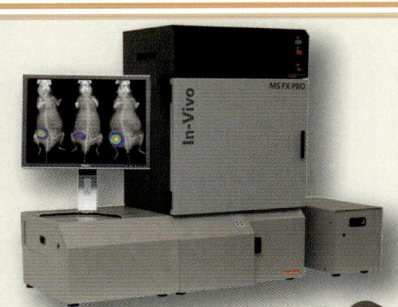

NEW! Xtreme
In-Vivo イメージングシステムの最高峰モデル

MS FX PRO
自動化シリーズの上位モデル

高感度 ・ 高解像度 ・ 高速撮影

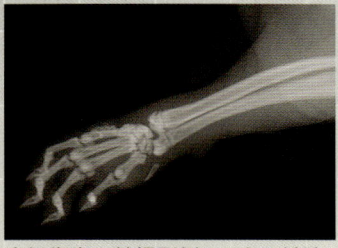

アプリケーション
- ● プローブ検証
- ● バイオマーカー検証
- ● ナノ粒子トラッキング
- ● 癌や骨関連研究
- ● 感染症研究　など

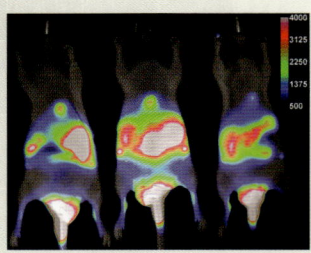

高解像度X線撮影例（マウス前肢）
骨密度定量に利用可能

ICG近赤外蛍光イメージング例
リンパ節を確認

製品の詳細情報やデモンストレーションについてお気軽にお問い合わせください。

輸入元　株式会社 スクラム

本社　〒130-0021 東京都墨田区緑1-8-9 A&Yビル
Tel. (03)5625-9711　　Fax. (03)3634-6333
大阪営業所　〒532-0003 大阪市淀川区宮原5-1-3 新大阪生島ビル102
Tel. (06)6394-1300　　Fax. (06)6394-8851

E-mail webmaster@scrum-net.co.jp　　Internet www.scrum-net.co.jp

In Vivo 発光・蛍光イメージング

PerkinElmer For the Better

業界No.1の機器・試薬のトータルサポート

In vivoイメージングは、アプリケーションによって最適な機種を選択する時代になりました。発光・蛍光イメージング装置の中で世界最高の性能と実績を誇るIVISをはじめ、蛍光イメージング専用機として、自家蛍光の除去とマルチスペクトル解析に優れたMaestro、3D蛍光トモグラフィと高感度な生体深部の定量解析に優れたFMTも加わり、充実した3機種のラインナップから最適な1台を選択できます。
In vivo用の発光・蛍光試薬も充実した品揃えで業界屈指の in vivoイメージングに関するトータルサポートを実現しています。

IVIS Imaging System

In vivo 2D／3D発光・蛍光・RI・X線・CTイメージング

IVIS

IVIS Spectrum CT

特徴
- In vivo発光・蛍光イメージングの世界標準
- 超高感度な発光・蛍光測定
- 操作性に優れたin vivo定量解析ソフトウェア
- 使用用途に応じて、X線イメージング、高速動画イメージング、CTイメージングなどの付加機能モデルを選択可能
- 圧倒的な国内・国外の納入実績・論文掲載数
- 業界唯一のin vivoユーザー会の開催実績
  （※2013年9月に第8回目を開催予定）

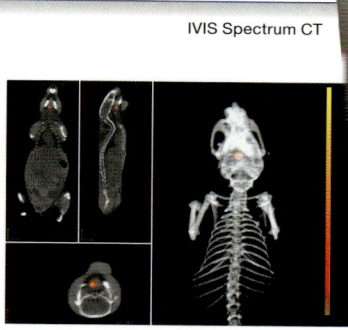

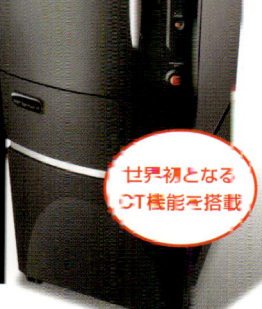

世界初となるCT機能を搭載

Maestro Imaging System

In vivo 2D 蛍光スペクトルメージング

Maestro

Masetro Dymamic

特徴
- マルチスペクトル解析
- 自家蛍光の除去
- 多重蛍光イメージング

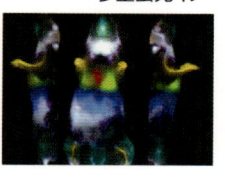

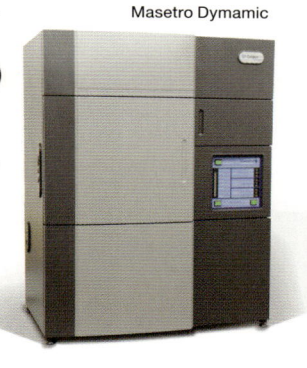

FMT Imaging System

In vivo 3D 蛍光トモグラフィイメージング

FMT

FMT-4000

特徴
- 蛍光3Dトモグラフィ
- 生体深部の高感度定量解析
- 専用近赤外蛍光試薬

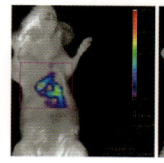

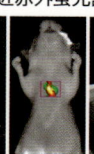

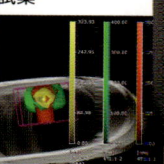

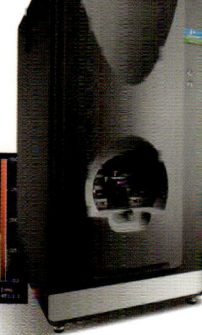

発光イメージング試薬

発光イメージングでは必須のルシフェリンも、用途に応じて安価なバルクタイプから、個別包装の Ready to use で使えるタイプまで、最高品質の in vivo 専用試薬を各種取り揃えています。

- D-Luciferin, D-Luciferin Ultra
- VivoGlo™ Luciferin, In Vivo Grade
- XenoLight Coelenterazine h
- VivoGlo™ Caspase-3/7
- VivoGlo™ Luciferin –β-Galactoside
- EnduRen™ In Vivo Renilla Luciferase
- ViviRen™ In Vivo Renilla Luciferase
- XenoLight Inflammation Probe

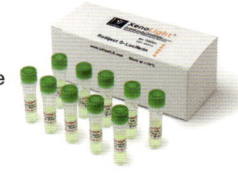

蛍光イメージング試薬

疾患の進行状態や治癒状態、部位の同定や定量、および新薬の治療効果判定のモニタリングなど、様々な用途に使える多数の蛍光イメージング試薬を取り揃えています。

- 近赤外蛍光イメージング試薬各種
  【活性評価試薬、標的試薬、脈管試薬、ラベリング試薬など】
- XenoLight Bacterial Detection Probe
- XenoLight COX-2 Probe
- XenoLight 2-DG Probe
- XenoLight Integrin Probe
- XenoLight Bone Probe
- XenoLight Antibody labeling Kit
- XenoLight DiR
- GLYCOLIPO™（リポソームを用いた蛍光試薬）

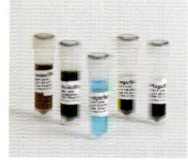

資料請求、お問い合わせは下記輸入・販売元までお願いします。

Perkin Elmer社　in vivoイメージング関連装置・試薬　日本総代理店

輸入・販売元 SPI Summit Pharmaceuticals International

住商ファーマインターナショナル株式会社　創薬推進部　バイオサイエンスグループ
〒104-6223 東京都中央区晴海一丁目8番12号　晴海トリトンスクエア オフィスタワーZ棟
TEL：03-3536-8720　FAX：03-3536-8725
E-Mail：bioinfo@summitpharma.co.jp
http://www.summitpharma.co.jp/

PRIMETECH CORPORATION
in vivoイメージングのトータルソリューション

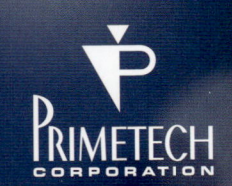

「形態から機能まで」・「局在から全身性分布まで」

プライムテックは、「形態から機能まで」・「局在から全身性分布まで」のアプローチを可能にする、各種イメージングモダリティを取り揃えております。
in vivoイメージングを用いた各種研究領域(がん・神経科学/脳科学・心血管研究等)における様々なアプローチを可能にすると共に、お客様の研究推進を強力にサポート致します。

BRUKER
低磁場1テスラ 高性能コンパクトMRI

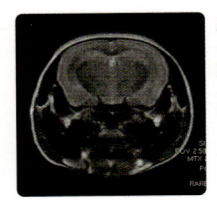

脳、腫瘍・腫瘍血管等の解剖学的イメージングに。
環境を選ばず容易に設置が可能。

Icon 1T

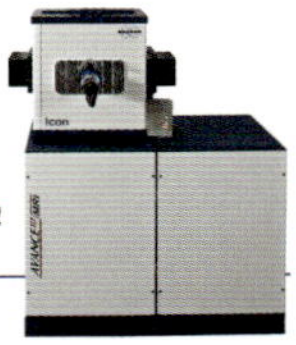

◀マウス脳
高速スピンエコー、マルチスライスT_2強調画像

VISUALSONICS
高解像度超音波エコー

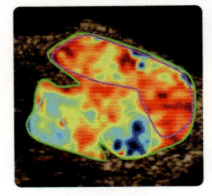

高分解能 (30μm) 超音波エコーによる無侵襲イメージング評価。

Vevo® 2100

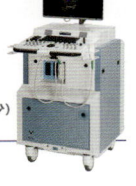

◀相対的な血流量をカラーコード表示(ボーラス投与、赤:多⇔青:少)

VISUALSONICS
フォトアコースティック

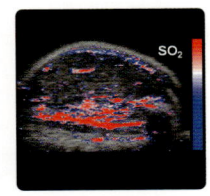

レーザーによる機能的情報と超音波による解剖学的位置情報をより高い感度で取得可能。

Vevo® LAZR

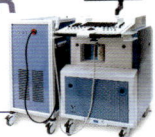

◀腫瘍内酸素飽和度・総ヘモグロビン量の計測

Mediso Medical Imaging Systems
PET/MRI, SPECT/MRI 世界初

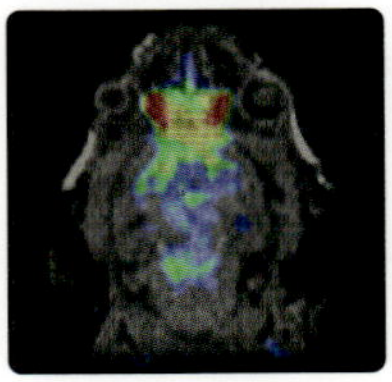

世界最高分解能 700μm PET・
高感度 10,000cps/MBq SPECT と
100μm 空間分解能コンパクトMRIの融合

nanoScan® Series

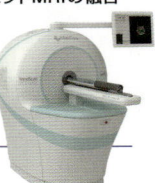

◀麻酔下マウス脳のフルオロデオキシグルコース(FDG)集積

Mediso Medical Imaging Systems
PET/CT, SPECT/CT

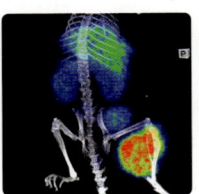

世界最高分解能 0.3mm³ PET・
高感度 10,000cps/MBq SPECT と
30μm 空間分解能 高性能CTの融合

nanoScan® Series

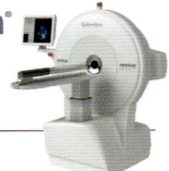

◀FaDu腫瘍異種移植片のセツキシマブ抗体集積

INDEC BioSystems
高感度蛍光イメージング

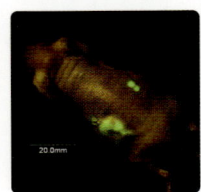

個体・細胞レベルのリアルタイム蛍光イメージングがスピーディーに実現!

FluorVivo™ Series

◀ダイナミック・リアルタイムイメージング(30fr/sec)

Mauna Kea Technologies
共焦点蛍光マイクロスコープ

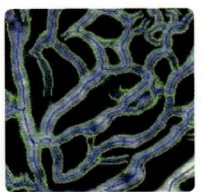

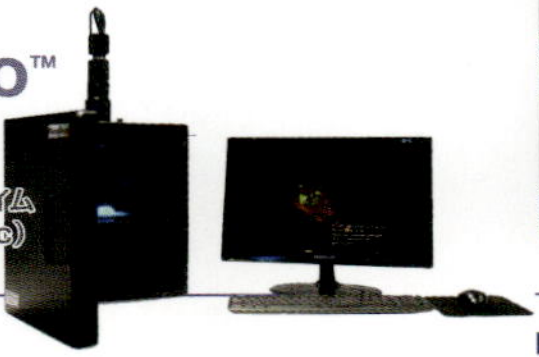

最小 1.4μm・高分解能・細胞レベルの血管新生定量評価。
脳、神経等、深部組織の共焦点画像取得に。

Cellvizio® Lab

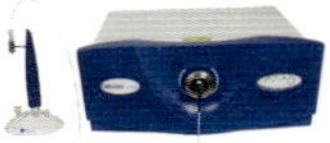

◀がん血管新生の観察

■ 詳しい製品情報は、弊社WEBサイトにてご覧いただけます。

日本総代理店 **プライムテック株式会社** 東京都文京区小石川 1-3-25 小石川大国ビル9F
Phone: [東京] 03-3816-0851 [大阪] 06-6310-8077
E-mail: sales@primetech.co.jp
www.primetech.co.jp